女性生殖
超声与临床

主　编丨石　华

副主编丨徐晓燕　赵　胜　赵庆红

人民卫生出版社
·北 京·

图书在版编目（CIP）数据

女性生殖超声与临床 / 石华主编 . —北京：人民
卫生出版社，2023.6
　　ISBN 978-7-117-34847-8

　　Ⅰ. ①女⋯　Ⅱ. ①石⋯　Ⅲ. ①女生殖器–超声波诊断
Ⅳ. ①R711.704

　　中国国家版本馆 CIP 数据核字（2023）第 097444 号

| 人卫智网 | www.ipmph.com | 医学教育、学术、考试、健康，购书智慧智能综合服务平台 |
| 人卫官网 | www.pmph.com | 人卫官方资讯发布平台 |

女性生殖超声与临床
Nüxing Shengzhi Chaosheng yu Linchuang

主　　编：石　华
出版发行：人民卫生出版社（中继线 010-59780011）
地　　址：北京市朝阳区潘家园南里 19 号
邮　　编：100021
E - mail：pmph @ pmph.com
购书热线：010-59787592　010-59787584　010-65264830
印　　刷：人卫印务（北京）有限公司
经　　销：新华书店
开　　本：889 × 1194　1/16　　印张：20
字　　数：511 千字
版　　次：2023 年 6 月第 1 版
印　　次：2023 年 7 月第 1 次印刷
标准书号：ISBN 978-7-117-34847-8
定　　价：218.00 元

打击盗版举报电话：010-59787491　　E-mail：WQ @ pmph.com
质量问题联系电话：010-59787234　　E-mail：zhiliang @ pmph.com
数字融合服务电话：4001118166　　　E-mail：zengzhi @ pmph.com

编 者 （以姓氏笔画为序）

王琳琳　　武汉大学人民医院

方　桂　　武汉大学人民医院

石　华　　武汉大学人民医院

帅　瑜　　武汉大学人民医院

毕书琴　　武汉锦华妇产医院

刘　一　　武汉大学人民医院

杨宜红　　华中科技大学同济医学院附属同济医院

吴　媛　　华中科技大学同济医学院附属同济医院

何　娟　　武汉大学人民医院

陈　茜　　武汉大学人民医院

陈　敏　　武汉亚心总医院

周　航　　武汉大学人民医院

周小燕　　武汉大学人民医院

郑　瑜　　华中科技大学同济医学院附属同济医院

赵　胜　　湖北省妇幼保健院

赵庆红　　武汉大学人民医院

柯丹丹　　武汉大学人民医院

秦文琼　　武汉大学人民医院

徐晓燕　　华中科技大学同济医学院附属同济医院

高　静　　武汉大学人民医院

涂美琳　　杭州市中医院

黄　玥　　武汉大学人民医院

黄　佳　　武汉大学人民医院

黄小烜　　武汉大学人民医院

曹　婧　　华中科技大学同济医学院附属同济医院

曾　祯　　华中科技大学同济医学院附属同济医院

鲜　舒　　武汉大学人民医院

樊　瑶　　华中科技大学同济医学院附属同济医院

主编简介

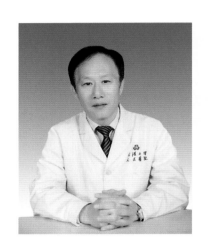

石 华

主任医师、教授,原武汉大学人民医院妇产超声科主任,武汉大学人民医院妇产超声科创始人,亚太基层卫生协会超声医学分会妇产超声专业委员会副主任委员、世界中医药学会联合会优生优育专业委员会常务理事、湖北省卫生健康委员会产前筛查专家组委员、湖北省医师协会超声医师分会常务委员、湖北省急危重症孕产妇救治与转诊工作专家组成员、武汉超声医学工程学会常务理事。

主要研究方向为妇科不孕症的超声诊断、超声引导下妇科介入治疗、胎儿结构畸形超声筛查、高危妊娠及其并发症的超声监测。已在 SCI 收录期刊及国内核心期刊发表文章 40 余篇。参与湖北省卫生健康委员会的多项课题,获得湖北省科技进步奖二、三等奖各 1 项,武汉市科技进步奖二等奖 1 项。

徐晓燕

主任医师,博士生导师。现任中国妇幼保健协会母胎医学分会委员、世界中联优生优育专业委员会第二届理事会理事、亚太基层卫生协会超声医学分会一带一路专业委员会常务委员、湖北省优生优育协会产前诊断专业委员会委员及湖北省妇幼超声专科联盟常务委员。

2006 年博士毕业后留校工作于现华中科技大学同济医学院附属同济医院,2012 年赴美国匹兹堡大学医学中心 Magee 妇产科医院担任访问学者,在妇产科超声诊断方面具有丰富的临床经验,尤其擅长产前超声诊断、子宫输卵管超声造影及妇科疾病超声诊断等。主持及参与了多项国家级和省厅级科研项目,以第一作者或通讯作者在国内外期刊发表论文 20 多篇。

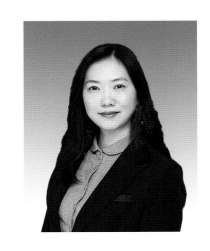

赵　胜

主任医师,医学博士,湖北省妇幼保健院超声诊断科主任,华中科技大学同济医学院医学影像学系副主任,湖北医药学院硕士生导师。中华医学会超声医学分会妇产超声学组成员,湖北省医学会超声医学分会常务委员,中国医学影像技术研究会超声分会妇产专业学组常务委员。

擅长诊断复杂胎儿先天性心脏病,以第一作者发表专业论文 20 余篇,承担湖北省科学技术厅及卫生健康委员会课题共 4 项,参与完成多项国家级及省级科研课题并获奖。主译《妇产科超声病例点评 119 例(第 3 版)》;参编《胎儿及新生儿心脏病学》《超声医学临床实践基础》;参译《儿科影像病例点评 200 例(第 2 版)》《胎儿心血管超声影像医学》《Callen 妇产科超声学(第 6 版)》等多部专著。

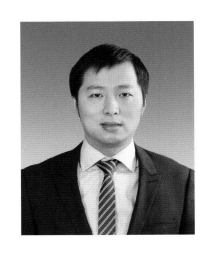

副主编简介

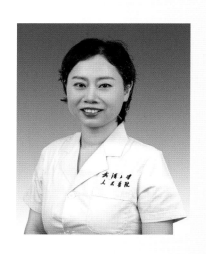

赵庆红

　　武汉大学人民医院妇产超声科副主任医师,医学博士。中国医疗保健国际交流促进会会员,在妇产科超声诊断方面具有丰富的临床经验,尤其擅长产前超声诊断、四维盆底超声、子宫输卵管超声造影、妇科囊肿穿刺及妇科疾病超声诊断等。获英国胎儿基金会授予的NT筛查证书和中华胎儿医学基金会授予的中孕期筛查资格证书。

　　主持省部级课题2项,参与了多项国家级科研项目,以第一作者或通讯作者在国内外杂志发表论文20多篇,获得湖北省科技进步奖二等奖2项、三等奖1项,参编著作《宫腔镜图谱》。曾于2015年赴丹麦奥胡斯大学医院学习。

序 一

随着国家人口和生育政策的调整，人们对生殖健康的关注不断提升。生殖技术的发展离不开超声辅助，从女性生殖功能评估、不孕症的诊断，到生殖技术的开展，再到产科胎儿系统筛查，每一步都离不开超声的贡献。作为妇产科不可或缺的专科之一，超声是生殖技术中的重要一环，是临床医师的"眼"。

现代生殖技术的发展和应用不过短短数十年，解决的却是人类数千年传承和繁衍的大事情。人工授精、体外受精、胚胎移植等技术的开展，给庞大的不孕症群体带来福音，也极大地推动了医学及生命科学的发展，称得上是 20 世纪医学界的奇迹。科技日新月异，超声技术也在不断进步。从灰阶超声、彩色多普勒超声到三维超声、超声造影，从基础的腹部探头到独特的腔内探头，从诊断到协助治疗，每一次的迭代更新，都不断提升妇产科生殖疾病临床诊疗水平。

科技以人为本，高级仪器的作用和价值的体现都依托于医师日常工作中的有效操作与精确判断。随着生殖技术的需求增加，各级医院生殖医学稳健发展，生殖超声团队也不断壮大。随之而来的是超声医师对生殖超声知识需求的日趋增长，这本全面、系统介绍妇产科生殖超声临床应用的专著应运而生。

本书的主编及副主编是华中地区妇产超声的领军人。他们积累了数十年超声临床经验，主持国内多项超声学科前沿研究项目，对复杂的妇产科生殖疾病诊疗驾轻就熟。本书兼顾了学科的基础知识和前沿发展动态，对一线临床医师、相关科研工作者和高校师生具有较高的参考价值。扎实的临床经验和学科顶级研究探索，也让此书的内容广度和探究深度得以保障。

本书全面收入了妇产科生殖相关的超声基础知识，配以丰富的超声图像，图文并茂地阐述了各类生殖疾病的超声特点、生殖相关超声技术的应用，系统讲述了各级超声医师应当掌握的专业知识，并尝试辅以多模式的表达方法进行内容展示，必定会为读者们带来全新阅读体验。是一本不可多得的生殖超声实用参考书。

马 丁
中国工程院院士
2023 年 2 月

序 二

近年来，随着医学的发展，超声已成为妇产科疾病和常规体检中首选的影像学检查。二维超声、三维超声、四维超声、超声造影等技术不断推陈出新，为妇产科疾病的诊断提供了更为准确的依据。同时随着生殖医学的蓬勃发展，对超声检查提出了更多需求，除了对传统的妇产科疾病进行超声诊断，还需进行输卵管通畅性及卵巢储备功能评估、监测排卵、超声引导下取卵、胚胎移植、减胎、卵巢囊肿穿刺等，因此很有必要为这些新技术提供操作规范。同时由于妇产科超声专业的队伍不断壮大，很多超声医生对生殖医学这门年轻的学科尚缺乏相应的认识，出具的临床报告往往不能满足生殖科医生的工作需要。因此为这些超声医生提供专业特色明显、实践指导意义强的参考资料和书籍非常有必要，对提高妇产超声医生的诊断准确率及满足生殖科医生的临床需求都具有非常重要的意义。

本书由武汉大学人民医院妇产超声科石华教授主持编写，他从事妇科生殖超声30余年，具有丰富的临床经验。编写团队由国内部分妇产生殖超声的专家组成，参考国内外相关文献、结合多年临床经验，系统地介绍了生殖医学的基础理论知识，对女性生殖超声诊断的检查规范、常见女性生殖系统疾病的超声诊断以及生殖医学相关的超声诊断等做出了具体要求。全书内容系统、新颖、实用，文字流畅，图文并茂，既展示了各种疾病的声像图特点，也介绍了各种超声介入在生殖医学中的具体应用，并融入了作者自身的经验体会，深入浅出，具有很好的指导意义，是一本实用性很强的临床参考书籍，对妇产科超声医生特别是妇产生殖超声医师、临床医师以及医学院校的师生均有较好的参考价值。本人读后获益匪浅，热忱地向广大妇产超声工作者及临床医师推荐本书，并以此为序。

杨 菁

武汉大学人民医院

2023 年 2 月

前　言

不孕症在一定程度上影响个人身心健康和家庭稳定，甚至影响社会的可持续发展。世界卫生组织曾预测，不孕症将成为 21 世纪第三大疾病，仅次于癌症和心脑血管疾病，可见不孕症已成为世界范围内的生殖健康问题。

辅助生殖技术已成为解决不孕不育家庭生育后代的方案之一，而辅助生殖技术的准确实施，离不开超声的辅助。腔内超声、彩色多普勒超声、三维超声及输卵管超声造影的发展，使生殖超声在辅助生殖领域的诊断和辅助治疗作用愈加重要。随着我国对辅助生殖技术相关政策的调整，对生殖超声人才的需求不断增加。为满足学科发展及人才培养的需求，本书将生殖系统常见疾病的超声及临床表现加以总结概括，以期为不孕不育的诊断与治疗尽绵薄之力。

本书共分为六章，重点阐述生殖系统相关疾病的超声影像学特征。其中第一章和第二章主要讲述女性生殖系统解剖及生殖系统超声检查规范，第三章至第五章主要阐述生殖系统相关疾病的超声影像特征，第六章主要介绍了超声在临床诊疗中的实时指导意义。

本书采用图文并茂的方式编写，部分疾病绘制有模式图，深入浅出地阐述各个疾病的声像图特征。为适应自学及教学，本书图注尽量详细，且大部分辅以描述性语言对图像进行解释，力求详尽地展示生殖系统相关疾病的超声特征，为不同背景的医务工作者及超声爱好者提供参考。但编写时间和经验有限，本书难免有不足之处，恳请广大读者不吝赐教，以便再版时及时纠正。

最后，请允许我向为本书出版付出时间和精力的同道表示衷心感谢，特别感谢华中科技大学同济医学院附属同济医院妇产超声科以及武汉大学人民医院妇产超声科的各位同道。路漫漫其修远兮，吾将上下而求索，愿本书的出版能推动生殖医学超声诊断的发展，同时给各位学者带来启发和帮助。

石　华
武汉大学人民医院
2023 年 2 月

目　录

第三章

女性生殖系统疾病超声表现

第四章

辅助生殖医学相关超声诊断

第五章

辅助生殖医学技术的临床结局及超声诊断

第六章

临床常见操作和诊疗

第一章
女性生殖系统概述

第一节　解剖与生理

女性生殖系统（female reproductive system）包括内、外生殖器。内生殖器（internal genitalia）由卵巢、输卵管、子宫和阴道组成（图 1-1-1）。外生殖器（external genitalia）指外露部分的生殖器，又称外阴（vulva），包括阴阜、大阴唇、小阴唇、阴蒂和阴道前庭（图 1-1-2）。

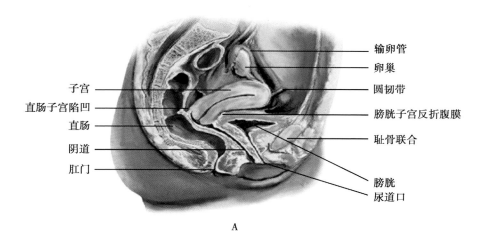

输卵管
卵巢
圆韧带
膀胱子宫反折腹膜
耻骨联合
膀胱
尿道口
子宫
直肠子宫陷凹
直肠
阴道
肛门

A

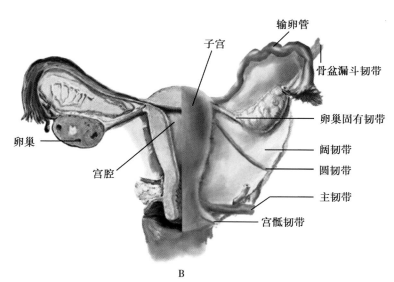

输卵管
子宫
骨盆漏斗韧带
卵巢固有韧带
阔韧带
圆韧带
主韧带
宫骶韧带
卵巢
宫腔

B

图 1-1-1　女性内生殖器

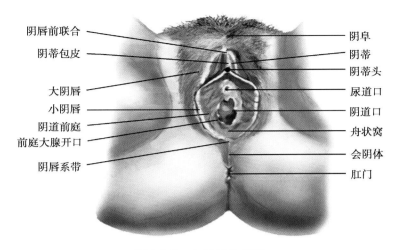

图 1-1-2　女性外生殖器

（左侧标注：阴唇前联合、阴蒂包皮、大阴唇、小阴唇、阴道前庭、前庭大腺开口、阴唇系带）
（右侧标注：阴阜、阴蒂、阴蒂头、尿道口、阴道口、舟状窝、会阴体、肛门）

一、解剖

（一）内生殖器

1. 阴道（vagina）

（1）位置：阴道位于真骨盆下部中央，是连接外生殖器和子宫的肌性管道，是性交器官，也是月经排出和胎儿娩出的通道。阴道壁自内向外由黏膜、肌层和外膜组成。

（2）形态：阴道上宽下窄，上端环绕子宫颈阴道部形成环形凹陷隐窝，称为阴道穹隆（vaginal fornix），分为前部、后部及两个侧部，以后穹隆最深，与腹膜腔的直肠子宫凹陷仅隔阴道壁和一层腹膜，临床上可经此穿刺、引流，或作为手术入路，具有重要的临床意义。阴道下端以阴道口开口于阴道前庭后部。阴道外口的一层有孔的薄膜称处女膜（hymen）。阴道分为前壁、后壁和两个侧壁，前后壁常为贴合状态。

2. 子宫（uterus）　子宫是孕育胚胎、胎儿和产生月经的器官。

（1）位置：子宫位于骨盆中央，前为膀胱、后为直肠，下端连接阴道，两侧是输卵管和卵巢。未妊娠时，子宫底部位于小骨盆入口平面以下，子宫颈下端在坐骨棘平面的稍上方。子宫的活动性较大，膀胱和直肠的充盈情况都能影响子宫的位置。膀胱空虚时，成年人子宫可呈前倾前屈位、后屈位、平位等；当子宫与腹壁粘连时，尤其在剖宫产手术之后，子宫可明显被牵拉至腹壁，或可因盆腔手术导致子宫不同程度扭转。

（2）形态：正常女性内生殖器的发育是一个非常复杂的过程，胚胎第 8 周，两侧的副中肾管迁移至中肾管内侧并在中线处汇合，中段管腔完成融合和再吸收形成子宫，任一过程的发育停止都有可能造成子宫形态的异常。子宫大小和形态随年龄和功能的变化而改变。正常成年女性的子宫通常为前后稍扁、呈倒置的梨形，长 7~8cm、宽 4~5cm、厚 2~3cm。子宫分为子宫体和子宫颈两部分。上端子宫体较宽，顶部称为子宫底，为输卵管子宫口水平以上隆凸部分；宫底两侧称为子宫角；下端狭窄呈圆柱状称为子宫颈。子宫颈上端与子宫体相连接的狭窄处称为子宫峡部。

子宫腔呈倒三角形，上端两侧通输卵管，下端向下延续为子宫颈管。子宫颈管呈梭形，下口通阴道，称为子宫颈外口。

（3）组织结构：子宫体壁分为三层，由内至外分别为子宫黏膜层、子宫肌层、子宫浆膜层。子宫黏膜分为致密层、海绵层和基底层,其中致密层和海绵层统称为功能层,会受卵巢性激素影响发生周期性变化并脱落,即月经。子宫肌层由平滑肌、少量弹力纤维与胶原纤维组成。子宫浆膜层为腹膜的脏层。覆盖在子宫前面近峡部的腹膜向前反折覆盖膀胱,形成膀胱子宫陷凹;覆盖在子宫后面的腹膜沿子宫壁向下,至子宫颈后方和阴道后穹隆再反折至直肠,形成直肠子宫陷凹(rectouterine pouch),也称为道格拉斯陷凹(Douglas pouch)。

宫颈主要由结缔组织构成,含有少量平滑肌、血管和弹力纤维。宫颈管黏膜为单层高柱状上皮,黏膜内的腺体能分泌碱性黏液,其成分和性状随着激素的周期性改变而变化。

(4)子宫韧带:子宫主要依靠子宫韧带的支托固定于正常的位置。①子宫阔韧带(broad ligament)是由子宫两侧翼型腹膜形成的双侧腹膜皱襞和其间的结缔组织构成,起自子宫浆膜面,止于两侧盆壁,限制子宫左右倾斜,内含丰富血管、神经、淋巴管等组织;②子宫圆韧带(round ligament)是起始于宫角、跨过盆腔侧壁,止于大阴唇前端的圆索状结构,由平滑肌和结缔组织构成,能维持子宫前倾的位置;③子宫主韧带(cardinal ligament)又称子宫颈横韧带,源于宫颈侧缘,横行于子宫颈两侧和骨盆侧壁之间,能固定子宫颈位置、防止子宫脱垂;④子宫骶韧带(uterosacral ligament)起自子宫体和子宫颈交界处的后上方,向两侧绕过直肠延伸至骶骨,维持子宫前倾位置;也是深部浸润型子宫内膜异位症的好发部位。

3. 输卵管(fallopian tube,oviduct) 输卵管是连于子宫底两侧的肌性管道,左右各一、细长而弯曲,为受精场所及运送受精卵的管道。其位于阔韧带上缘内,外侧呈伞状与卵巢相近。输卵管由内侧向外侧分为4个部分,分别是①间质部:位于子宫壁内一段,直径最细,长约1cm,以输卵管子宫口通于宫腔;②峡部:短且直,管腔窄而壁厚,血供分布少;③壶腹部:粗而长,管腔大而壁薄,血供丰富,占输卵管全长的2/3,为受精最常见场所,也是异位妊娠的好发部位;④漏斗部:也称伞部,为输卵管最外侧膨大部分,末端中央有输卵管腹腔口,开口于腹腔,卵巢排出的卵子由此进入输卵管。

输卵管的活动度较大,位置会随其自身的蠕动收缩而改变,也会随子宫及卵巢位置的改变而移动。当合并妇科炎症,或发生水肿、粘连时,输卵管形状及走行均能产生较大变化;若患有阑尾炎,也容易造成右侧输卵管的梗阻或移位。

4. 卵巢(ovary) 卵巢是位于盆腔卵巢窝内的成对生殖性腺,呈扁椭圆形,产生并排出卵子,同时分泌性激素。其表面无腹膜覆盖,为女性生殖系统唯一腹腔内位器官。生育期女性卵巢长2.5~5cm,宽1.5~3cm,厚0.6~2.2cm,重5~6g;绝经后卵巢逐渐萎缩,变小变硬。

卵巢由外侧的骨盆漏斗韧带和内侧的卵巢固有韧带悬于盆壁与子宫之间。骨盆漏斗韧带又称为卵巢悬韧带,是起自小骨盆侧缘,向内下至卵巢输卵管端的腹膜皱襞,内含卵巢血管、淋巴管、神经丛、结缔组织等,是手术中寻找卵巢血管的标志。卵巢固有韧带自卵巢下端连至输卵管与子宫结合处的后下方。

卵巢位置随年龄增加逐渐降低,而生育期女性的卵巢位置也非固定。成年女性卵巢常位于骨盆上口平面稍下方、髂外静脉附近,与骶髂关节相对,即卵巢窝内。卵巢位置多受膀胱与大肠的充盈影响,也可因子宫位置的不同而改变,可位于骨盆内三个区域:子宫直肠凹陷内、子宫两侧附件区、子宫底上方或后方。另临床常采用的卵巢悬吊术,会将患者正常卵巢悬吊至髂前上棘上2~4cm处,需根据患者情况进行检查,以免漏诊、误诊。

(二)外生殖器

1. 阴阜(mons pubis) 位于耻骨联合前面的皮肤隆起,富含皮下脂肪。青春期开始后阴阜处皮肤长出阴毛,呈倒三角形。

2. 大阴唇（labium majus）　为一对自阴阜延伸到会阴的纵行隆起皮肤皱襞。外侧为皮肤,青春期后色素沉着,前部长有阴毛;内侧面皮下富含皮脂腺,湿润光滑。大阴唇前后端相互联合,未产妇自然合拢,产后向两侧分开。

3. 小阴唇（labium minus）　为位于大阴唇内侧的一对皮肤皱襞。薄而光滑,富含神经末梢。两侧小阴唇前端联合延伸形成阴蒂包皮和阴蒂系带,后端融合形成阴唇系带。

4. 阴道前庭（vaginal vestibule）　为位于两侧小阴唇之间的菱形区。前有尿道外口,后有阴道口。前庭两侧有前庭球,由具有勃起性的静脉丛组成。小阴唇中后 1/3 交界处,有前庭大腺导管的开口,正常时无法触及,若腺管口堵塞可形成前庭大腺囊肿。

5. 阴蒂（clitoris）　位于小阴唇顶端下方,由两个阴蒂海绵体组成,与男性阴茎海绵体同源,性兴奋时可勃起。前为阴蒂头,中为阴蒂体,后为阴蒂脚。其中阴蒂头暴露于外阴,富含神经末梢,感觉敏锐。

（三）生殖器官的血管、淋巴

1. 动脉　女性生殖器的动脉主要有卵巢动脉、子宫动脉、阴道动脉及阴部内动脉（图 1-1-3）。

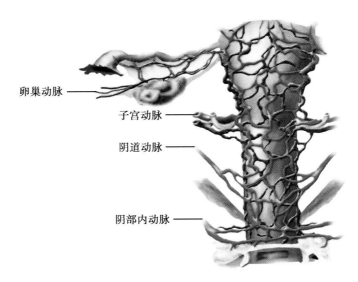

卵巢动脉 ———

子宫动脉 ———

阴道动脉 ———

阴部内动脉 ———

图 1-1-3　女性盆腔动脉

（1）卵巢动脉:自腹主动脉发出。在腹膜后沿腰大肌前下行至骨盆腔,跨过输尿管和髂总动脉下段,进入骨盆漏斗韧带向内下降,向后穿过卵巢系膜经卵巢门进入卵巢。卵巢动脉在输卵管系膜内发出数支分支供应输卵管壶腹部,其末梢在子宫角附近与子宫动脉的卵巢支吻合。

（2）子宫动脉:为髂内动脉前干分支,发出后在腹膜后沿骨盆侧壁向下向前走行进入阔韧带两层间,后经阔韧带基底部、宫旁组织到达子宫外侧,于子宫颈内口水平约 2cm 处横跨输尿管,达子宫侧缘后分为上下两支:上支为子宫体支,较粗,沿子宫侧缘迂曲上行,至子宫角又分为子宫底支（分布于子宫底部）、输卵管支（分布于输卵管）和卵巢支（与卵巢动脉末梢吻合）;下支为子宫颈 - 阴道支,较细,分布于子宫颈及阴道上部。

子宫动脉子宫体支沿子宫侧缘进入子宫后,于肌层发出第一级分支弓状动脉,分布于子宫肌层

外 1/3；弓状动脉发出第二级分支即放射动脉，向子宫腔呈放射状垂直分布，放射状动脉穿透肌壁 -
内膜层后形成基底动脉和螺旋动脉；基底动脉于基底层形成毛细血管床，螺旋动脉滋养内膜功能层。
螺旋动脉对性激素变化敏感，可随月经周期性变化而发生改变。

（3）阴道动脉：为髂内动脉前干分支，分布于阴道中下段前后壁、膀胱顶及膀胱颈，与子宫颈 -
阴道支和阴部内动脉分支相吻合。因此，阴道上段由子宫动脉供应，阴道中段由阴道动脉供应，阴道
下段主要由阴部内动脉和痔中动脉供应。

（4）阴部内动脉：为髂内动脉前干的终支，经坐骨大孔穿出骨盆腔，环绕坐骨棘背面，经坐骨小
孔到达坐骨肛门窝。发出 4 个分支，分别是①痔下动脉：分布于直肠下段及肛门；②会阴动脉：分布
于会阴浅部；③阴唇动脉：分布于大、小阴唇；④阴蒂动脉：分布于阴蒂及前庭球。

2. 静脉 盆腔静脉多与同名动脉伴行，并在骨盆内脏器周围形成丰富的静脉丛。左右髂总静
脉是收纳盆部静脉血的总干。髂总静脉由髂外静脉和髂内静脉在骶髂关节的前方汇合而成，髂内静
脉是组成髂总静脉最大的属支之一。右侧卵巢静脉汇入下腔静脉，左侧卵巢静脉汇入左肾静脉，肾
静脉较细，容易发生回流受阻，故左侧盆腔静脉曲张较多见。

3. 淋巴 女性生殖器官和盆腔组织淋巴系统丰富，常伴随相应的血管行走和分布，常分为外
生殖器淋巴与盆腔淋巴（图 1-1-4）。

（1）外生殖器淋巴：分为腹股沟浅淋巴结和腹股沟深淋巴结两组，均汇入髂淋巴结。

（2）盆腔淋巴：分为 3 组，包括①髂淋巴组：沿髂动脉分布排列，分为闭孔、髂内、髂外及髂总淋
巴结；②骶前淋巴组：位于骶骨前面与直肠之间；③腰淋巴组（也称腹主动脉旁淋巴组）：位于腹主
动脉旁。

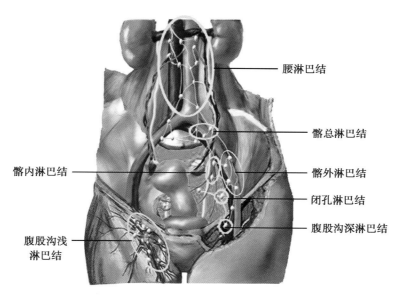

图 1-1-4 女性生殖器淋巴

（四）盆壁及会阴

1. 盆壁 盆壁以骨盆为支架，辅以骨盆底盆壁肌、盆膈及其筋膜。

（1）骨盆（pelvis）：由骶骨、尾骨、两侧的髂骨及骨性连接组成（图 1-1-5）。骨盆关节包括耻骨

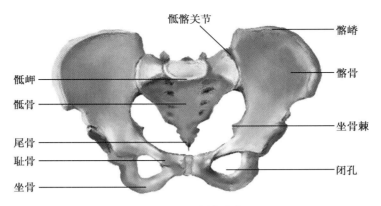

图 1-1-5　女性骨盆

（标注：骶髂关节　髂嵴　骶岬　髂骨　骶骨　尾骨　坐骨棘　耻骨　闭孔　坐骨）

联合、骶髂关节和骶尾关节。骨盆的主要韧带包括骶、尾骨与坐骨结节之间的骶结节韧带（sacrotuberous ligament），以及骶尾骨与坐骨棘之间的骶棘韧带（sacrospinous ligament）（图 1-1-6）。骶棘韧带宽度即坐骨切迹宽度，是判断中骨盆是否狭窄的重要指标。骨盆关节和韧带在妊娠期受女性激素影响可变松动和松弛，分娩时部分关节出现轻度分离加大产道，有利于胎儿娩出。

（2）骨盆底（pelvic floor）：骨盆底由多层肌肉和筋膜构成（图 1-1-7），封闭骨盆出口，是维持盆腔脏器正常位置的主要结构。如骨盆底结构功能出现异常，常发生盆腔脏器脱垂及功能异常。

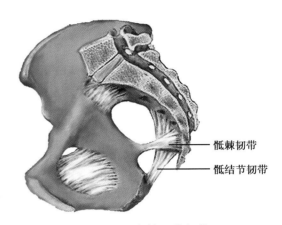

图 1-1-6　女性骨盆韧带

（标注：骶棘韧带　骶结节韧带）

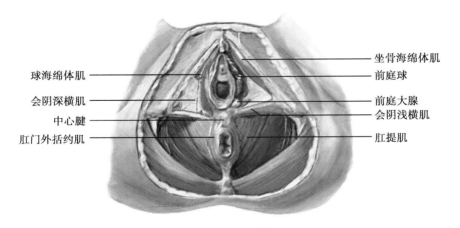

图 1-1-7　骨盆底

（标注：球海绵体肌　会阴深横肌　中心腱　肛门外括约肌　坐骨海绵体肌　前庭球　前庭大腺　会阴浅横肌　肛提肌）

骨盆底由外向内分为 3 层。①外层：位于外生殖器及会阴皮肤皮下组织下面，由会阴浅筋膜、球海绵体肌、坐骨海绵体肌、会阴浅横肌及肛门外括约肌组成；②中层：为泌尿生殖膈，由两层坚韧筋膜及其间的会阴深横肌和尿道括约肌组成，尿道和阴道由此穿过；③内层：即盆膈（pelvic diaphragm），由肛提肌及其内外侧筋膜组成，依次有尿道、阴道和直肠穿过。

肛提肌（levator ani muscle）是位于骨盆底的成对扁阔肌，构成了骨盆底的大部分，自前内向后外

7

分为耻尾肌、髂尾肌及坐尾肌。肛提肌在骨盆底肌肉中起重要支持作用,也有加强肛门和阴道括约肌的作用。

2. **会阴(perineum)**　会阴有狭义和广义之分。广义的会阴指封闭骨盆出口的所有软组织;狭义的会阴又称会阴体,指阴道口与肛门之间的软组织,包括皮肤、皮下脂肪、筋膜、部分肛提肌和会阴中心腱。会阴组织有较强的伸展性,妊娠后期变软有利于分娩,分娩时应注意保护避免其裂伤。

(五)内生殖器毗邻器官

女性生殖器官与骨盆腔其他器官相互毗邻,血管、淋巴等相互联系,当某一器官出现大小、性质、位置改变或病变时,往往累及邻近器官,诊断和治疗会相互影响。

1. **尿道(urethra)**　位于阴道前方、耻骨联合后方,始于膀胱三角尖端,穿过泌尿生殖膈,终于阴道前庭部的尿道外口,为长4~5cm的肌性管道。尿道肌层内层为纵行平滑肌;外层的横纹肌称为尿道括约肌,可持续收缩保证尿道长时间闭合。尿道腔面衬以黏膜,与膀胱黏膜相延续。女性尿道短而直,与阴道毗邻,故有炎症时容易引起泌尿系统感染。

2. **膀胱(urinary bladder)**　位于耻骨联合后方、子宫前方,当膀胱充盈时可突向盆腹腔,为一肌性空腔器官。膀胱分为顶、底、体和颈4部分。膀胱底部与子宫颈及阴道前壁相连,其间组织疏松,膀胱大小、形状及位置可随充盈程度及邻近器官的情况而变化。

3. **输尿管(ureter)**　为一对圆索状肌性长管,起自肾盂,在腹膜后沿腰大肌前面偏中线侧下降(腰段),在骶髂关节处跨髂外动脉起点前方进入骨盆腔(盆段)继续下行,于阔韧带基底部向前内方行走,在邻近子宫颈约2cm处,于子宫动脉下方穿过,斜向前内经过输尿管隧道进入膀胱。盆腔手术时应注意保护输尿管,避免误伤输尿管壁及其血管而形成输尿管瘘。

4. **直肠(rectum)**　从左侧骶髂关节至肛门,上接乙状结肠、下连肛管,前为子宫及阴道,后为骶骨。直肠全长10~14cm,肛管长2~3cm,阴道分娩时应注意保护会阴以免发生撕裂损伤肛管。

5. **阑尾(vermiform appendix)**　为盲肠内侧壁延伸出的盲端细管,位置、形态变化较大,常位于右髂窝内,下端可达右侧输卵管及卵巢附近,妊娠期阑尾又可随妊娠月份增加而向外上侧移动。女性患阑尾炎时,有可能累及子宫及右侧附件,应注意鉴别诊断。

二、生　理

(一)女性各阶段的生理特点

女性根据年龄和生理特点主要分为7个不同的生理阶段,是从胎儿期到衰老逐渐发展的过程。

1. **胎儿期(fetal period)**　受精卵发育成胚胎,6周左右原始性腺开始分化。当胚胎细胞不含Y染色体,或Y染色体短臂上缺少睾丸决定因子(testis determining factor, *TDF*)基因时,性腺分化缓慢,胚胎8~10周开始出现卵巢结构。原始生殖细胞分化为初级卵母细胞,性索皮质的扁平细胞围绕卵母细胞构成原始卵泡。因无雄激素、副中肾管抑制因子,中肾管退化,副中肾管发育成女性生殖道。

2. **新生儿期(neonatal period)**　出生后4周内称为新生儿期。女性胎儿在母体中受到胎盘及母体卵巢所产生的女性激素的影响,出生后外阴较丰满,乳房略隆起或少许泌乳;而后体内女性激素水平迅速下降,还可出现少量阴道出血,为正常生理变化,短期内均能消退。

3. 儿童期(childhood)　出生4周到12岁称为儿童期。8岁前,下丘脑、垂体对低水平雌激素(≤10pg/ml)的负反馈作用和中枢性抑制因素高度敏感,使下丘脑-垂体-卵巢轴的功能处于持续抑制状态,生殖器为幼稚型,位于腹腔。阴道狭长,上皮薄而无皱襞,细胞缺乏糖原,阴道酸度低,容易产生炎症;子宫小,宫颈占子宫全长2/3;输卵管细而迂曲;卵巢内卵泡大量生长,但发育至窦前期即萎缩、退化。8岁后,下丘脑促性腺激素释放激素(gonadotropin-releasing hormone,GnRH)抑制状态解除,卵巢分泌少量性激素,子宫、输卵管及卵巢逐渐向骨盆腔内下降,乳房开始发育,出现女性特征。

4. 青春期(adolescence or puberty)　世界卫生组织(WHO)规定青春期为10~19岁,青春期女性的生殖器、内分泌和体格逐渐发育成熟。

青春期第一性征的变化是在促性腺激素作用下,卵巢增大,卵泡发育并分泌雌激素,生殖器从幼稚型变成成人型。阴阜隆起,大、小阴唇变肥厚并出现色素沉着;阴道长度和宽度增加,黏膜变厚并出现皱襞;子宫增大,子宫体与宫颈比例为2:1;输卵管变粗,黏膜发育出皱襞与纤毛;卵巢增大,皮质内有不同发育阶段的卵泡,卵巢表面光滑。青春期已初步具有生殖能力,但整个生殖系统的功能尚未完善。除生殖器外,女性的第二性征也发生变化:音调变高、乳房发育、阴毛及腋毛生长、骨盆横径增大大于前后径、胸肩部皮下脂肪增多等。

青春期会先后经历四个不同阶段,包括①乳房萌发(thelarche):10岁时乳房开始发育,是女性第二性征的初始变化;②肾上腺功能初现(adrenarche):是指青春期肾上腺雄激素分泌增加引起阴毛和腋毛生长,提示下丘脑-垂体-肾上腺雄性激素轴功能逐渐完善;③生长加速(growth spurt):因雌激素、生长激素(GH)和胰岛素样生长因子-Ⅰ(IGF-Ⅰ)分泌增加,11~12岁青春期女性体格生长直线加速,身高平均每年增加9cm,初潮后生长减缓;④月经初潮(menarche):女性第一次月经来潮称月经初潮,为青春期的重要标志;此时中枢对雌激素的正反馈调节尚未成熟,暂无排卵,月经周期不规律。

5. 性成熟期(sexual maturity)　自18岁左右开始,历时约30年,是卵巢生殖功能和内分泌功能最旺盛的时期,又称生育期。此时女性卵巢功能成熟,周期性分泌性激素和规律性排卵。生殖器及乳房在性激素作用下均会发生周期性变化。

6. 绝经过渡期(menopausal transition period)　可始于40岁,历时从1~2年到10~20年不等,指从开始出现绝经趋势至最后一次月经的时期。此期卵巢开始萎缩,功能逐渐衰退,卵泡数明显减少,月经不规律,常为无排卵性月经。当卵巢功能衰竭,月经永久性停止,称绝经(menopause),我国80%女性绝经年龄在44~54岁之间,平均年龄为49.5岁。从卵巢功能开始衰退直至绝经后1年内的时期称为围绝经期(perimenopausal period),在此时期内由于雌激素水平低,可出现潮热、出汗、情绪不稳定、不安、烦躁、抑郁或失眠等血管舒缩障碍和神经精神症状,称为绝经综合征。

7. 绝经后期(postmenopausal period)　指绝经后的生命时期。早期阶段,卵巢间质仍分泌少量雄激素,在外周转化为雌酮,为循环中主要的雌激素;晚期卵巢功能完全衰竭,体内雌激素水平不足以维持女性第二特征,生殖器进一步萎缩老化。

（二）生殖系统周期性变化

生殖系统会随卵巢周期发生周期性变化。月经（menstruation）指因为卵巢的周期性变化而出现的子宫内膜周期性脱落出血。月经是女性最显著的周期改变，同时伴随着其他女性器官一系列的改变。

1. 子宫内膜　子宫内膜分为功能层和基底层。功能层受卵巢周期影响，产生周期性增殖、分泌和脱落的改变；基底层靠近肌层，不受激素周期性调节，能在月经后再生形成新的内膜功能层。一般根据内膜组织学改变把月经周期变化分为三期（图 1-1-8）：

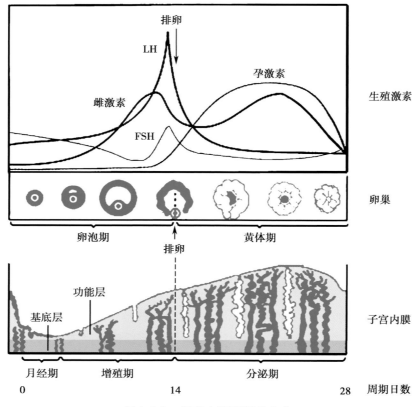

图 1-1-8　子宫内膜周期性变化

（1）增殖期（proliferative phase）：一般为月经周期第 5~14 天。在雌激素作用下，内膜表面上皮逐渐增厚，从早期 1~2mm 增至 3~5mm；腺体由短直、稀疏变为长曲、致密；腺上皮细胞由立方或低柱状变为高柱状的假复层上皮，分裂象增多；间质细胞逐渐结合呈网状；增殖期腺体细胞的重要变化表现为纤毛细胞和微绒毛细胞的增加，促进子宫内膜分泌物流动和分布，增加腺细胞的排泄和吸收。螺旋小动脉发育增生，管腔逐渐增大、弯曲。

（2）分泌期（secretory phase）：月经周期第 15~28 天。黄体分泌的雌、孕激素使内膜继续增厚；腺体增长弯曲明显，开始分泌糖原等物质；螺旋动脉迅速增加、弯曲，管腔扩张；间质疏松水肿。此期内膜松软增厚，含有丰富营养物质，有利于受精卵着床。

（3）月经期：经前 24h，雌激素和孕酮水平降低，螺旋动脉节律性收缩舒张，血管痉挛性收缩逐渐加强，远端血管壁和组织缺血坏死、剥脱，内膜功能层从基底层崩解，和血液一起从阴道排出，出现月经。

2. 卵巢 胚胎期初始,原始生殖细胞不断有丝分裂,细胞数增多形成卵原细胞,约有 60 万个;胚胎 16~20 周时生殖细胞数目达最高峰,达 600 万 ~700 万个;而后胎儿期的卵泡不断闭锁,出生时剩 100 万 ~200 万个;儿童期大部分卵泡退化,至青春期仅剩 30 万 ~40 万个。进入青春期后,卵巢在形态和功能上会发生周期性变化,称为卵巢周期(ovarian cycle)(图 1-1-9)。

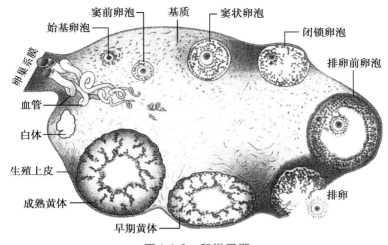

图 1-1-9 卵巢周期

(1)卵泡发育:卵泡受到促性腺激素刺激调节,从自主发育逐渐发育成熟(图 1-1-10)。根据卵泡的发育特征,可以分为①始基卵泡(primordial follicle):是女性的基本生殖单位,也是卵细胞储备的唯一形式,由单层梭形前颗粒细胞围绕停留于减数分裂双线期的初级卵母细胞构成;②窦前卵泡(preantral follicle):始基卵泡梭形前颗粒细胞分化成单层立方形细胞称为初级卵泡(primary follicle),颗粒细胞分泌黏多糖在卵子周围形成透明带(zona pellucida),初级卵泡颗粒细胞继续增殖形成次级卵泡(secondary follicle);③窦卵泡(antral follicle):颗粒细胞间聚集的卵泡液增多,融合形成卵泡腔,称为窦卵泡;④排卵前卵泡(preovulatory follicle):为成熟卵泡,是卵泡发育的最后阶段,此阶段卵泡腔内卵泡液急剧增加,体积明显增大,向卵巢表面突出。

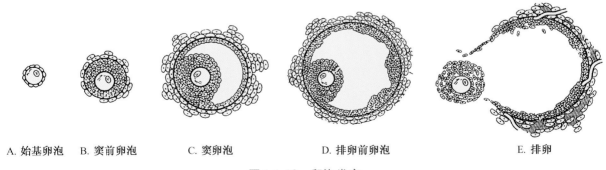

A. 始基卵泡 　 B. 窦前卵泡 　 C. 窦卵泡 　 　 D. 排卵前卵泡 　 　 E. 排卵

图 1-1-10 卵泡发育

成熟的卵泡结构由外至内依次为①卵泡外膜:为致密的卵巢间质细胞;②卵泡内膜:为卵巢皮质层间质细胞衍化而来,富含血管;③颗粒细胞;④卵泡腔:富含卵泡液和雌激素;⑤卵丘:呈丘状突出于卵泡腔,卵细胞位于其中;⑥放射冠:为一层直接围绕卵细胞的放射状颗粒细胞;⑦透明带:放射冠与卵细胞之间一层薄的透明膜。(图 1-1-11)

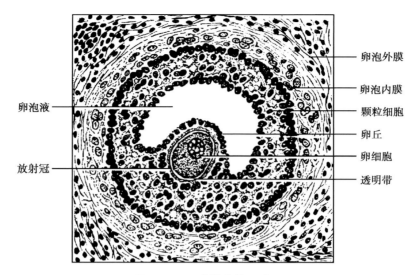

卵泡液

放射冠

卵泡外膜

卵泡内膜

颗粒细胞

卵丘

卵细胞

透明带

图 1-1-11　成熟卵泡示意图

（2）排卵：卵细胞和其周围的卵丘颗粒细胞一起从卵巢排出的过程称为排卵（ovulation）。排卵前，成熟卵泡分泌大量雌二醇（E2）促使促性腺激素释放激素（GnRH）释放，引起垂体释放促性腺激素：卵泡刺激素（follicle-stimulating hormone，FSH）及黄体生成素（luteinizing hormone，LH），出现 LH/FSH 峰。LH 峰使初级卵母细胞成熟为次级卵母细胞，卵泡黄素化分泌少量孕酮，激活卵泡液中蛋白酶活性，消化卵泡壁隆起尖端的胶原形成排卵孔。卵泡液中前列腺素不断增加，促进卵泡壁释放蛋白溶酶，使卵巢平滑肌收缩，利于排卵。排卵由两侧卵巢随机排出，一般发生在下次月经来潮前 14d 左右。

（3）黄体生成及退化：排卵后卵泡液流出，卵泡壁塌陷，卵泡颗粒细胞和卵泡内膜细胞侵入，被卵泡外膜包绕形成黄体（corpus luteum）。卵泡颗粒细胞和卵泡内膜细胞黄素化，分别形成颗粒黄体细胞和卵泡膜黄体细胞，颗粒细胞血管化，孕酮进入血液。排卵后 7~8 日，黄体体积和功能达到顶峰。若卵子受精，人绒毛膜促性腺激素（human chorionic gonadotropin，hCG）作用于黄体，使其变为妊娠黄体，于妊娠 3 个月后逐渐退化；若卵子未受精，排卵 9~10 日后黄体退化，14 日功能消失，黄体细胞萎缩变小，逐渐由结缔组织代替，形成白体（corpus albicans）。

3. **阴道黏膜**　排卵期，阴道上皮在雌激素作用下逐渐增厚，底层细胞增生演变成中层和表层细胞，表皮细胞角化至排卵期最明显。细胞中糖原经阴道内乳酸杆菌的作用分解成乳酸维持阴道 pH 呈酸性，抵制致病菌入侵及繁殖。排卵后，表皮细胞脱落。

4. **宫颈黏液**　月经来潮后，雌激素水平低，宫颈管仅分泌少量黏液。随着雌激素水平升高，黏液分泌增加，稀薄透明，拉丝度佳，黏液涂片检查可见羊齿植物叶状结晶，到排卵期最典型。排卵后，黏液受孕激素影响，分泌逐渐减少，黏稠混浊，拉丝度差，易断裂。涂片检查晶体逐渐消失，镜下为排列成行的椭圆体。因此，临床上可通过宫颈黏液检查了解卵巢功能。

5. **输卵管**　在雌激素作用下，输卵管肌层的节律性收缩振幅增加，输卵管黏膜上皮纤毛细胞体积增大，非纤毛细胞分泌增加，为卵子提供运输和营养物质。孕激素抑制输卵管节律性收缩振幅，抑制输卵管黏膜上皮纤毛细胞生长，抑制分泌细胞的功能。两种激素协同作用，使受精卵在输卵管中正常运行。

6. 乳房　雌激素促进乳腺管增生,孕激素促进乳腺小叶和腺泡生长。月经前期,乳腺管扩张充血,乳房间质水肿,部分女性在此期出现乳房胀痛,月经来潮后症状消失。

〔曾　祯　杨宜红　徐晓燕〕

第二节　内分泌基础及功能

女性的生殖系统最主要的内分泌器官为卵巢。月经周期则主要受到下丘脑 - 垂体 - 卵巢轴(hypothalamic-pituitary-ovarian axis,HPO)的神经内分泌调节;下丘脑分泌 GnRH,调节垂体促性腺激素的分泌来调控卵巢功能,同时,卵巢分泌的性激素又对下丘脑 - 垂体产生反馈调节作用,三者之间相互调节、相互影响,形成一个完整协调的神经内分泌系统(图 1-2-1)。此外,抑制素 - 激活素 - 卵泡抑制素系统等内分泌系统也参与对月经周期的调节。HPO 轴的神经内分泌活动还受大脑高级中枢的影响,其他内分泌腺也可对月经产生作用。

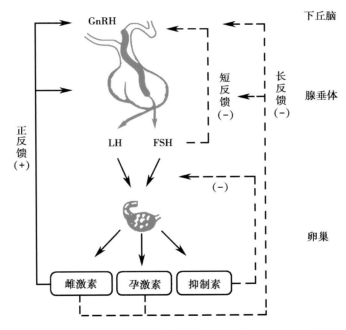

图 1-2-1　下丘脑 - 垂体 - 卵巢轴之间的相互关系

一、下丘脑促性腺激素释放激素

下丘脑是 HPO 启动中心。下丘脑弓状核神经细胞分泌 GnRH,通过垂体门脉系统输送到腺垂体,调节垂体促性腺激素的合成和分泌。GnRH 呈脉冲式释放,当脉冲频率减慢,FSH 水平升高,LH 水平降低,LH/FSH 比值下降;反之,当脉冲频率增加时,LH/FSH 比值升高。

GnRH 的分泌受垂体促性腺激素和卵巢性激素的正、负反馈调节,包括长反馈、短反馈和超短反馈。长反馈指卵巢分泌的性激素对下丘脑 GnRH 分泌的反馈调节;短反馈是指垂体分泌的激素对

GnRH 分泌的负反馈调节;超短反馈是指 GnRH 对其本身合成的负反馈调节。

二、腺垂体生殖激素

腺垂体主要分泌促性腺激素和催乳素,对女性生殖系统产生调节作用。

1. 促性腺激素　腺垂体促性腺激素细胞分泌 FSH 和 LH,受 GnRH 脉冲式刺激影响,自身也呈脉冲式分泌,同时它们也受卵巢性激素和抑制素的反馈调节。

FSH 的生理作用:①直接促进窦前卵泡及窦卵泡颗粒细胞增殖与分化,分泌卵泡液促使卵泡生长发育;②激活颗粒细胞合成分泌雌二醇;③在月经前的黄体晚期和卵泡早期,促使窦卵泡群的募集;④促使颗粒细胞合成分泌 IGF 等,协同选择优势卵泡,促进非优势卵泡的闭锁退化;⑤在卵泡期晚期与雌激素协同诱导颗粒细胞生成 LH 受体。

LH 的生理作用:①在卵泡期刺激卵泡膜细胞合成雄激素,为雌二醇的合成提供底物;②排卵前促使卵母细胞成熟和排卵;③在黄体期维持黄体功能,促进孕激素、雌二醇和抑制素 A 的合成分泌。

2. 催乳素(prolactin,PRL)　腺垂体催乳细胞分泌 PRL,促进乳汁合成,PRL 的分泌主要受下丘脑释放的多巴胺(PRL 抑制因子)抑制性调节。多巴胺与 GnRH 对同一刺激或抑制作用常同时发生效应:当 GnRH 分泌受到抑制时,出现促性腺激素水平下降,PRL 水平上升,出现闭经泌乳综合征。促甲状腺激素释放激素(TRH)也能刺激 PRL 分泌,当甲状腺功能减退的女性 TRH 升高时可出现泌乳现象。

三、卵巢激素

卵巢主要合成和分泌雌激素、孕激素和少量雄激素,均为甾体激素。排卵前雌激素主要来源于卵泡膜细胞和颗粒细胞,排卵后黄体细胞分泌大量的孕激素和雌激素。雄激素(睾酮)主要由卵巢间质细胞和门细胞产生。此外,卵巢还能分泌部分多肽激素、细胞因子和生长因子。

1. 卵巢性激素的分泌和作用

(1)雌激素(estrogen):卵泡开始发育时仅分泌少量雌激素,月经第 7 日开始雌激素分泌迅速增加,于排卵前达到高峰;排卵后卵泡液中雌激素释放至盆腔,循环中雌激素水平暂时下降,随后黄体开始分泌补充循环中雌激素水平,在排卵后 7~8 日黄体成熟时循环中雌激素形成第二个高峰;此后黄体萎缩,雌激素水平急剧下降,月经期雌激素水平最低。雌激素对各个器官系统的生理作用如下:

1)子宫:促进子宫肌细胞增生和肥大,使肌层增厚;促使和维持子宫发育;增加子宫平滑肌对缩宫素的敏感性;使子宫内膜增生和修复。

2)宫颈:使宫颈口松弛、扩张,宫颈黏液分泌增加,稀薄而富有弹性,易拉丝。

3)输卵管:促进输卵管肌层发育和上皮分泌活动,增强输卵管肌节律性收缩的振幅。

4)阴道上皮:促使阴道上皮稀薄增生和角化,黏膜变厚;增加细胞内糖原含量,维持阴道酸性环境。

　5)外生殖器:使阴唇发育、丰满、色素加深。

6）第二性征：促使乳腺管增生，乳头、乳晕色素沉着，促进其他第二性征的发育。

7）卵巢：协同 FSH 促进卵泡发育。

8）下丘脑、垂体：通过对下丘脑和垂体的正负反馈调节，控制促性腺激素的分泌。

9）代谢作用：促进水钠潴留；促进肝脏高密度脂蛋白合成，抑制低密度脂蛋白合成，降低循环中胆固醇水平；维持促进骨基质代谢。

（2）孕激素（progesterone）：卵泡期卵泡不分泌孕酮；排卵前成熟卵泡的颗粒细胞在 LH 排卵峰作用下黄素化，分泌少量孕酮；排卵后黄体逐渐开始分泌孕酮，至排卵后 7~8d 黄体成熟时分泌量达到顶峰，后又再次逐渐下降，至月经来潮时降到卵泡期水平。孕激素通常是在雌激素作用的基础上发挥生理作用：

1）子宫：降低子宫平滑肌兴奋性和对缩宫素的敏感性，抑制子宫收缩，有利于胚胎和胎儿宫内生长发育；使增殖期内膜转化为分泌期内膜，为受精卵着床做准备。

2）宫颈：使宫颈口闭合，黏液分泌减少，性状变黏稠。

3）输卵管：抑制输卵管肌节律性收缩的振幅。

4）阴道上皮：加快阴道上皮细胞脱落。

5）乳房：促进乳腺腺泡发育。

6）下丘脑、垂体：在月经中期增强雌激素对垂体 LH 排卵峰释放的正反馈作用；在黄体期起负反馈作用，抑制促性腺激素分泌。

7）体温：兴奋下丘脑体温调节中枢，使排卵后基础体温升高 0.3~0.5℃，可作为判定排卵日期的标志之一。

8）代谢作用：促进水钠排泄。

雌激素和孕激素的协同、拮抗作用：孕激素在雌激素作用基础上，促使女性生殖器和乳房发育，协同为妊娠做准备；同时，在子宫内膜增生、子宫收缩、输卵管蠕动、宫颈黏液变化、阴道上皮细胞角化脱落和水钠代谢等方面又与雌激素表现为拮抗作用。

（3）雄激素（androgen）：女性雄激素主要来自肾上腺的分泌，卵巢也能分泌部分雄激素。排卵前循环中雄激素升高，促进非优势卵泡闭锁，同时提高性欲。雄激素的生理作用：雄激素能促使阴蒂、阴唇和阴阜的发育，促进阴毛、腋毛的生长；同时雄激素分泌过多也会对雌激素产生拮抗作用，减缓子宫及内膜生长和增殖，抑制阴道上皮的增生和角化。在机体代谢方面，雄激素在性成熟前促使长骨骨基质生长和钙保留，性成熟后可致骨骼关闭、生长停止；促进蛋白质合成和肌肉生长，刺激骨髓中红细胞增加；促进肾远曲小管对水、钠重吸收并保留钙。

（4）性激素对 HPO 轴的反馈作用

1）雌激素：雌激素对下丘脑产生正反馈和负反馈作用。在卵泡期早期，雌激素对下丘脑呈负反馈，抑制 GnRH 释放，降低垂体对 GnRH 反应性，从而抑制垂体促性腺激素的分泌；卵泡期晚期，当卵泡分泌的雌激素水平达到一定阈值，雌激素发挥正反馈刺激 LH 分泌；在黄体期，协同孕激素对下丘脑产生负反馈调节。

2）孕激素：排卵前，低水平孕激素增强雌激素对促性腺激素的正反馈作用；在黄体期，高水平孕激素对促性腺激素的分泌起负反馈作用。

2. 卵巢的其他分泌作用

（1）多肽激素：根据卵泡液中多肽对 FSH 的影响不同，分为抑制素（inhibin）、激活素（activin）　15

和卵泡抑制素（follistatin，FS）。抑制素能选择性抑制垂体 FSH 的合成和分泌、增强 LH 的活性。激活素在垂体局部通过自分泌作用，增加垂体细胞的 GnRH 受体数量，提高对 GnRH 的反应性，刺激 FSH 的产生。卵泡抑制素主要通过自分泌 / 旁分泌的作用抑制 FSH 的产生。

（2）细胞因子和生长因子：白细胞介素 - Ⅰ、肿瘤坏死因子 - α、胰岛素样生长因子、血管内皮生长因子、表皮生长因子、成纤维细胞生长因子、转化生长因子、血小板衍生生长因子等通过自分泌和旁分泌形式参与卵泡生长发育的调节。

抗米勒管激素（anti-Müllerian hormone，AMH）是一种二聚糖蛋白，属于转化生长因子 - β 超家族，作用于组织的生长和分化。AMH 在哺乳动物发育早期睾丸支持细胞中表达，可诱导米勒管的退化；在 AMH 缺失的情况下，米勒管进化为子宫、输卵管和阴道上部。在育龄期女性体内，AMH 在卵巢的主要生理作用在于抑制卵泡发育的早期阶段。AMH 由募集的窦前卵泡和小窦卵泡颗粒细胞产生，通过旁分泌途径与卵泡颗粒细胞膜表面的 AMH 受体结合，对原始卵泡向初级卵泡过渡起抑制作用，抑制原始卵泡的初始募集，减少原始卵泡的损耗。

AMH 由卵巢分泌进入循环，可在血清中测定，其血清水平在月经周期中保持相对恒定。卵巢早衰女性体内窦前卵泡颗粒细胞存在缺陷，AMH 水平降低，而 AMH 缺乏会进一步加速原始卵泡的募集和损耗，形成恶性循环。多囊卵巢综合征患者体内 AMH 水平过高，降低生长卵泡对 FSH 刺激的反应性，导致卵泡发育障碍，无排卵。迄今为止，AMH 已发展成为卵巢的卵泡储备和对促性腺激素反应的一种潜在的标志物，具有广泛临床应用价值。临床上可使用 AMH 评估子宫内源性因素如盆腔照射、化疗、子宫动脉栓塞或卵巢手术对卵泡储备功能的损害。有关某一年龄 AMH 水平与绝经时间之间关系的新数据为生殖寿命的个体化预测奠定了基础，并可以帮助预防基于卵巢早期衰老的不孕症。

同时，在成年男性中，AMH 在血清和精液中都有分泌，作为支持细胞功能的特异性标记，其测量有助于获得不育男性精子发生的信息。近几年，已有关于 AMH 检测在诊断少弱畸形精子症和无精子症患者的临床应用研究，特别是 AMH 对无精子症患者能否成功提取精子的预测价值。

四、月经周期的调节

1. **卵泡期**　黄体萎缩后，循环中雌、孕激素和抑制素 A 水平达到最低，失去对下丘脑和垂体的抑制作用，下丘脑开始分泌 GnRH，使垂体 FSH 分泌增加，促进卵泡发育分泌雌激素，使子宫内膜呈增殖期改变；当雌激素水平不断升高，对下丘脑产生负反馈，抑制 GnRH 和垂体 FSH 分泌；卵泡逐渐成熟，循环中雌激素维持高水平，对下丘脑和垂体产生正反馈形成 LH 和 FSH 峰，促使排卵（图 1-2-2）。

2. **黄体期**　排卵后 LH 和 FSH 急剧下降，黄体逐渐发育成熟分泌孕激素和雌二醇，子宫内膜呈分泌期变化；排卵后 7~8d 孕激素和雌激素水平达高峰，而大量雌、孕激素和抑制素 A 协同产生负反馈，使垂体 LH 和 FSH 分泌减少，黄体开始萎缩，雌、孕激素分泌急剧下降，子宫内膜失去性激素支持发生脱落，月经来潮；雌、孕激素和抑制素 A 水平降低，解除对下丘脑和垂体负反馈抑制，下丘脑再次开始分泌 GnRH，开始新的月经周期，周而复始。

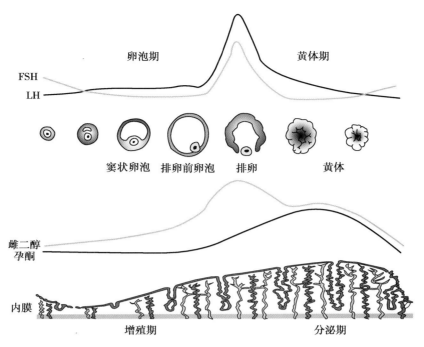

图 1-2-2 月经激素调节变化

五、其他内分泌腺对月经的影响

1. 甲状腺 甲状腺分泌甲状腺激素（thyroxine，T_4）和三碘甲状腺原氨酸（triiodothyronine，T_3），女性发生甲状腺功能减退，在青春期前可致性发育障碍，青春期延迟；生育期出现月经稀发、月经过少甚至闭经，亦多合并不孕、自然流产、早产、胎儿畸形等。女性甲状腺功能轻度亢进时，可发生子宫内膜过度增生，表现为月经过多、频发，合并功能失调性子宫出血。当甲状腺功能亢进加重时，甲状腺素分泌减少，可再次出现月经稀发、减少甚至闭经。

2. 肾上腺 肾上腺能合成和分泌少量雄激素和极微量雌、孕激素，肾上腺皮质是女性雄激素主要来源，少量雄激素对女性阴毛、腋毛、肌肉等发育不可或缺。当雄激素分泌过多，可抑制下丘脑分泌 GnRH，卵巢功能受抑，出现闭经甚至男性化表现。

3. 胰腺 胰岛素依赖型糖尿病患者的卵巢卵泡膜细胞、颗粒细胞和间质细胞均可能受到胰岛素缺陷或胰岛素过多的影响，而外源性胰岛素的使用会刺激卵泡的形成或成熟，这种刺激可导致内源性卵泡池的消耗和早期卵巢功能衰竭。胰岛素拮抗的高胰岛素血症患者，卵巢分泌的雄激素过多产生高雄激素血症，常导致月经失调甚至闭经。

月经周期主要受 HPO 轴的神经内分泌调控，同时也受抑制素 - 激活素 - 卵泡抑制素系统和其他腺体内分泌激素的调节，HPO 轴的生理活动受大脑皮层神经中枢的影响，故任何一个环节发生变化或功能障碍，都可能导致月经的紊乱失调。

（曾祯 徐晓燕 樊瑶）

参 考 文 献

［1］Dewailly D，Andersen CY，Balen A，et al. The physiology and clinical utility of anti-Mullerian hormone in women. Hum Reprod Update，2014，20（3）：370-385.

［2］La Marca A，Sighinolfi G，Radi D，et al. Anti-Mullerian hormone（AMH）as a predictive marker in assisted reproductive technology（ART）. Hum Reprod Update，2010，16（2）：113-130.

［3］谢幸，孔北华，段涛. 妇产科学.9 版. 北京：人民卫生出版社，2018.

［4］Susan R. Stephenson. 超声诊断学：妇科及产科. 罗红，杨帆，译. 北京：人民卫生出版社，2018.

［5］丁文龙，刘学政. 系统解剖学.9 版. 北京：人民卫生出版社，2018.

第二章

女性生殖系统超声检查

据世界卫生组织（WHO）估算,全球范围内女性的不孕症患病率超过 10%,在我国,随着生育政策的调整和整体生活水平的提升,不孕不育也给育龄夫妻带来诸多困扰,因而对辅助生殖技术的需求也日益增多。超声检查以其操作简便、无辐射伤害、可重复使用等优势,在生殖医学中的应用日益广泛,从临床辅助检查手段发展成为了诊断妇科疾病的主要方法之一。生殖超声是指超声在整个生殖医学中的应用,主要用于不孕症的诊断治疗或使用辅助生殖技术时了解患者生殖系统的实时状况。女性生殖超声检查的适应证主要有:先天性生殖系统发育异常评估;后天性生殖系统疾病排查,如子宫肌瘤、子宫内膜息肉、卵巢肿瘤、宫腔粘连、急慢性盆腔炎症等;子宫内膜和卵巢的周期性变化及功能评估;输卵管通畅度的评估;辅助生殖技术术前评估;辅助生殖技术介入诊断和治疗等。

超声检查通过观察内外生殖器的位置、大小、形态、结构、回声以及和周围脏器的关系等显示各器官结构和功能的改变,并通过各项超声技术（二维、三维、四维、多普勒、造影、介入）的综合应用来动态观察子宫内膜和卵巢的形态及其内部结构变化进而评估患者生理周期的变化,从而更好地配合临床生殖医疗技术的应用,以达到更高效、更低损伤的诊断治疗效果。

第一节　女性生殖系统超声检查规范和基本要求

一、超声医生的准备

1. 为保障超声检查结果的准确性与可靠性,提高临床医生对超声诊断的信任度,需要对超声医生进行生殖超声检查质量控制,并持续每年进行相关专业的理论水平和操作技能的培训和考核,同时与临床医生进行有效沟通,提高疾病诊断准确率。

2. 掌握医院相关核心制度,严格规范检查流程,核对患者信息,尊重、关爱患者,态度和蔼,举止轻柔,积极沟通,询问病史及相关检查检验结果,注意保护患者隐私,男医生为女患者检查至少需要一名女性医务工作者在场。

3. 熟练掌握专业理论和检查操作手法与技巧,熟悉仪器的性能和应用范围,能独立调节仪器常用参数。

二、仪器的配备

生殖超声由于需要对生殖器官进行功能性评估,所以根据不同需求可以配备不同档次的彩色超声诊断仪,为更好地进行综合评估,最好配有经阴道和经腹部的二维及三维探头（图 2-1-1）,并配有三维超声容积成像、自动容积测量、子宫输卵管超声造影等软件,可以根据检查目的,同时基于患者的体型和病情,合理选择超声探头和分析软件。

三、检查流程规范

通常超声检查诊室均为独立单间,干燥防尘、清洁通风、光线适中,合理放置超声诊断仪及检查床、工作站等。如果需要开展宫腔水造影和输卵管通畅度检查，则需准备相应造影剂及操作包，并配备相应消毒用品，如碘伏棉球、医用纱布等，室内应区分无菌区、清洁区及污染区，配置每日定时消毒设施、无影灯、抢救车和除颤仪等应急用品。

女性生殖超声中的多项检查时机与其生理周期相关，不同的检查目的有不同的时间要求。因此，临床医师或超声医师需要在预约患者时进行仔细交代，并在预约单上注明合适的检查时期，以避免检查缺乏针对性而导致重复检查。

检查过程中，严格执行操作规范，首先核对患者信息，核对无误后进行超声检查。如进行经阴道超声检查，每人单次单个一次性灭菌医用隔离套，无菌耦合剂涂于隔离套内层，使用前注意隔离套是否在有效期内，外包装是否破损，套上探头后需再次检查是否有破损。检查过程中动作轻柔，检查完成后使用一次性消毒湿纸巾消毒探头，并使用手消毒液消毒双手。

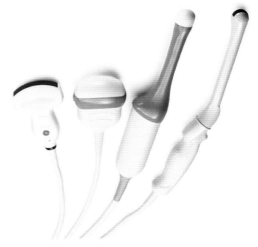

图 2-1-1 超声探头
从左至右：腹部二维探头、腹部三维探头、阴道超声三维探头、阴道超声二维探头

四、报告的规范性

超声报告应该包括以下内容：

1. **患者基本信息** 如姓名、年龄、性别、检查项目、申请科室、申请医生、检查医生、检查日期等。

2. **超声图像、超声所见和超声提示** 女性生殖超声检查应常规留存以下切面：子宫正中矢状面图，包括宫颈和阴道；宫体的横切面图，包括宫腔底部内膜横断面；左右卵巢的最长径切面，必要时留存卵巢横切面图。在此基础上，如有异常病变，应留存病变的最长径切面图和垂直于最长径切面图。要求图像清晰、分辨率高，增益合适，显像完整，对于特殊病变可以采集完整图像和局部病变图像，同时留存彩色多普勒超声和频谱多普勒血流图。超声所见的描述：按检查顺序细致全面地描述所见内容，同时根据临床医生申请检查的目的，进行针对性检查和描述。超声提示是对超声所见的总结和归纳，书写时应注意排列顺序，危重诊断放前面，肯定并需要及时处理的诊断放首位，其次为可能性或可疑诊断，对于诊断不明确的描述性诊断，可以加上诊断的意向，考虑 ×× 或不除外 ×× 等，如"1. 右附件区不均质回声区（考虑宫外孕）；2. 右卵巢囊肿"。

3. **检查医生和报告医生签名** 超声报告由检查医生和报告医生签名，签名前再次复核报告的准确性，注意单位、小数点等易错点，核实无误后才能签名、发出报告。

检查后，常规 15min 内完成报告书写，交予患者或患者自取，对于疑难病例应及时请示上级医生进行会诊，如短时不能出具诊断报告的病例应口头告知患者，并留取患者的联系方式，等诊断报告出具后及时联系患者和临床首诊医生。

（涂美琳 周小燕 刘 一 赵 胜）

第二节　生殖超声检查方法和成像技术

一、检查方法

生殖超声检查方法包括经腹部超声检查、经阴道超声检查、经直肠超声检查、经会阴超声检查，不同的检查方法各有优势，在日常工作中，各种超声检查方法可联合使用。

1. **经腹部超声检查**　经腹部超声检查常规采用凸阵探头，检查前要求患者适度充盈膀胱。检查时患者多采用仰卧位，放松身体，以膀胱作为透声窗，观察整个盆腔内的情况，按照从子宫、卵巢到盆腔区的顺序多切面逐一观察，做出诊断（图 2-2-1、图 2-2-2）。检查时可适度加压探头以提高图像清晰度。经腹部超声的优势在于，腹部探头可以提供较大的穿透深度，较易显示盆腔的整体情况；但其局限性在于分辨率低、清晰度低。当膀胱过度充盈，导致盆腔紧张，内部结构受压，层次显示不清晰，容易遗漏小的病变。

2. **经阴道超声检查**　检查时要求患者排空膀胱，取仰卧截石位，将阴道探头套上一次性灭菌医用隔离套后轻柔缓慢地插入阴道，由外而内可观察尿道、阴道及肛管等盆底结构，然后按照子宫、卵巢、盆腔的顺序依次扫查。与经腹部探头相比，阴道探头频率高，显示的组织结构层次更清晰，对于观察较小的病变、子宫内膜和卵巢的周期性变化具有明显的优势（图 2-2-3）。检查中可以小范围调整探头频率，频率越高分辨率越高，同时也可以缩小取样框，以增加线密度，提高分辨率。提高图像分辨率的另一方法为超声下双合诊法，具体方法为：检查者将左手放在患者下腹部，在感兴趣区向

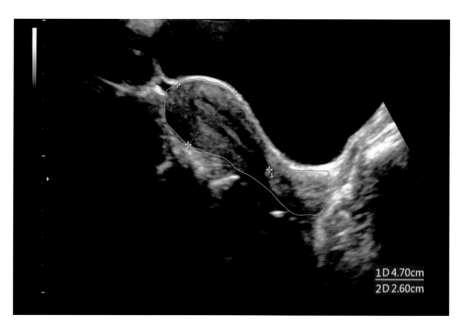

图 2-2-1　经腹部超声子宫二维灰阶声像图

橙色线区域示子宫，经测量子宫宫体纵切面内径 4.70cm × 2.60cm

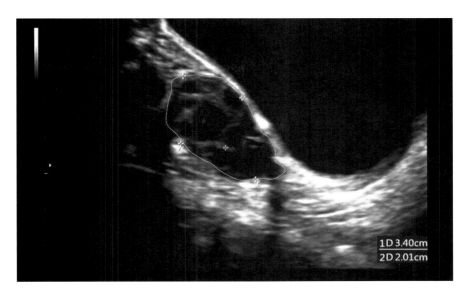

图 2-2-2　经腹部超声卵巢二维灰阶声像图
橙色线区域示卵巢,经测量卵巢切面内径 3.40cm×2.01cm

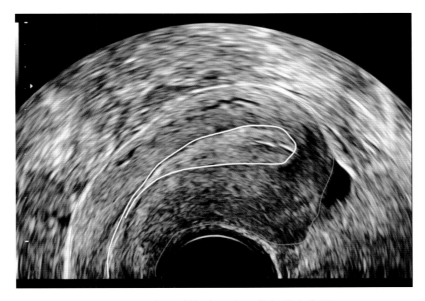

图 2-2-3　经阴道超声子宫二维灰阶声像图
清晰显示子宫(橙色线区域)及子宫内膜(白色线区域)

下轻压,将位置较高的组织推移至阴道探头探查区内,以便清晰显示病变特征,同时也有助于观察病变的活动度和病变与周围组织器官的相互关系。

3. 经直肠超声检查　无性生活史或因感染等因素不能经阴道进行超声检查时,可进行经直肠超声检查,效果等同于经阴道超声。嘱患者侧卧位,屈膝,将套好一次性灭菌医用隔离套的探头轻柔缓慢地从肛门插入,探头前端略向前倾斜,可观察子宫及双附件情况,从左到右进行全盆腔扫查。如果手法不熟练,扫查不全面,可以保持探头不动,让患者逐渐转为仰卧截石位,臀部垫高,后续方法同经阴道超声(图 2-2-4)。

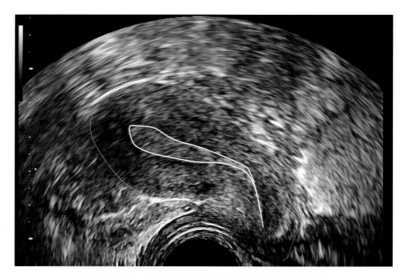

图 2-2-4 经直肠超声子宫二维灰阶声像图
清晰显示子宫（橙色线区域）及子宫内膜（白色线区域）

4. 经会阴超声检查 经会阴超声检查可以获得尿道、阴道、宫颈和直肠等盆底结构的显像。检查前,在探头表面涂上一次性无菌耦合剂,套上一次性灭菌医用隔离套,在套外再涂上较厚的一次性无菌消毒耦合剂,探头紧贴于会阴部,排出气体,可以清晰显示从皮肤层到盆腔内的部分脏器,目前较多应用于阴道、尿道和盆底功能检查（图 2-2-5、图 2-2-6）。

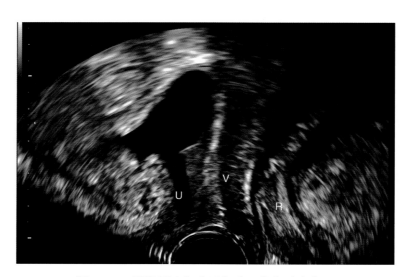

图 2-2-5 阴道探头经会阴超声二维灰阶声像图
清晰显示尿道（U）、阴道（V）及直肠（R）

生殖超声首选经阴道超声检查,可适当调节仪器参数并结合轻压下腹部等手法以达到全面、清晰观察盆腔情况的目的。但某些情况下仍需结合不同检查方式,如剖宫产后子宫常与腹壁粘连,宫体上拉,阴道超声显示宫腔和宫底困难时,结合经腹部超声可以更全面扫查（图 2-2-7）;如因盆腔粘连等原因导致卵巢位置较高时,经腹部超声可以更好地观察卵巢。

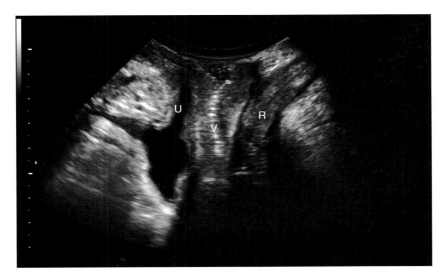

图 2-2-6 腹部探头经会阴超声二维灰阶声像图
清晰显示尿道（U）、阴道（V）及直肠（R）

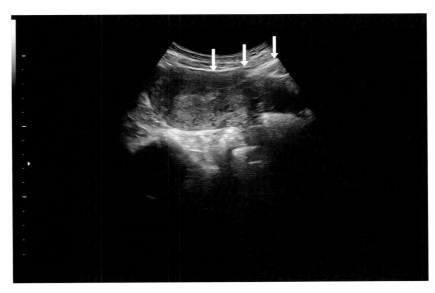

图 2-2-7 经腹部超声子宫二维灰阶声像图
显示剖宫产后子宫宫体与前腹壁粘连（箭）

二、成像技术

1. 彩色多普勒超声 彩色多普勒是血管内红细胞叠加显像，成像原理是基于频率变化以及红细胞流动方向的不同反映血流的速度。通常朝向探头的血流为红色，背离探头的血流为蓝色，以颜色的亮度反映流速的快慢，流速越快，色彩越亮，常用来判断组织内的血流供应情况。频谱多普勒超声通过频谱波形来反映血流的方向、速度和性质，可以定量地反映取样容积内血流的相关参数，包括峰值流速（PSV）、舒张末期流速（EDV）、阻力指数（RI）、搏动指数（PI）、收缩期/舒张末期流速比值（S/D）。人体的血管大都有特定的频谱波形，盆腔内血管的脉冲多普勒频谱可能因患者的年龄或月经周期而变化。（图 2-2-8）

25

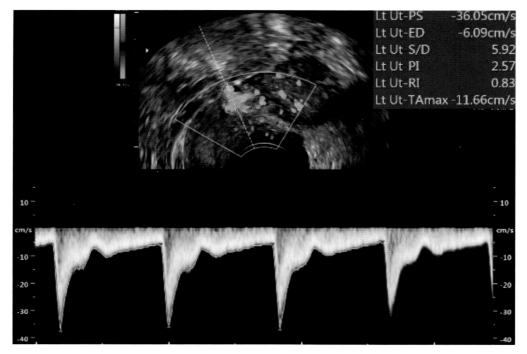

图 2-2-8　子宫动脉血流频谱图

图示通过频谱多普勒超声测得左侧子宫动脉血流的相关参数

2. 彩色能量多普勒超声　彩色能量多普勒超声能探测低速血流,无混叠现象,信噪比高,因而对细小、低速血流显示更清晰,可在妇科疾病诊断尤其是妇科肿瘤、子宫内膜血供等方面发挥较大的作用。能量多普勒超声在微小血管的显示和血流参数测量方面较彩色多普勒超声有着较大的优势。(图 2-2-9、图 2-2-10)

3. 三维超声成像(three-dimensional ultrasonic imaging,3D)　三维超声成像是将采集到的二维数据经过处理后以立体的形式显示,可以展示目标容积的表面和内部结构,包括静态三维成像和实时三维成像,子宫宫腔以静态三维为主(图 2-2-11),实时三维常应用于子宫输卵管超声造影。

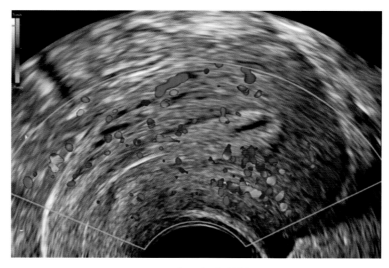

图 2-2-9　子宫彩色多普勒声像图

彩色信号示子宫血流分布

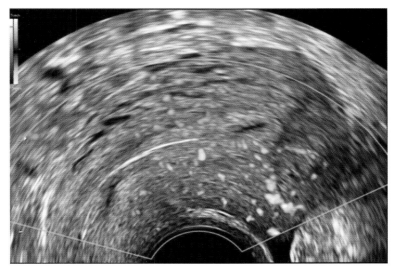

图 2-2-10　子宫能量多普勒超声声像图

彩色信号示子宫血流分布,与彩色多普勒超声图(图 2-2-9)相比对血流显示更清晰

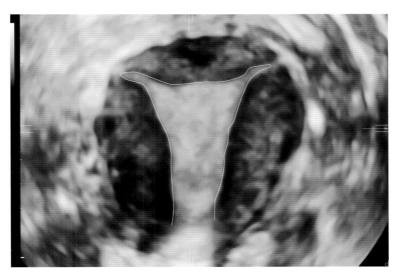

图 2-2-11　子宫宫腔三维图

白色线区域示宫腔

　　静态三维成像首先在二维超声获得主要诊断信息,也可以联合彩色多普勒、能量多普勒或二维超声血流(B-FLOW)对组织内血管进行容积数据采集,采集后可以不同的立体形式展现(图 2-2-12)。

　　容积超声是由体素构成,是一系列数据集,不单单是一张图像。所以 3D 是容积探头自动采集一系列超声数据构成容积数据,用渲染模式、多平面模式、玻璃体模式显示出来。一个好的容积图像首先需要高质量的二维图像;然后选择最佳初始切面,采集时要求初始切面标准化,避免运动伪像;同时调整采集框,根据图像大小将采样框调整到合适的大小和位置;并且根据二维观察方向选择正确的容积观察方向;获取容积数据前调整容积角度,避免容积角度过小导致容积数据采集不完整;最后调节容积数据质量和分辨力。容积数据的不规则体积测量工具(如 VOCAL)通过对目标容积进行多切面取图并重构,获得目标容积的形状,从而计算体积,获取的切面数越多,体积估算值越准确。常用于子宫内膜和卵巢体积测量(图 2-2-13)。

27

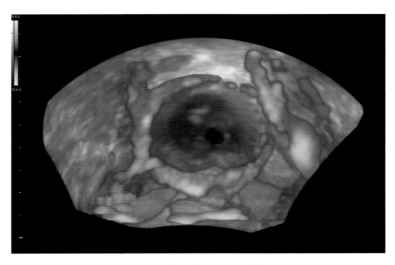

图 2-2-12　卵巢三维能量多普勒立体图
彩色信号示卵巢血管分布

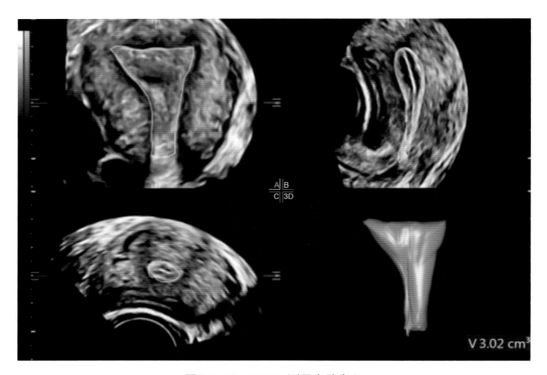

图 2-2-13　VOCAL 测量宫腔容积
图示测得宫腔容积为 3.02cm³

　　卵泡自动计数评估软件能自动识别目标容积内的单个或多个无回声区（卵泡或囊肿），然后分别显示每个无回声区的大小和体积（图 2-2-14）。

　　4. 超声弹性成像　超声弹性成像提供了组织硬度的定性和定量测量，这是基于与外部触诊相同的原理，使用某种类型的压力，如利用外在压力或系统自动产生，在压缩过程中，测量组织维持其原有形态的程度，超声系统可定量比较目标区域和周围正常组织之间的组织形态变化，并以选定的颜色图覆盖灰度图像显示（图 2-2-15）。目前，该项技术主要用于宫颈弹性成像，在妇科其他方面的应用还有待于更多的研究结果。

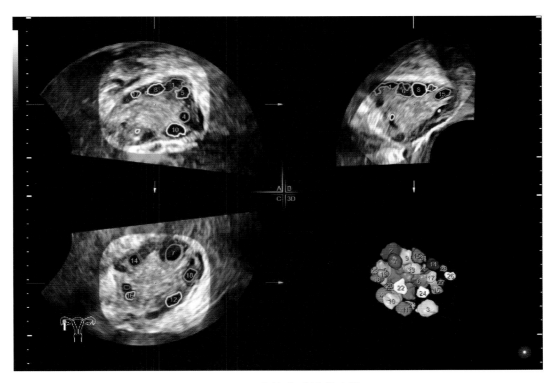

图 2-2-14 卵泡自动计数功能
彩色区块示卵巢内的大小不同的卵泡

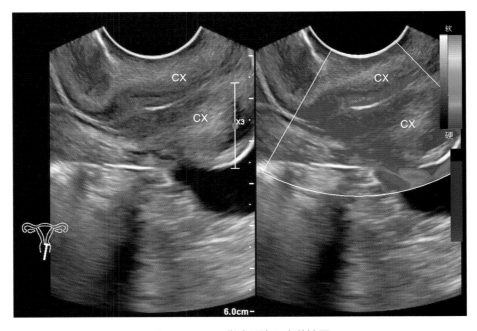

图 2-2-15 正常宫颈(CX)弹性图

（涂美琳　石 华　陈 茜　黄小烜）

第三节　正常声像图、测量方法及正常值

一、子宫的声像图及正常值

1. 正常子宫的二维声像图和正常值　正常子宫宫体纵切面一般呈倒梨形,横切面呈椭圆形,浆膜层呈光滑清晰的弧形高回声线,宫体肌层为均匀中等回声实质,内膜在月经周期各期呈现不同的低至高回声,宫腔线呈线状高回声(图 2-3-1)。宫颈回声较宫体稍高,呈一长管状中等回声,中央见高回声宫颈管线(图 2-3-1),有时宫颈管内可见宫颈黏膜分泌的液体积聚(图 2-3-2)。

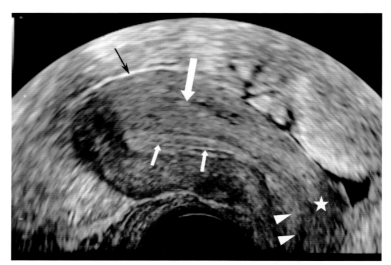

图 2-3-1　正常子宫二维灰阶声像图

黑箭示浆膜层,长白箭示肌层,星号示宫颈,短白箭示内膜及宫腔线,三角形示宫颈管线

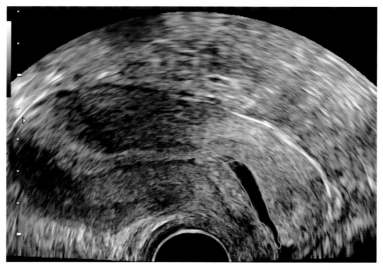

图 2-3-2　宫颈二维灰阶声像图

橙色线区域示宫颈管积液

正常子宫是一个部分可动的器官,宫颈是固定的,宫体可在前后平面上有一定的活动度,根据宫腔线与宫颈管连线前夹角的大小分为五种形态:前位子宫(90°<宫腔线与颈管线连线前夹角<180°),后位子宫(180°<宫腔线与颈管线连线前夹角<270°),平位子宫(即中位,宫腔线与颈管线连线夹角≈180°),前倾前屈子宫(宫体与宫颈前夹角<90°),后倾后屈子宫(宫体与宫颈前夹角>270°)。平位子宫因内膜与声束趋于平行而显示不清,可以通过腹部或阴道超声探头检查同时腹部轻度加压以改变宫体位置,从而使宫体长轴和内膜与声束呈一定角度而更加清晰显示(图2-3-3~图2-3-6)。

子宫底至宫颈内口之间的距离为宫体长径,宫颈内口至外口的距离为宫颈长径,两者之和为子宫长径。正常子宫的大小会因年龄、未产或经产、绝经与否等因素而有差异。女性新生儿的子宫长2.5~3.0cm,成年未产女性的子宫长5.5~8.0cm,经产妇的子宫长9.0~9.5cm,婴幼儿宫体的长度仅为宫

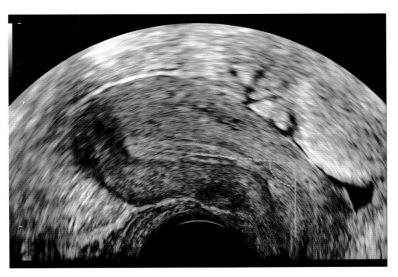

图 2-3-3 前位子宫二维灰阶声像图
90°<宫腔线与颈管线连线前夹角<180°

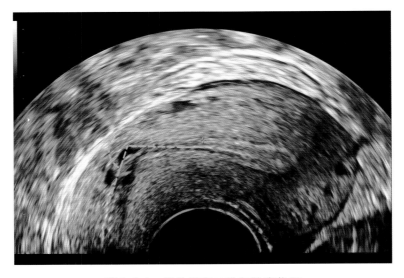

图 2-3-4 后位子宫二维灰阶声像图
180°<宫腔线与颈管线连线前夹角<270°

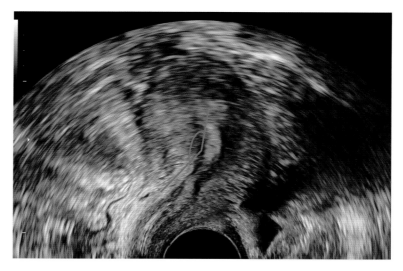

图 2-3-5　平位子宫二维灰阶声像图

宫腔线与颈管线连线夹角 ≈180°

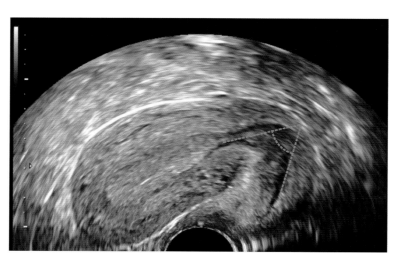

图 2-3-6　前倾前屈子宫二维灰阶声像图

宫体与宫颈前夹角 <90°

颈的一半,儿童期及绝经期女性宫体约与宫颈等长,生育期女性宫体长度约为宫颈的 2 倍。横切面测量两侧宫角下缘之间的距离为宫体横径,一般为 4.0~6.0cm。纵切面与宫腔线垂直的最大前后径为宫体厚度,一般为 3.0~4.5cm(图 2-3-7、图 2-3-8)。

　　子宫内膜由功能层和基底层构成,功能层随着月经周期中卵巢激素的变化而变化,子宫内膜声像图随之发生相应的改变。月经期,功能层脱落出血,内膜主要由基底层构成,此时内膜薄,回声高,部分可见宫腔线回声(图 2-3-9)。增殖早期,内膜较薄,宫腔线可见,内膜功能层呈低或中等回声(图 2-3-10)。由于雌激素的影响,增殖中晚期子宫内膜逐渐增厚,高回声的基底层、低回声的功能层和高回声的宫腔线形成典型的"三线征"(图 2-3-11)。分泌期由于孕酮的分泌和内膜腺体分泌糖蛋白,功能层水肿增厚,螺旋动脉进一步扭曲,超声表现为内膜回声逐渐增高,呈较均质的高回声,厚度可达 10mm 以上(图 2-3-12)。值得注意的是,子宫内膜除了受正常月经周期卵巢激素变化影响外,也会受到口服激素类药物及某些疾病引起激素水平改变的影响而发生一定的改变,如口服避孕药或

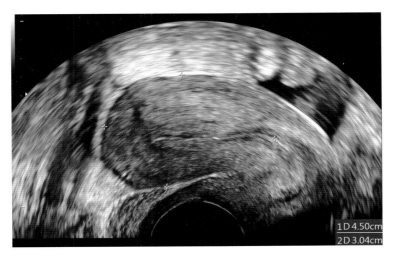

图 2-3-7　子宫纵切面二维灰阶声像图

图示纵切面测量宫体长径（4.50cm）、厚度（3.04cm）

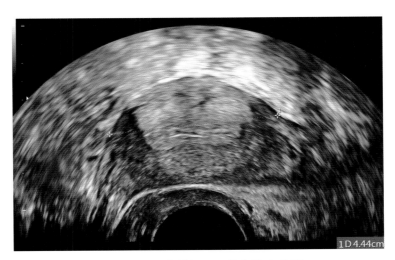

图 2-3-8　子宫横切面二维灰阶声像图

图示横切面测量宫体横径（4.44cm）

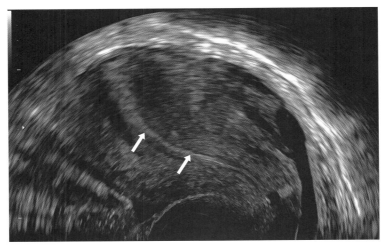

图 2-3-9　月经期子宫内膜二维灰阶声像图

内膜（箭）薄，回声高

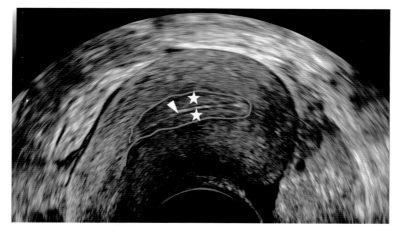

图 2-3-10 增殖早期子宫内膜二维灰阶声像图

内膜（橙色线区域）较薄，宫腔线（三角形）可见，内膜功能层（星号）呈中等回声

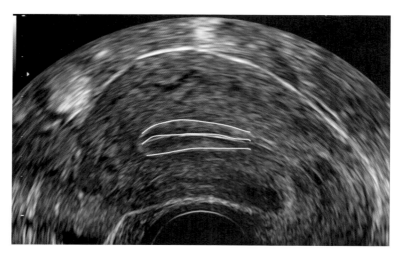

图 2-3-11 增殖晚期子宫内膜二维灰阶声像图

子宫内膜呈"三线征"（白线）

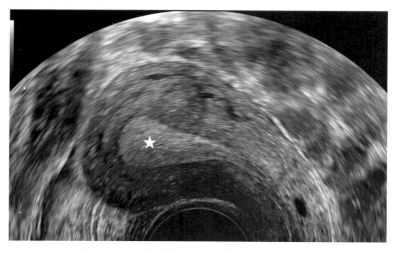

图 2-3-12 分泌期子宫内膜二维灰阶声像图

子宫内膜（星号）呈高回声

治疗乳腺癌口服他莫昔芬等。中重度宫腔粘连引起子宫内膜周期性改变不明显。当超声检查发现子宫内膜声像图表现与月经周期不符或其他异常改变时应寻找可能的原因,为临床诊疗提供更多的信息。

2. 子宫血流供应和彩色多普勒血流成像

(1)子宫的血供:子宫血流的供应主要来自子宫动脉,极少部分来源于卵巢动脉,子宫动脉自髂内动脉分出后穿越阔韧带基底部和宫旁组织到达子宫峡部水平外侧约2cm处跨越输尿管到子宫侧壁,分为上下两支,上支称为宫体支,沿宫壁向上,至宫角处分为宫底支、卵巢支、输卵管支,下支称为宫颈-阴道支,较细,分布于宫颈及阴道上段。宫体支于子宫侧缘处逐段分出与宫体表面平行的分支,称为弓状动脉,进入肌层后分支为放射状动脉,肌层内放射状动脉再分支形成基底动脉进入内膜基底层,之后分支形成螺旋动脉,进入内2/3内膜层。子宫两侧弓状静脉汇合成子宫静脉,然后汇入髂内静脉,再汇入髂总静脉。

(2)子宫动脉多普勒检查:常规在子宫峡部两侧扫查子宫动脉,取宫体与宫颈交界处纵切或横切面,纵切面彩色取样框包括宫体下段和宫颈上段,横切面彩色取样框包括子宫峡部及其外侧2cm左右区域,将探头偏左或偏右移至峡部浆膜层外可显示明亮的彩色血流,进行多普勒检测,取样时注意声束和血流方向的夹角<30°,取三个以上均匀一致的波形测量子宫动脉参数(图2-3-13)。子宫内膜动脉由于管径细小,仅能部分显示,常规采取经阴道超声检测,子宫内膜呈纵切面,可见垂直进入内膜的螺旋动脉,正常子宫内膜动脉频谱于分泌晚期或早期妊娠(又称孕早期)时较易检测(图2-3-14)。

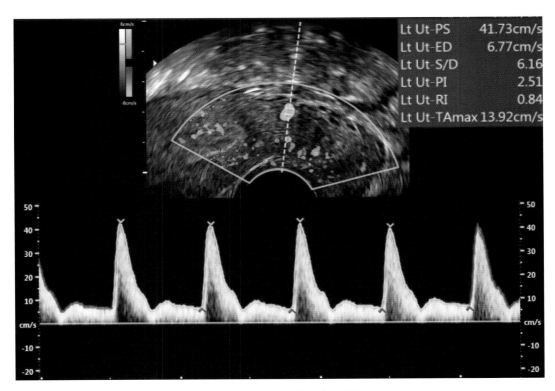

图 2-3-13 子宫动脉血流频谱图

图示通过频谱多普勒超声测得左侧子宫动脉血流的相关参数

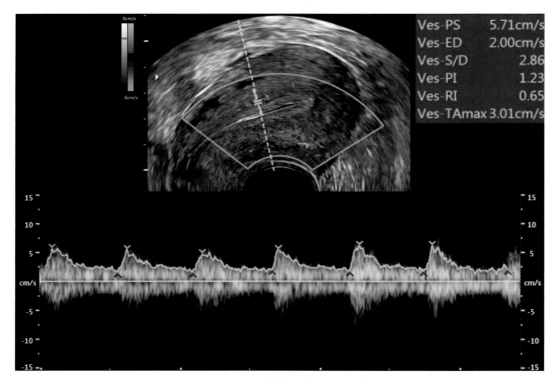

图 2-3-14　子宫螺旋动脉血流频谱图

图示通过频谱多普勒超声测得子宫螺旋动脉血流的相关参数

子宫动脉为中高速血流,频谱显示为收缩期高尖峰值,舒张期流速减低,形成舒张早期"切迹",阻力指数(RI)和搏动指数(PI)与年龄、月经周期、子宫的特殊形态(如子宫腺肌症、子宫肌瘤等)及是否妊娠相关。进入分泌期后子宫动脉舒张期血流显著增加,在黄体功能达到峰值时,子宫动脉血流阻力降低,受精卵最易在此时期着床。妊娠期子宫动脉血流阻力指数随孕周增加而逐渐下降,绝经后子宫动脉阻力指数逐渐增高。但是,目前还没有统一公认的子宫动脉血流参数的正常值范围,而且测值容易受到采集部位、子宫是否合并病变等因素的影响。

二、卵巢的声像图及正常值

1. 卵巢的正常声像图及测量　卵巢活动度大,位置多变,可位于子宫侧方、上方及后方等,且两侧卵巢位置可不对称,一般于髂内动脉前方容易寻找到卵巢,在盆腔粘连和子宫内膜异位症患者中,卵巢位置变化较大,有时不易找到。未绝经女性的卵巢皮质内有卵泡,是辨认卵巢最主要的结构特征。超声下卵巢呈长椭圆形,边界清晰,外周皮质回声较中央区髓质偏低,内可见多个大小不等呈无回声的卵泡,随着月经周期的变化卵泡大小呈现周期性变化,一侧卵巢内出现主导卵泡并逐渐增大形成优势卵泡(图 2-3-15),随后排卵形成黄体。围绝经期卵巢体积逐渐缩小,卵泡数量减少,绝经后卵巢体积明显缩小,绝大多数卵巢内无卵泡显示(图 2-3-16)。

卵巢的测量:于卵巢最大长轴切面测量卵巢长径及前后径,与卵巢长轴垂直取最大横切面测量横径(图 2-3-17)。正常卵巢的体积在生育期最大,之后随绝经时间延长而逐渐缩小。正常育龄期妇女卵巢大小约为 4cm×3cm×2cm(长径 × 横径 × 前后径),由于卵泡的发育及排卵,卵巢体积随月经周期变化。

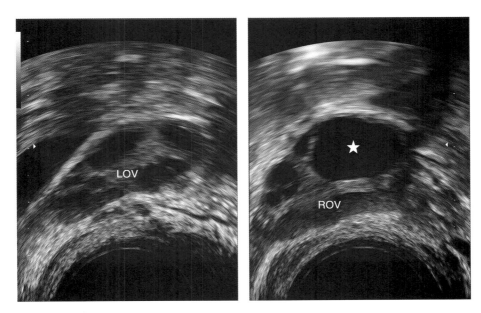

图 2-3-15　育龄期女性正常卵巢二维灰阶声像图

右侧卵巢（ROV）内形成优势卵泡（星号）

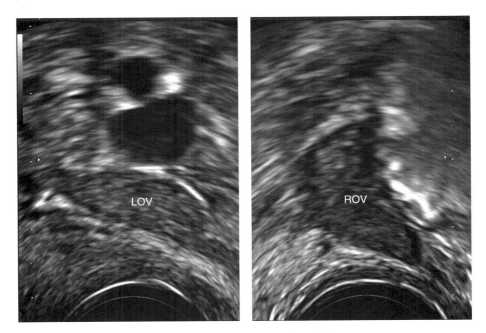

图 2-3-16　绝经期卵巢二维灰阶声像图

双侧卵巢（LOV、ROV）呈实性，其内未见明显卵泡回声

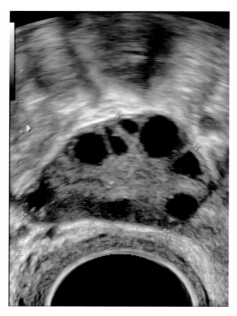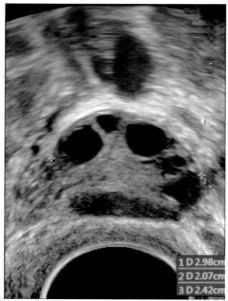

图 2-3-17　卵巢测量声像图

图示测得卵巢大小约 2.98cm×2.07cm×2.42cm

2. 卵巢动脉　卵巢动脉自腹主动脉分出,沿腰大肌向前下行至盆腔,跨越输尿管与髂总动脉下段,随骨盆漏斗韧带向内横行,经卵巢系膜发出分支后与子宫动脉卵巢支汇合进入卵巢内。卵巢动脉的扫查部位为卵巢内靠近卵巢门部,其血流频谱相对于子宫动脉为低速低阻(图 2-3-18、图 2-3-19)。研究显示,两侧卵巢动脉之间的血流阻力略有差异,这取决于优势卵泡或黄体是否存在。

卵巢动脉在卵巢门处呈迂曲螺旋状进入间质。随着卵泡和黄体的形成,卵巢动脉螺旋松弛,血管管径增粗,此期卵巢动脉较易显示;在卵泡闭锁或黄体消退后又恢复到初始状态。卵巢动脉的阻力指数随卵巢内卵泡的发育、成熟及排卵和黄体形成而有轻微的周期性变化。有研究指出,多囊卵

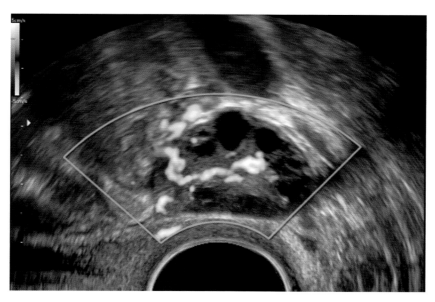

图 2-3-18　卵巢能量多普勒超声声像图

彩色信号示卵巢动脉血流分布

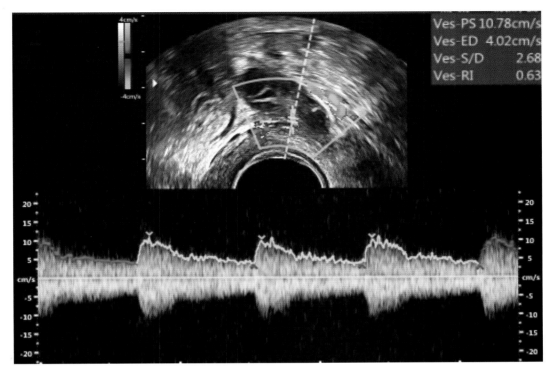

图 2-3-19　卵巢动脉血流频谱图

图示通过频谱多普勒超声测得一侧卵巢动脉血流的相关参数

巢综合征患者黄体生成素上调,导致卵巢血流增加,卵巢动脉呈现血流速度升高、阻力指数下降的趋势,周期性改变不明显。

（涂美琳　周小燕　赵庆红　黄小烜）

第四节　子宫内膜周期性变化及容受性的超声评估

一、子宫内膜周期性变化

1. **子宫内膜组织学变化**　子宫内膜基底层靠近子宫肌层,对月经周期中激素变化没有反应,功能层是由基底层再生的增殖带,在月经周期受卵巢雌、孕激素的序贯作用产生周期性变化,按内膜组织学变化分为三期:

（1）增殖期:子宫内膜受雌激素影响,内膜的各种成分包括表面上皮、腺体和腺上皮、间质和血管均处于一个增殖生长的过程,相当于卵泡发育、成熟阶段,内膜单层厚度从 0.5mm 增加到 3.5~5.0mm,按照增殖程度可分为早期、中期、晚期三个阶段:增殖早期（28d 周期的第 5~7 天）,腺体管状,间质细胞排列致密,螺旋小动脉位于内膜深层;增殖中期（28d 周期的第 8~10 天）,腺体发育变长,螺旋小动脉管壁增厚;增殖晚期（28d 周期第 11~14 天）,相当于雌激素分泌高峰期,腺体继续生长弯曲,功能层上半层间质细胞胞质中含极丰富的 RNA,下半层间质细胞胞质中仅含少量的 RNA,这两部分以后分别形成致密层和海绵层,螺旋小动脉在此期末到达子宫内膜表面的上皮层之下。

（2）分泌期：排卵后子宫内膜除了受雌激素影响外还受到黄体分泌的孕激素的作用，由于孕激素的抗雌激素作用，子宫内膜厚度增长受限，上皮的增殖在排卵后3d停止，内膜的腺体细胞出现分泌活动，故称之为分泌期，根据分泌活动的不同分为早期、中期、晚期三个阶段：分泌早期（28d周期的第15~19天），其特征为50%以上的腺上皮细胞核下的细胞质出现含糖原的空泡，称为核下空泡；分泌中期（28d周期的第20~23天），糖原空泡自细胞核下逐渐向腺腔移动，突破腺细胞顶端胞膜，排到腺腔，称为顶浆分泌，此过程历时7d，其中第21~23天为胚泡种植期，此时另一个突出特征是子宫内膜基质高度水肿；分泌晚期（28d周期的第24~28天），腺体排空，弯曲扩张，间质稀少，基质水肿，内膜分为三层：基底层（厚度不到1/4）、海绵层（厚度约占1/2）、致密层（厚度约1/4）。

（3）月经期：即子宫内膜功能层崩解脱落期，黄体萎缩，雌、孕激素下降，子宫内膜组织萎陷，螺旋动脉血管出现明显的收缩反应。

2. 正常月经周期子宫内膜的超声图像

（1）月经期：内膜剥脱，宫腔可见少量积血，宫腔呈分离状态，单层内膜厚度1.0~2.0mm，呈线状的高回声（图2-4-1）。

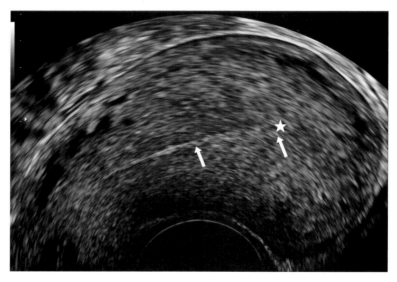

图2-4-1 月经期子宫内膜二维灰阶声像图

早期内膜（箭）较薄，宫腔内隐约可见积液（星号）

（2）增殖期：早期内膜较薄，双层内膜厚度为5~6mm，呈均匀的低回声或中等回声，宫腔线清晰或模糊，增殖中晚期内膜逐渐增厚，至排卵期双层厚度甚至可达12mm，内膜功能层回声逐渐减低，形成典型"三线征"：内膜基底层和宫腔线呈高回声，功能层内膜呈低回声（图2-4-2）。

（3）分泌期：孕激素的拮抗作用使内膜增生速度减缓，腺体和间质产生分泌作用，间质水肿，功能层回声逐渐增强，"三线征"逐渐消失，内膜逐渐呈均匀的高回声，宫腔线逐渐模糊（图2-4-3）。

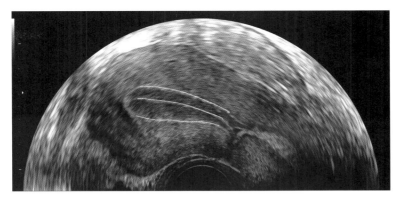

图 2-4-2　增殖期子宫内膜二维灰阶声像图
中期内膜呈"三线征"（白线）

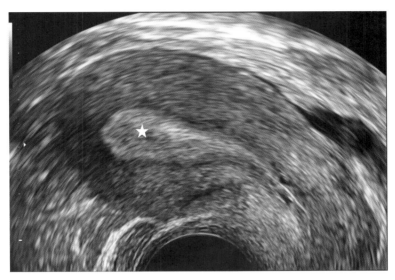

图 2-4-3　分泌期子宫内膜二维灰阶声像图
晚期内膜（星号）呈均匀高回声

二、子宫内膜容受性的超声评估

子宫内膜容受性是指子宫内膜允许囊胚定位、黏附、侵入并最终使之着床的能力。子宫内膜仅有一个极其短暂的允许胚胎植入的最敏感时期,排卵后 6~7d,这个敏感期称为"种植窗"。

临床上判断种植窗常用方法主要有经阴道超声、血清雌孕激素水平、子宫内膜活检等。这些方法均是对子宫内膜容受性及种植窗时间进行间接评价,存在一定的局限性和误差。研究显示,子宫内膜容受性阵列（endometrial receptivity array,ERA）检测技术对子宫内膜容受性及种植窗时间的判断具有良好的指导价值。

超声检查获得子宫内膜厚度、类型、血流状态等指标已成为评估子宫内膜容受性的有效手段,是临床工作中的首选方法。超声学评价指标包括解剖学参数（厚度、形态、容积等）和生理学参数（内膜蠕动波、子宫动脉、内膜血流等）。

子宫内膜容受性超声评估检查时间通常选择在排卵后 6~7d 或促排卵周期 HCG 日或取卵日。

1.　子宫内膜厚度　子宫内膜的厚度应在子宫正中矢状面垂直于宫腔线测量内膜的最厚处，大约距宫腔底部约 1cm 处。通常子宫内膜厚度是指双侧厚度，测量时由一侧内膜的基底层高回声线至对侧内膜的基底层高回声线（图 2-4-4）。当宫腔内有积液时测量内膜厚度不包括积液厚度（图 2-4-5）。

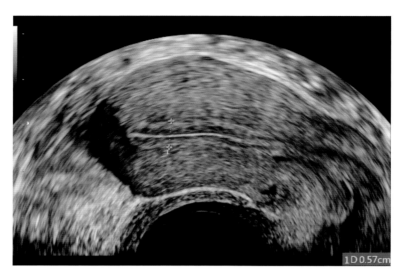

图 2-4-4　子宫纵切面二维灰阶声像图
图示测量双层内膜厚度约 0.57cm（游标之间的距离）

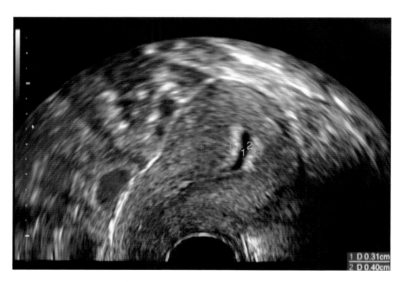

图 2-4-5　宫腔积液时子宫纵切面二维灰阶声像图
图示测量前、后功能层内膜厚度，分别为 0.31cm 和 0.40cm，相加后为
双层内膜厚度，0.71cm

以往研究表明，子宫内膜厚度增加可以显著改善辅助生殖的妊娠结局，随着子宫内膜厚度的增加，妊娠率显著增加。《中国妇科超声检查指南》指出：适合胚胎着床的子宫内膜在排卵期最佳厚度 ≥10mm，当内膜厚度 <5mm 时则无妊娠发生。部分学者将薄型子宫内膜定义为在排卵日、鲜胚移植周期中 HCG 注射日或 FET 周期中孕酮开始日测量的子宫内膜厚度 <7mm，与较低的着床率、妊娠

率、活产率相关。Gallos 等通过对 25 767 个鲜胚移植周期的研究,观察到子宫内膜厚度≥10mm 可以达到最大活产率和最小的妊娠失败率。但也有研究显示,子宫内膜厚度在 7~12mm 之间的妇女自然流产率最低,而子宫内膜厚度超过 12mm 的妇女自然流产率较高,甚至有学者认为内膜过厚应取消胚胎移植。可能的机制是,当内膜较厚时,移植导管对内膜创伤增加,或内膜较厚时,此时的组织学类型不适合胚胎植入。

子宫内膜厚度的测量操作方法简便,不需要高档的超声仪器,是目前临床最常用的评估子宫内膜容受性的指标之一。

2. 子宫内膜的类型　子宫内膜类型指内膜与肌层相对回声的状态,Gonen 等将子宫内膜分成 3 种类型:

A 型:典型三线型,外层和中央为强回声线,外层与子宫腔中线之间为低回声或暗区(图 2-4-6)。

B 型:均一的中等强度回声,子宫腔强回声,中线断续不清(图 2-4-7)。

C 型:内膜表现为均匀高回声,宫腔线显示不清(图 2-4-8)。

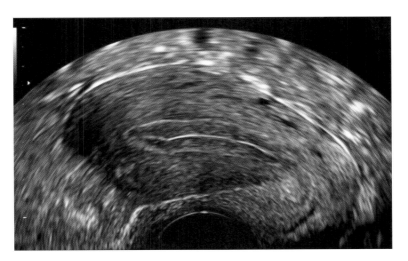

图 2-4-6　A 型内膜二维灰阶声像图
"三线型"子宫内膜

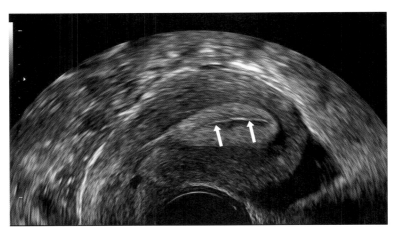

图 2-4-7　B 型内膜二维灰阶声像图
内膜呈中等回声,宫腔线(箭)断续不清

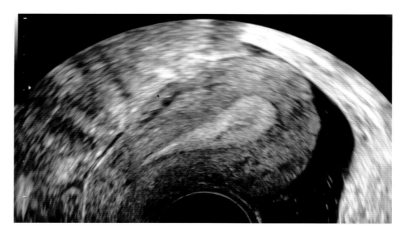

图 2-4-8 C 型内膜二维灰阶声像图
内膜呈高回声,宫腔线显示欠清晰

子宫内膜类型预测妊娠结局的有效性仍存争议,HCG 注射日"三线型"子宫内膜可能与较高的胚胎着床率及临床妊娠率相关,缺乏三线征可能是子宫内膜分泌变化的先兆,这种子宫内膜的提前转换预示着最佳子宫内膜容受性的时间已经过去。大部分的研究表明,A 型子宫内膜临床妊娠率较 C 型内膜高,而 B 型内膜并不预测明显不良的妊娠结局。但也有研究结果显示子宫内膜类型与临床结局无明显相关性。

3. 子宫内膜容积 内膜容积是指三维超声对子宫内膜容积的勾勒范围,为子宫内膜从子宫底部至宫颈内口间的子宫肌层和内膜交界处。采用三维容积成像联合虚拟器官计算机辅助分析技术(virtual organ computed-aided analysis technique,VOCAL)可以较准确地反映子宫内膜容积的大小(图 2-4-9)。

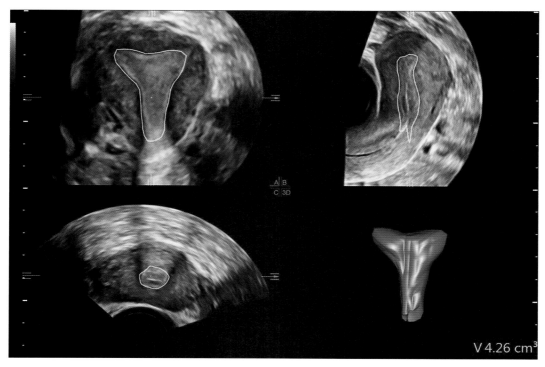

图 2-4-9 VOCAL 技术测量宫腔容积
图示测得宫腔容积约 4.26cm³

目前对适宜胚胎着床的子宫内膜容积临界值仍存在争议。研究认为,子宫内膜容积与妊娠率和着床率有关。研究报道当子宫内膜容积 <1ml 时,胚胎很难着床,而当子宫膜容积 >2ml 时受孕率显著提高。目前大部分研究支持内膜容积对妊娠的阴性预测价值,即内膜容积必须达到 2.0~2.5ml才会有较好的妊娠率。由于子宫体大小不一、子宫内膜厚度的变化及检测时间对内膜容积的测值影响较大,所以子宫内膜容积对内膜容受性的评估价值,各项研究的结论还存在争议。子宫内膜容积成像的测量较单独二维超声测量内膜厚度的方法更为复杂,对超声仪器的设备要求更高,且多切面的绘图操作导致人为误差概率增大,因此内膜容积测量成像目前在临床实际工作中不作为首选,应用范围不广泛,但对于子宫畸形、宫腔粘连等病变引起宫腔狭小的患者有一定的参考价值。

4. 子宫内膜蠕动波 子宫内膜下肌层及子宫平滑肌层非同步性收缩,引起不均匀性子宫腔内压力,子宫内膜随之出现似肠道蠕动波一样的机械运动,称为子宫内膜波状运动,即子宫内膜蠕动波。

宫腔内压力和超声研究的数据显示,子宫内膜蠕动波在月经周期内会发生频率和方向上的变化,月经期子宫内膜蠕动波收缩由宫底部到宫颈部,强度和持续性明显增强,有助于月经血的排出;临近排卵期时,收缩方向发生改变,从宫颈到宫底的蠕动占主导,有助于精子的运输;排卵后,收缩由宫底和宫颈同时开始,以防止胚胎从宫颈和输卵管排出;黄体期子宫处于相对静息状态,促进胚胎着床,这是由排卵后黄体分泌的孕激素维持的,在自然周期中,子宫内膜蠕动波收缩频率在排卵后2~4d 显著降低。有研究者根据自然周期子宫内膜波状运动模式将子宫内膜蠕动波进行了系统的分类:N——无运动、CF——宫颈至宫底、FC——宫底至宫颈、OP——同时源自宫颈和宫底的相向波、R——起源于不同位置的随机蠕动波。同时也发现内膜厚度较薄、内膜下血流信号稀疏者,内膜运动差;而内膜运动活跃者往往内膜较厚,且血供丰富。由此可见,内膜运动在一定程度上反映了内膜的功能状态,内膜的适度运动意味着内膜功能状态良好,有利于胚胎着床。

在体外受精(in vitro fertilization,IVF)中,患者血清中的高雌激素水平和移植胚胎时的宫腔内的侵入性操作都可能会导致子宫内膜蠕动波的增强。Fanchin 和 zhu 等研究胚胎移植时内膜蠕动的频率是否会影响 IVF 成功率时得出相同的结论:子宫内膜蠕动波的增加与临床妊娠率呈负相关,在IVF 周期中的移植期,子宫内膜蠕动波收缩频率增加(>3 个 /min)会产生负面影响。与自然周期相比,IVF 周期黄体早期的内膜蠕动频率似乎略高:IVF 周期内膜收缩 4~6 次 /min,而自然周期内膜收缩 2~4 次 /min。

宫腔内压力测试是评估子宫内膜蠕动波最准确的方式,放置单根导管可评估收缩的频率和振幅,多根导管可评估收缩的方向。该方法的缺点是侵入性的检查会给患者带来不适,此外宫腔内放置设备会干扰子宫自身的收缩情况,导致评估出现误差。导管的放置还可能会损伤子宫内膜和胚胎,不适合移植周期中使用。因此宫腔内压力测试的检测方法在实际临床工作中很少用到。

经阴道超声检查可以评估子宫内膜蠕动波收缩的频率和方向,分析记录最常用的方法是以正常速度或加速观看(或重看)视频文件,该方法不适感较小,易于被患者接受,且不损伤内膜和胚胎,可以在移植周期使用。缺点是不能客观地测量振幅,采集图像和评估结果都一定程度上依赖于工作人员的经验和主观判断。

阿托西班是一种竞争性血管升压素 V1a 和缩宫素的受体拮抗剂,它主要通过阻断缩宫素和升压素 V1a 来降低子宫内膜蠕动波收缩的频率和幅度,从而提高 IVF 的种植率和妊娠率。阿托西班在 IVF 中的实际临床意义尚有争议，Ernest 等的一项多中心随机双盲研究中提出：在移植日使用阿托西班并不能提高普通 IVF 的临床妊娠率和活产率，而 Huang 等的 meta 分析中提出，阿托西班在 IVF 反复移植失败的女性中有提高妊娠率的作用，而在未发生过移植失败的 IVF 女性中作用有限。

由于经阴道超声测定内膜蠕动波的检查方法操作耗时，且结果判定存在一定的主观性，因此在普通 IVF 患者中并不常用，但是在反复种植失败的患者中有一定的参考价值。

5. 子宫及内膜血流动力学评估　子宫内膜血供来源于子宫动脉分支螺旋动脉，子宫动脉供应子宫整体和部分卵巢，检测子宫动脉能够反映整个子宫的血流灌注情况，但不能准确反映子宫内膜的血流灌注情况。子宫内膜血流直接反映胚胎着床部位的微环境，是胚胎着床成功的重要因素之一。子宫内膜血流灌注可在一定程度上预测子宫内膜容受性，对反复着床失败患者可以作为一种子宫内膜容受性的评价方法。

（1）子宫动脉血流评估：通过阴道超声可以对子宫动脉血流的各项参数进行研究，子宫动脉的多普勒频谱特征随年龄、月经周期和是否妊娠及孕周不同而变化。充足的血供有利于子宫内膜的生长，利于胚胎着床和发育。子宫动脉血流参数 PI 和 RI 的下降反映子宫整体血流灌注良好，内膜也能得到良好血流灌注。子宫动脉血流参数 PI 和 RI 增高反映子宫整体血流灌注不足，内膜血流也会受到影响。大部分研究认为：单独使用 RI 或 PI 均不能预测临床受孕结果，但子宫动脉高阻力与胚胎移植后妊娠失败相关。也有研究指出子宫动脉 PI 值的阈值在 3.0~4.0 之间变化。Khan 研究证实，当子宫动脉 PI>2.8 时，体外受精 - 胚胎移植（in vitro fertilization-embryo transfer，IVF-ET）周期妊娠率接近于 0，同时提出子宫动脉舒张期血流缺失或倒置与受孕失败相关。有学者认为子宫动脉的血流参数与妊娠结局无关，当宫腔病变导致内膜厚度变薄、容积缩小、内膜基底层血管受损时内膜容受性降低，内膜的血供改变并不能完全从子宫动脉频谱中反映出来。

超声评估子宫动脉血流参数对于判断子宫血流灌注情况具有一定的意义，而对子宫内膜容受性的评估价值目前存在较多争议，对于有胚胎停育等不良孕产史的患者，子宫动脉血流参数的测定有一定的指导意义。

（2）子宫内膜和内膜下血流评估：子宫内膜下血流包括子宫基底动脉和螺旋动脉，是子宫动脉的终末分支，也是营养子宫内膜的主要血管，因而能作为反映子宫内膜容受性的指标，用以预测胚胎移植后是否着床和妊娠。

为了定量评估子宫内膜血流分布，有学者将子宫内膜和内膜周围区域分为以下四个区：

1 区：子宫内膜高回声外层周围 2mm 内的区域，即子宫内膜下。

2 区：子宫内膜的高回声外层，即子宫内膜基底层。

3 区：子宫内膜的低回声内层，即子宫内膜功能层。

4 区：子宫内膜腔，即宫腔线区。

通常采用彩色多普勒超声检查和能量多普勒超声检查来进行血流观察，由于内膜内螺旋动脉细小、流速低，需注意调节脉冲重复频率、速度标尺和增益，以获取低速血流信号。

目前，应用较多的彩色血流分型有以下两种：

根据子宫内膜血流显示情况分为 3 型：A 型——不能检测到子宫内膜血流；B 型——仅可检测到子宫内膜下血流；C 型——可检测到子宫内膜及内膜下血流。

根据内膜及内膜下血流分布状况，Applebaum 将子宫内膜下血流分为 3 型：Ⅰ型——血管穿过内膜外侧低回声带,但未达到内膜高回声外边缘(图 2-4-10);Ⅱ型——血管穿过内膜高回声外缘,但未进入内膜低回声区(图 2-4-11);Ⅲ型——血管进入内膜低回声区(图 2-4-12)。

目前较多采用 Applebaum 分型法,研究结果显示,胚胎移植日妊娠组内膜及内膜下可检测到血流信号,而妊娠失败组血流信号则多在内膜周边分布,提示良好的子宫内膜血流灌注预示着较好的子宫内膜容受性。但是,该方法是半定量评估方法,评估结果受到操作者的主观判断和仪器条件的设置及子宫位置等因素的影响。

(3)频谱多普勒血流参数对内膜血流的评估:在二维彩色多普勒超声检查半定量评估内膜血流的同时,内膜血流参数也在研究中。多项研究通过探讨 IVF-ET 患者子宫内膜血流参数与妊娠结局的关系表明,妊娠组内膜及内膜下血流 PI、RI、S/D 较未妊娠组明显减低,差异均有统计学意义(均 $p<0.05$),认为内膜及内膜下血流参数对妊娠结局有一定的预测价值。同样,该方法的评估结果受到子宫位置及子宫病变等因素的影响,其具体截断值还没有定论。

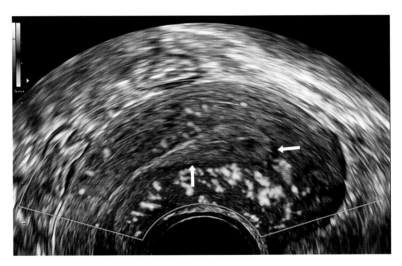

图 2-4-10　子宫内膜下血流Ⅰ型能量多普勒超声声像图
图示血管穿过内膜外侧低回声带(箭),但未达到内膜高回声外边缘

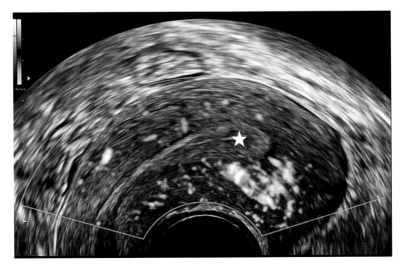

图 2-4-11　子宫内膜下血流Ⅱ型能量多普勒超声声像图
图示血管穿过内膜高回声外边缘,但未进入内膜低回声区(星号)

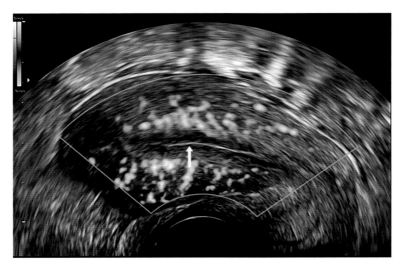

图 2-4-12　子宫内膜下血流Ⅲ型能量多普勒超声声像图
图示血管进入内膜低回声区，接近宫腔线（箭）

（4）三维能量多普勒超声（3D-PDA）：二维彩色多普勒超声检查评估内膜血流以血流达到的内膜深度为参考，而内膜的血流信号数量、单支或多支到达的深度、单位面积内的血流灌注是否均匀等还存在不确定性，三维能量多普勒超声（3D-PDA）通过计算容积兴趣区内血流信号含量，可以对二维彩色多普勒超声检查的评估做出补充。

三维能量多普勒超声（3D-PDA）以叠加能量血流图与容积成像方式对感兴趣区内血管参数进行量化分析，包括①血管化指数（vascularization index，VI）：感兴趣区内血管数量多少；②血流指数（flow index，FI）：感兴趣区内血流信号强度平均值；③血管血流指数（vascularization flow index，VFI）：感兴趣区内血管化程度和血流的综合（图 2-4-13）。这三个参数表示内膜的血管及血流丰富程度，数值越低，内膜血管数量和血流灌注越少，数值越高，内膜血管数量和血流灌注越多。研究显示，妊娠组患者的 VI、FI、VFI 均高于未妊娠组，Kim 等提出了参考值范围：VI≥0.205，FI≥12.145，VFI≥0.045。也有研究认为妊娠与未妊娠组间只有 FI、VFI 具有统计学差异，而 VI 没有显著性差异。Engels 的研究结果显示妊娠患者在 HCG 注射日 FI 高于未妊娠患者，而 VI 或 VFI 没有观察到差异。

以上这些参数易受仪器敏感性、操作者手法以及子宫位置及基础疾病等的影响，不易标准化，且操作复杂，耗时长，因此未在临床得到广泛应用，对于反复移植失败的患者可能有一定的参考价值。

超声参数评估子宫内膜容受性的指标众多，尚未观察到较一致的预测价值好的指标。因此，单一超声参数对子宫内膜容受性的预测价值有限，联合多种超声参数预测妊娠结局至关重要。有研究者利用与子宫内膜容受性相关的一些因素开发并验证了一个预测妊娠的模型，通过此模型评估子宫内膜的容受性。

6. 子宫内膜容受性微阵列（endometrial receptivity array，ERA） 一般认为种植窗可能是 LH 峰后第 7 天（LH+7）或激素替代周期添加孕激素的第 5 天（P+5），然而不同患者的种植窗并不是恒定不变的，约 70% 患者出现在 LH+7 或 P+5d，另外 30% 患者可能存在种植窗提前、推后、缩短，从而导致着床失败。因此正确识别和预测子宫内膜种植窗对于提高 IVF 妊娠率有一定的指导意义。

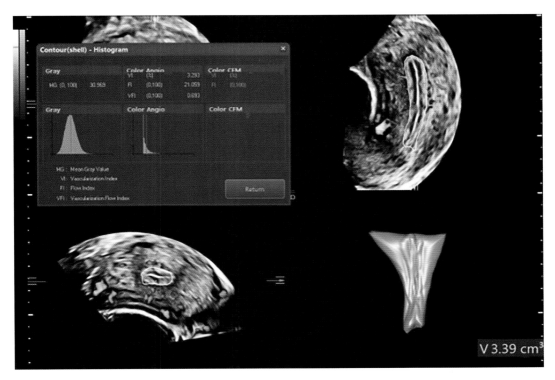

图 2-4-13　3D-PDA 对子宫内膜血管参数(VI、FI、VFI)进行量化分析

ERA 是一种基于微阵列技术的分子诊断测试,该分子诊断测试分析了 238 个基因的表达,这些基因被证明是子宫内膜容受性的潜在预测因子,从而能够以个性化的方式识别植入窗口。前期通过经阴道超声联合性激素测定,在窗口期标准时间点(LH+7/P+5d)采集子宫内膜后,进行人全基因转录组测序,再结合生物信息分析等方法对转录组测序数据进行分析归类,从而计算出患者个体化种植窗开放时间,指导胚胎移植时机。

ERA 技术是目前临床上新兴的评估子宫内膜容受性的方法之一,但因其费用昂贵,在临床上应用并不普及,在反复植入失败的患者中有一定的临床指导意义。

（涂美琳　黄小烜　郑　瑜　石　华）

第五节　卵巢的周期性变化及卵巢功能的超声评估

一、卵巢的周期性变化和超声监测

1. 卵泡的周期性发育　卵巢是女性重要的生殖内分泌器官,其主要功能是产生周期性的排卵及分泌女性性激素,维持女性的生殖功能和第二性征。卵巢在形态和功能上发生周期性变化称为卵巢周期。从胎儿期到绝经期,卵巢内卵泡的发育是动态变化的过程,目前认为卵泡的发育过程很长,从原始卵泡发育到排卵前卵泡大约需要一年的时间。卵泡根据其形态、功能和组织学特征分为始基卵泡(primordial follicle)、窦前卵泡(preantral follicle)、窦卵泡(antral follicle)、优势卵泡(dominant follicle）、排卵前卵泡（preovulatory follicle）。

（1）始基卵泡：是卵巢的基本生殖单位，也是卵细胞储备的唯一方式。数量大，体积小，直径约50μm，位于卵巢皮质周围，仅由初级卵母细胞和单层颗粒细胞组成。始基卵泡的发育不依赖于促性腺激素，受遗传因素和各种调节因子影响。

（2）窦前卵泡：包括初级卵泡和次级卵泡两个阶段，初级卵泡由始基卵泡发育而来，直径>60μm，此时卵母细胞增大，颗粒细胞由扁平变为立方，但仍为单层；进一步发育形成次级卵泡，直径<120μm，由卵母细胞和多层颗粒细胞组成。

（3）窦卵泡：在卵泡刺激素和雌激素的协同作用下，颗粒细胞间积聚的卵泡液增加，融合形成卵泡腔，周围颗粒细胞数目明显增多，此时的卵泡可以对促性腺激素起反应。直径可达2~9mm，经阴道超声可检测到。窦前卵泡发育成窦卵泡历时约60d，基础窦卵泡计数（antral follicle count, AFC）是评估女性卵巢储备的重要指标之一。

（4）优势卵泡：窦卵泡的颗粒细胞开始对卵泡刺激素（FSH）敏感，细胞增生，卵泡液分泌增加。当FSH水平逐渐升高，FSH阈值相对较低、FSH受体相对丰富的窦卵泡优先得到筛选，发育成优势卵泡。自然周期中约90%的女性仅有一个优势卵泡发育，其余卵泡逐渐退化闭锁。自然周期卵泡生长速度范围为1~3mm/d，其中优势卵泡增长速率为1~2mm/d，近排卵前卵泡增长速率增加，可达2~3mm/d。

（5）排卵前卵泡：即成熟卵泡，为卵泡发育的最后阶段，也称为Graafian卵泡。优势卵泡在促性腺激素作用下持续生长，直径可达17~24mm，也有部分女性卵泡可在14~28mm之间排卵，卵泡向卵巢表面突出，随后在黄体生成素（LH）高峰作用下发生排卵。

（6）排卵：成熟卵泡破裂，卵细胞和其周围的卵冠丘结构一起从卵巢排出的过程称为排卵。排卵前，高水平的雌二醇（E2）对下丘脑-垂体产生正反馈，诱发垂体LH峰性分泌，形成LH峰，继而诱发排卵，一般在LH峰出现后36h发生排卵。

（7）黄体：排卵后卵泡壁塌陷，卵泡膜内的血管和结缔组织伸入到颗粒细胞层，在LH的作用下，颗粒细胞继续增大、空泡化，积聚黄色脂质，形成黄色实体结构称为黄体。如未受孕，黄体的功能持续14d后退化成白体。

卵泡的周期性生长发育预示着女性生育能力的开启。女性一生中卵泡数量不断减少。女婴出生时约有100万~200万个始基卵泡，到青春期时，只剩下30万~40万个。而到35岁左右时，卵巢仅剩5万~6万个卵泡。女性一生中一般只有400~500个卵泡可以被选择发育成熟并排卵，其余卵泡走向退化闭锁的结局。从窦前卵泡发育至成熟卵泡，一般需85d左右。育龄期妇女正常月经周期分为卵泡期和黄体期，当女性月经周期延长或者缩短时，可以通过超声监测来判断是卵泡期时间异常还是黄体期时间异常。

在卵巢周期中，一系列的生理活动均受到下丘脑-垂体-卵巢轴（hypothalamus-pituitary-ovarian axis, H-P-O-A）的精细调控。随着上一个月经周期的黄体萎缩，雌、孕激素和抑制素A水平降至最低，解除对下丘脑和垂体的抑制作用，下丘脑促性腺激素释放激素水平升高，刺激垂体释放促性腺激素，FSH水平升高，促进卵泡发育，随后筛选出FSH阈值相对较低的卵泡发育为优势卵泡。卵泡逐渐长大，E2分泌增多，子宫内膜增厚，呈增生期状态，同时升高的E2水平负反馈抑制下丘脑，加上抑制素B的作用，使垂体FSH分泌减少，此时其余卵泡由于FSH水平的降低而不能达到其阈值，走向闭锁。同时，优势卵泡由于其自分泌调节，增强了其对FSH的敏感性，即使FSH水平降低，仍可继续生长。排卵前，成熟卵泡分泌的 E2 水平达到峰值（E2≥200pg/ml），正反馈作用于下丘脑和垂体，形成 FSH 峰和 LH 峰，两者协同作用，诱导排卵。

排卵后，促性腺激素水平急剧降低，黄体形成，分泌雌、孕激素。孕激素作用于子宫内膜，呈分泌期改变。排卵后 1 周左右孕激素水平达到高峰，同时雌激素水平也再次达到高峰，高雌、孕激素和抑制素 A 的共同负反馈作用于垂体，使促性腺激素水平降低。若未妊娠，随后黄体萎缩，雌、孕激素水平降低，子宫内膜发生剥脱出血，月经来潮，如此周而复始。若妊娠，黄体在 HCG 支持下继续发育，转变为妊娠黄体，继续分泌雌、孕激素维持妊娠。

2. 卵泡周期性发育的超声表现 卵泡的发育、成熟、破裂和形成黄体是一个动态连续的过程，具有规律性，超声能简便、无创、经济地全程监测，尤其是高分辨率阴道超声，可以观察卵巢结构的变化及卵泡发育的动态过程。

（1）自然周期正常的卵泡发育：自然周期，卵巢内一般只有单个卵泡发育成熟。月经期阴道超声可探及直径 2~9mm 的基础窦卵泡回声，表现为圆形或类圆形的细小无回声区，回声透亮，均匀分布于卵巢实质内（图 2-5-1）。随月经周期进展，部分卵泡逐渐增大，直至出现直径≥10mm 的优势卵泡（图 2-5-2）。优势卵泡继续增大，以 1~2mm/d 的速度增长（图 2-5-3）。成熟卵泡的直径可达 17~24mm（图 2-5-4），日平均增长约 2mm，位于卵巢表面，甚至一侧无卵巢组织覆盖，并向外侧突出，超声表现外形饱满，呈圆形或椭圆形，内壁薄而清晰，内透声良好，约 20% 的成熟卵泡一侧内壁上可探查到卵丘回声，呈高回声点状或线状突起（图 2-5-5）。卵泡成熟破裂，形成血体，超声下显示缩小的卵泡腔，形态不规则，之后形成黄体，黄体平均直径为 20~30mm，性质可以是囊性、囊实性或实性，超声下表现可以多种多样，彩色多普勒超声检查可以显示黄体周围典型的环状或半环状低阻血流信号（图 2-5-6）。

（2）卵泡发育异常：常见卵泡发育异常包括未破卵泡黄素化综合征（luteinized unruptured follicle syndrome，LUFS）、小/大卵泡排卵、卵泡发育迟缓/停滞/萎缩、空卵泡综合征（empty follicle syndrome，EFS）、多囊卵巢综合征（polycystic ovary syndrome，PCOS）等，详见本书各章节具体内容。

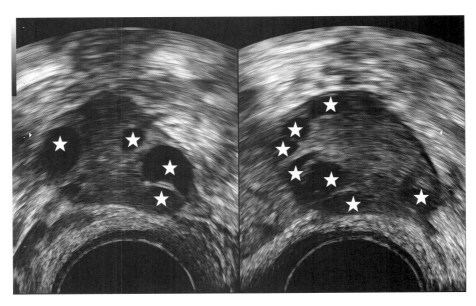

图 2-5-1 窦卵泡二维灰阶声像图
星号示窦卵泡，表现为直径 2~9mm 圆形或类圆形的细小无回声区

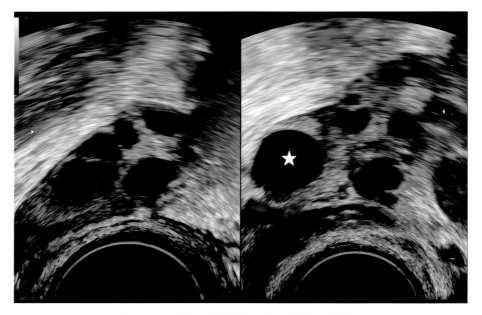

图 2-5-2　增生早期优势卵泡二维灰阶声像图

一个自然周期一般只有一个直径≥10mm 的优势卵泡（星号）

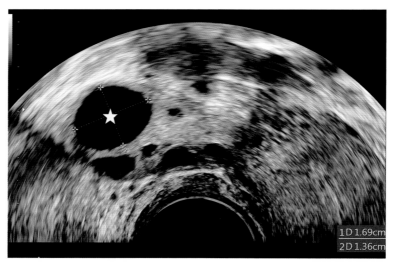

图 2-5-3　优势卵泡生长二维灰阶声像图

图示测量优势卵泡（星号）大小约 1.69cm×1.36cm

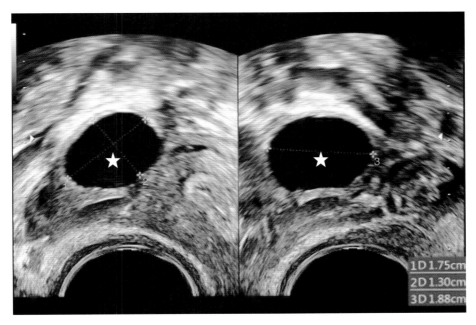

图 2-5-4　成熟卵泡二维灰阶声像图

图示测得成熟卵泡（星号）直径达 1.88cm

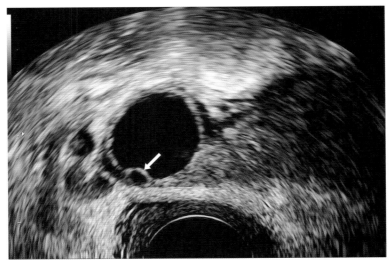

图 2-5-5　成熟卵泡卵丘二维灰阶声像图

箭示卵丘,呈高回声线状突起

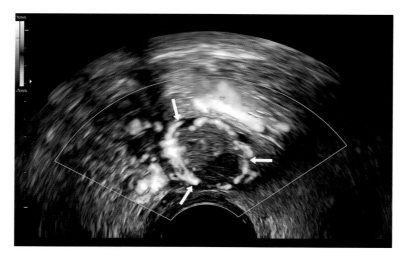

图 2-5-6 黄体彩色多普勒声像图

彩色多普勒超声显示黄体周围典型的环状血流信号（箭）

二、卵巢储备功能的超声评估

目前国际不同学术组织、专家制定的相关指南指出尚无评估卵巢储备功能的单一理想检测方法，因此，多项检测方法结合应用是目前被普遍接受的评估方法。临床上常用的卵巢储备功能评估的指标主要有：①年龄；②基础性激素及细胞因子水平测定；③影像学指标：超声检查卵巢大小、窦卵泡计数和卵巢基质血流等；④卵巢刺激试验。前三项为卵巢的被动性检查方法（静态评估），卵巢刺激试验为诱发性检测方法（动态评估）。这里主要介绍超声在评估卵巢功能方面的作用。

1. 窦卵泡计数（AFC） 窦卵泡计数是指在增生早期（周期第 2~5 天）经阴道超声可检测到的直径为 2~9mm 的窦卵泡数量。AFC 反映卵巢的基础状态，用于预测卵巢反应性准确性高、成本低、实用性高，可作为卵巢储备和反应性评价的首选指标。窦卵泡数目随年龄的增长而下降，反映原始卵泡池的减少，在自然周期及超促排卵周期前，通过 AFC 能合理评估卵巢的储备功能。由于分辨率的不同，经腹部超声和经阴道超声下卵巢内窦卵泡的显示率存在差异，腹部超声难以鉴别 2~3mm 的卵泡，两个相邻的小卵泡也易被计数为一个，因此计数难以标准化，所以常规推荐经阴道超声检查，探头频率 >7MHz。AFC 可以在月经周期的任何时间段检查，但优先推荐在月经来潮第 2~5 天检查，以减少优势卵泡、卵巢囊肿、黄体囊肿等对 AFC 的干扰。

经阴道超声计数窦卵泡的方法有二维超声计数法和三维超声计数法。

（1）二维超声计数法：采用实时超声进行 AFC，首先应识别卵巢位置，将卵巢图像置于屏幕中央，调整图像大小，使卵巢占据整个图像区的 1/2 左右，调节增益，观察小卵泡的显像，图像清晰后确定一个计数卵泡数量的方向，从一侧到另一侧，计算直径 2~9mm 的窦卵泡数量，若卵泡平均直径均 <10mm，则仅计算卵泡的总个数；若有直径≥10mm 的卵泡，需分开计数并分别测量卵泡的两条径线。然后换个方向再计数一遍，以减少误差。也可采用动态图像存储方法，缓慢留存卵巢从一侧到另一侧的动态图像，然后逐帧回放计算窦卵泡数。

（2）三维超声计数法：包括三维手动模式和三维自动计数模式，两种模式的图像采集方法相同，将卵巢图像置于屏幕中央，调整图像大小，使卵巢占据整个图像区的 1/2 左右，调节增益，观察小卵泡的显像，图像清晰后，启动 3D 按钮，调节取样框，包络整个卵巢，调整三维容积角度至 120°，启动三维获取三维立体图像,需确保整个卵巢包括在内。①手动模式:打开存储的三维立体图像,可获得三个正交平面 A、B、C,选择图像清晰切面,常规取长轴切面,逐帧观察整个卵巢内部结构进行窦卵泡计数;②自动计数:超声仪器需安装卵泡自动计算软件包,定位左右卵巢,启动计数按钮,获得计数图,旋转 x、y 或 z 轴检查是否所有卵泡计数在内,增加未计算在内的卵泡或删除错误识别的非卵泡区域,获得准确的卵泡数据表(图 2-5-7、图 2-5-8)。研究指出,三维超声在窦卵泡计数中的可靠性、一致性优于二维超声,但计数总时间增加,且自动计数法初步识别小卵泡精准度欠缺,需要手

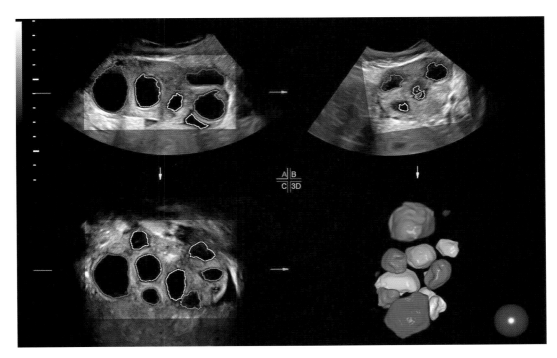

图 2-5-7　卵泡计数直观图
彩色区块示卵巢内的卵泡

Total#:	14					Total#:	
Nr.	d(V) mm	dx mm	dy mm	dz mm	mn. d mm	V cm³	Nr.	d(V) mm
1	30.3	37.4	29.6	26.6	31.2	14.61		
2	23.7	34.0	27.1	15.8	25.7	6.95		
3	23.6	30.8	25.0	18.3	24.7	6.84		
4	21.0	23.7	22.0	18.8	21.5	4.85		
5	20.1	24.7	19.0	17.5	20.4	4.22		
6	16.9	24.1	15.2	14.3	17.9	2.55		
7	16.4	20.2	17.5	13.7	17.1	2.31		
8	15.3	22.7	17.8	10.4	17.0	1.88		
9	14.8	18.9	17.7	11.5	16.0	1.71		
10	14.2	20.1	12.7	11.8	14.9	1.50		
11	14.1	19.9	15.1	10.9	15.3	1.47		
12	9.4	12.2	11.0	6.8	10.0	0.44		

图 2-5-8　自动测量并罗列卵泡的大小

动校正。当卵巢由于各种原因卵泡数较多时,分别计算每侧卵巢的卵泡数(follicle number per ovary,FNPO)更有助于临床参考。计算卵泡数还需要注意,当卵巢内存在占位性病变如畸胎瘤、子宫内膜异位囊肿等时注意手法和图像的调整,以避免遗漏小卵泡。

目前,以双侧卵巢 AFC<5~7 为预测卵巢低反应性的截断值。AFC 是与年龄相关的最佳卵巢储备评估指标,在辅助生殖技术中,AFC 是一种越来越受欢迎的卵巢储备检测方法,该方法可以预测卵母细胞的产量,但不能预测卵母细胞的质量或妊娠。

2. 卵巢大小和体积　卵巢的大小与卵巢内卵泡数目有关,因此,测量卵巢的大小可以间接地评估卵巢储备功能。卵巢大小随着卵泡数的减少或促排卵周期中卵泡数的增多可以发生明显变化,在正常月经周期中随卵泡发育和黄体形成其大小也略有波动。

卵巢多呈不规则椭球体,如何准确测量并保持不同时间点检查的可比较性需要规范的测量方法和熟练的检查手法。卵巢大小测量首选阴道超声,频率 >7MHz,卵巢边界和内部结构显示清晰,经腹部超声检查由于膀胱充盈的影响推移卵巢,使之变形,测量误差较大。当卵巢因过度刺激而明显增大时,超出阴道超声探头的扫查范围,需结合经腹部超声,并注意两卵巢之间的分界线。

体积测量方法:

(1)三径测量法(图 2-3-17):识别卵巢,将卵巢图像置于屏幕中央,调整图像大小,清晰显示整个卵巢,采取双屏显示模式,左侧显示卵巢最大长径切面,旋转探头 90°,获取横断面,置于右侧屏幕,在最长径切面上测量最长径线(x),垂直于最长径测量最大厚度(z),于横断面上测量最大宽径(y),采用椭球体积公式:$V=x \times y \times z \times 0.523$。

(2)3D-VOCAL 或体积法:操作方法同前,清晰显示整个卵巢后,启动 3D 按钮,获得卵巢三维成像图,打开 VOCAL,选定旋转角度,逐个切面进行勾画,得出卵巢立体图和体积数(图 2-5-9)。

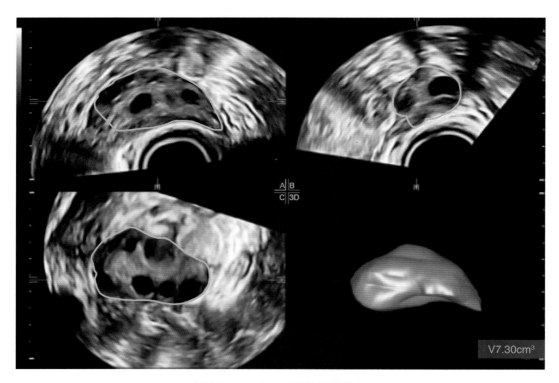

图 2-5-9　VOCAL 测量卵巢体积

图示测得卵巢体积约 7.30cm³

卵巢体积是评估卵巢功能的重要预测指标。年龄增加与卵巢体积减小有关。卵巢体积在青春期逐渐增大,皮质内有不同发育阶段的卵泡,一般女性在 20 岁时达到最大,此后在围绝经期及以后逐渐减小。研究表明,在一般情况下,卵巢体积从 2 岁时的 $0.7cm^3$ 增大到 20 岁时的峰值 $7.7cm^3$,之后逐渐减小至更年期的 $2.8cm^3$。卵巢体积明显减小者可能预示卵巢储备功能下降。多个研究提出,以 $3cm^3$ 为临界点,卵巢体积 $<3cm^3$ 时临床妊娠率降低、周期取消率明显上升。小卵巢与超促排卵反应差、IVF 周期取消率高有关。超声检查卵巢体积对评估卵巢储备功能有一定的价值,与卵子数量有关,但与其质量无关。

也有研究提出卵巢体积的测量尤其是三维体积测量法受机器条件的限制,可以应用最大切面的平均值法(maximum ovarian diameter, MOD)来替代体积的测量。MOD 是指卵巢最大切面的两个相互垂直径线的均值(图 2-5-10),以 20mm 作为 MOD 的界值,MOD<20mm 预示卵巢储备功能降低。

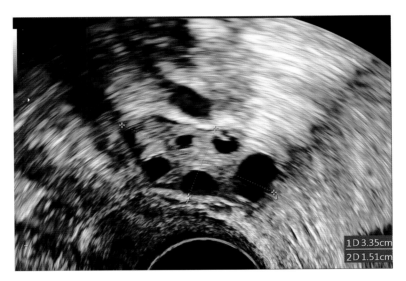

图 2-5-10　卵巢 MOD 的测量
图示测得卵巢最大切面的两个相互垂直径线分别为 3.35cm 和 1.51cm,
计算得 MOD 为 24.3mm

3. 卵巢血流　由于卵巢内的始基卵泡没有单独的血供,营养物质和激素均由间质动脉血流供应,当卵巢间质动脉灌注不足时,可导致卵泡缺氧及生长受限,严重时可出现胞质缺乏或多核分裂,进而导致受精后胎儿染色体异常,影响胚胎发育和植入。卵巢间质动脉的血流参数可以反映卵泡的血流灌注情况(图 2-5-11、图 2-5-12),进而反映卵巢的反应性。卵巢间质动脉收缩期最大血流速度(PSV)升高,有助于改善卵巢内血流灌注,提高卵巢的反应性。有研究提出 IVF 中控制性超促排卵(COH)期间,卵巢间质动脉 PI 降低,与妊娠率升高、COH 的用药量减少相关。另有研究表明:腹腔镜卵巢钻孔术后,可显著降低卵巢储备功能相关参数 AMH 等,同时卵巢间质血流指数(VI、FI 和 VFI)也显著降低,表明卵巢间质血流指数与卵巢功能相关,指数越高,表明卵巢储备功能越好。

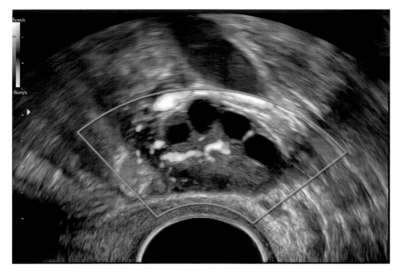

图 2-5-11 卵巢彩色多普勒声像图
彩色信号显示卵巢间质动脉的分布

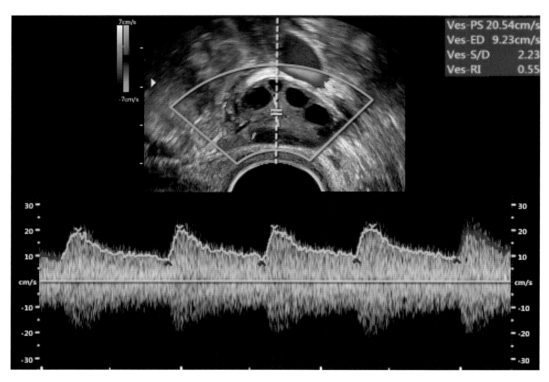

图 2-5-12 卵巢内间质动脉血流频谱图
图示通过频谱多普勒超声测得卵巢间质动脉血流的相关参数

三、卵巢功能下降

卵巢功能下降包括卵巢早衰、卵巢储备功能降低、早发性卵巢功能不全、卵巢低反应等，其侧重点及所采用的治疗策略并不完全相同，在临床工作中需要仔细鉴别。卵巢早衰反映的是卵巢功能衰退的终末状态，而早发性卵巢功能不全反映的是卵巢功能衰退的过程。早发性卵巢功能不全患者多数有卵巢储备和卵巢反应性下降,但卵巢储备功能减退更强调患者的生育力降低,不强调年龄、病因和月经状态;卵巢低反应则更强调辅助生殖技术中患者卵巢对促排卵药物的反应性降低。

1. 卵巢早衰　卵巢早衰(premature ovarian failure, POF):指女性在 40 岁之前由于卵巢功能衰退而出现原发性或继发性闭经。特点是促性腺激素水平升高、雌激素水平降低,并伴不同程度的围绝经期症状,如潮热多汗、面部潮红、性欲低下等。POF 的病因与遗传、放疗、免疫及手术等因素有关。40 岁以前卵巢早衰发生率为 1%,30 岁以前发生率为 1‰,原发性闭经患者中 POF 发生率为 10%~28%,继发性闭经患者中 POF 发生率为 4%~18%,POF 发病年龄取决于卵巢中原始卵泡的储备及卵泡闭锁的速度。

卵巢早衰临床诊断标准是:40 岁以前出现至少 4 个月以上闭经,并有 2 次或以上血清促卵泡激素 >40U/L(任意 2 次检查的间隔时间在 1 个月以上),雌激素水平低于 73.2pmo/L,并且能够充分排除子宫和 / 或卵巢器质性病变的可能。超声检查表现为子宫及卵巢体积变小、卵巢内卵泡数量稀少或无卵泡、卵巢间质血流稀疏、PI 及 RI 值增高、PSV 及 EDV 降低。POF 患者体内雌激素水平降低,导致卵巢间质部的血管网生成减少,纤维组织出现增生性病变,致使血管纤细,管壁的顺应性随之降低,血管的阻力增高,血流信号逐步减少,表现为星点状,甚至不能探及。

2. 早发性卵巢功能不全　早发性卵巢功能不全(premature ovarian insufficiency, POI):指女性 40 岁之前出现卵巢功能减退的临床综合征,以月经紊乱(如闭经、月经稀发或频发)伴促性腺激素水平升高(FSH>25IU/L)和雌激素水平波动性下降为特征。POI 发病率为 1%~3%,病因与遗传、手术、环境及免疫等因素有关,但目前仍有半数以上患者病因不明,称为特发性 POI。

2016 年欧洲人类生殖与胚胎学协会(ESHRE)发表的临床指南和 2017 年发表的《早发性卵巢功能不全的临床诊疗中国专家共识》均提出年龄 <40 岁,月经稀发或闭经 >4 个月,间隔≥4 周的 2 次血清卵泡刺激素均 >25IU/L,便可以诊断为 POI。超声检查表现为卵巢体积减小,窦卵泡数量减少,双侧卵巢直径 2~9mm 的 AFC 之和 <5 个。

3. 卵巢储备功能减退　卵巢储备功能减退(diminished ovarian reserve, DOR):指卵巢内卵母细胞的数量减少和 / 或质量下降,同时伴有抗米勒管激素(AMH)水平降低、窦卵泡计数(AFC)减少,FSH 水平升高。患者生育力降低,但不强调年龄、病因和月经状态。目前,由于延迟生育、生育政策以及社会环境等因素,DOR 患者所占比例日益增长,在不孕女性中占 10%,发病率远高于早发性卵巢功能不全。

目前卵巢功能的评估指标主要有基础 FSH、雌二醇、AFC、AMH 和抑制 B 等,其中 AMH 及 AFC 是与卵巢储备功能相关性最强的独立预测因素,其界值分别为窦卵泡计数 <5~7 个或 AMH<0.5~1.1ng/ml。这两个指标同时下降预示着卵巢反应性下降,女性的生育潜能和卵巢对促排卵药物的反应减退。另外,临床上常用卵巢储备测试(ovarian reserve test, ORT)评估卵巢功能,包括枸橼酸氯米芬刺激试验、促性腺激素释放激素激动剂刺激试验等。

4. 卵巢不敏感综合征　卵巢抵抗综合征(insensitive ovary syndrome):又称卵巢抵抗综合征(resistant ovarian syndrome, ROS),是指原发性闭经或 40 岁以前继发性闭经,持续高 FSH 水平,卵巢内有卵泡存在,但对外源性促性腺激素呈低反应或无反应。ROS 病因尚未明确,较为可能的是促性腺激素受体缺陷。

临床诊断依据为血 FSH 水平升高,血 AMH 水平和 AFC 与同龄女性接近。ROS 患者卵巢细胞不能利用内源性 FSH,导致卵泡对 FSH 的阈值增高,垂体代偿性增加 FSH 水平以克服上升的 FSH

阈值。因此,根据基础 FSH 水平的上升程度可以评估卵巢内卵泡对 FSH 的抵抗程度。2016 年欧洲人类生殖和胚胎学协会(ESHRE)发表的临床指南中根据基础 FSH 上升程度将 ROS 分为三级,一级:10U/L<FSH<25U/L,二级:25U/L≤FSH<40U/L,三级:FSH≥40U/L。

(涂美琳　周小燕　石 华　黄小炬)

参 考 文 献

[1] Liu K E, Hartman M, Hartman A, et al. The impact of a thin endometrial lining on fresh and frozen-thaw IVF outcomes: an analysis of over 40000 embryo transfers[J]. Hum Reprod, 2018, 33(10): 1883-1888.

[2] Gallos I D, Khairy M, Chu J, et al. Optimal endometrial thickness to maximize live births and minimize pregnancy losses: analysis of 25, 767 fresh embryo transfers[J]. Reprod Biomed Online, 2018, 37 (5): 542-548.

[3] Wang Y, Zhu Y, Sun Y, et al. Ideal embryo transfer position and endometrial thickness in IVF embryo transfer treatment[J]. Int J Gynaecol Obstet, 2018, 143(3): 282-288.

[4] Liu K E, Hartman M, Hartman A. Management of thin endometrium in assisted reproduction: a clinical practice guideline from the Canadian Fertility and Andrology Society[J]. Reprod Biomed Online, 2019, 39(1): 49-62.

[5] Yang W, Zhang T, Li Z, et al. Combined analysis of endometrial thickness and pattern in predicting clinical outcomes of frozen embryo transfer cycles with morphological good-quality blastocyst: a retrospective cohort study[J]. Medicine(Baltimore), 2018, 97(2): e9577.

[6] Bourgain C, Devroey P. The endometrium in stimulated cycles for IVF[J]. Hum Reprod Update, 2003, 9(6): 515-522.

[7] Zohav E, Orvieto R, Anteby E Y, et al. Low endometrial volume may predict early pregnancy loss in women undergoing in vitro fertilization[J]. J Assist Reprod Genet, 2007, 24(6): 259-261.

[8] Zhu L, Che H S, Xiao L, et al. Uterine peristalsis before embryo transfer affects the chance of clinical pregnancy in fresh and frozen-thawed embryo transfer cycles. Hum Reprod, 2014, 29: 1238-1243.

[9] Long Y, Liang R, Zhang J, et al. Identification and characterization of uterine micro-peristalsis in women undergoing in vitro fertilization and embryo transfer via dynamic ultrasound features[J]. Arch Gynecol Obstet, 2019, 300(6): 1729-1739.

[10] Fanchin R, Ayoubi J M, Olivennes F, et al. Hormonal influence on the uterine contractility during ovarian stimulation[J]. Hum Reprod, 2000, 15: 90-100.

[11] Zhu L, Li Y, Xu A. Influence of controlled ovarian hyperstimulation on uterine peristalsis in infertile women[J]. Hum Reprod, 2012, 27: 2684-2689.

[12] Adibi A, Khadem M, Mardanian F, et al. Uterine and arcuate arteries blood flow for predicting of ongoing pregnancy in vitro fertilization[J]. J Res Med Sci, 2015, 20(9): 879-884.

［13］ Khan M S，Shaikh A，Ratnani R. Ultrasonography and Doppler Study to Predict Uterine Receptivity in Infertile Patients Undergoing Embryo Transfer［J］. J Obstet Gynaecol India，2016，66（Suppl 1）：377-382.

［14］ Prasad S，Goyal R，Kumar Y，et al. The Relationship Between Uterine Artery two-dimensional Color Doppler Measurement and Pregnancy Outcome：A Prospective Observational Study［J］. J Reprod Infertil，2017，18（2）：251-256.

［15］ Coughlan C，Ledger W，Wang Q，et al. Recurrent implantation failure：Definition and management［J］. Reprod Biomed Online，2014，28：14-38.

［16］ Li Z，Wang X，Guan Y，et al. Uterine artery blood flow and microvessel density by vaginal color Doppler ultrasonography in embryo implantation failure［J］. Exp Ther Med，2017，14（5）：4797-4800.

［17］ Maugey-Laulom B，Commenges-Ducos M，Jullien V，et al. Endometrial vascularity and ongoing pregnancy after IVF［J］. Eur J Obstet Gynecol Reprod Biol，2002，104（2）：137-143.

［18］ Kim A，Han J E，Yoon T K，et al. Relationship between endometrial and subendometrial blood flow measured by three-dimensional power Doppler ultrasound and pregnancy after intrauterine insemination［J］. Fertil Steril，2010，94：747-752.

［19］ Engels V，Sanfrutos L，Pérez-Medina T，et al. Evaluation of endometrial and subendometrial vascularization and endometrial volume by 3-D power Doppler ultrasound and its relationship with age and pregnancy in intrauterine insemination cycles［J］. Gynecol Obstet Invest，2011，72：117-122.

［20］ Elsokkary M，Eldin A B，Abdelhafez M，et al. The reproducibility of the novel utilization of five-dimensional ultrasound and power Doppler in the prediction of endometrial receptivity in intracytoplasmic sperm-injected women：a pilot prospective clinical study［J］. Arch Gynecol Obstet，2019，299（2）：551-558.

［21］ Mayer R B，Ebner T，Weiss C，et al. The Role of Endometrial Volume and Endometrial and Subendometrial Vascularization Parameters in a Frozen Embryo Transfer Cycle［J］. Reprod Sci，2019，26（7）：1013-1018.

［22］ Kuijsters N P M，Methorst W G，Kortenhorst M S Q，et al. Uterine peristalsis and fertility：current knowledge and future perspectives：a review and meta-analysis［J］. Reprod Biomed Online，2017，35（1）：50-71.

［23］ Tong R，Zhou Y，He Q，et al. Analysis of the guidance value of 3D ultrasound in evaluating endometrial receptivity for frozen-thawed embryo transfer in patients with repeated implantation failure［J］. Ann Transl Med，2020，8（15）：944.

［24］ Shui X，Yu C，Li J，et al. Development and validation of a pregnancy prediction model based on ultrasonographic features related to endometrial receptivity［J］. Am J Transl Res，2021，13（6）：6156-6165.

［25］ Ng E H，Li R H，Chen L，et al. A randomized double blind comparison of atosiban in patients undergoing IVF treatment［J］. Hum Reprod，2014，29（12）：2687-2694.

［26］ Huang Q Y，Rong M H，Lan A H，et al. The impact of atosiban on pregnancy outcomes in women undergoing in vitro fertilization-embryo transfer：A meta-analysis［J］. PLoS One，2017，12（4）：e0175501.

［27］Kelsey T W, Dodwell S K, Wilkinson A G, et al. Ovarian volume throughout life：a validated normative model［J］. PLoS One，2013，8（9）：e71465.

［28］Applebaum M. The uterine biophysical profile［J］. Ultrasound Obstet Gynecol，1995，5（1）：67-68.

［29］Kamal N, Sanad Z, Elkelani O, et al. Changes in ovarian reserve and ovarian blood flow in patients with polycystic ovary syndrome following laparoscopic ovarian drilling［J］. Gynecol Endocrinol，2018，34（9）：789-792.

［30］中华医学会妇产科学分会内分泌学组及指南专家组. 多囊卵巢综合征中国诊疗指南［J］. 中华妇产科杂志，2018，53（1）：2-6.

［31］Webber L, Davies M. European Society for Human Reproduction and Embryology（ESHRE）Guideline Group on POI, ESHRE guideline：management of women with premature ovarian insufficiency［J］. Hum Reprod，2016，31（5）：926-937.

［32］陈子江，田秦杰，乔杰，等. 早发性卵巢功能不全的临床诊疗中国专家共识［J］. 中华妇产科杂志，2017，52（9）：577-581.

［33］Cohen J, Chabbert-Buffet N, Darai E. Diminished ovarian reserve, premature ovarian failure, poor ovarian responder—a plea foruniversal definitions［J］. J Assist Reprod Genet，2015，32（12）：1709-1712.

［34］Kamal N, Sanad Z, Elkelani O, et al. Changes in ovarian reserve and ovarian blood flow in patients with polycystic ovary syndrome following laparoscopic ovarian drilling［J］. Gynecological endocrinology，2018，34（9）：789-792.

第三章
女性生殖系统疾病超声表现

育龄期女性是生殖健康关注的主体,建立并完善生殖保健服务体系是实现生殖健康必不可少的手段和措施,其中超声检查是生殖系统疾病最重要的辅助检查方法。常见的超声检查方式有经腹部超声、腔内超声(经阴道超声、经直肠超声)及经会阴超声,在子宫畸形、宫腔病变、子宫肌层病变、卵巢病变及盆腔炎等疾病诊断中具有较高的临床价值,其中腔内超声具有较高的图像分辨率,是妇产科疾病诊断中最常用的超声检查方式。

首先,超声在评价女性宫腔形态方面具有重要价值。子宫是受精卵着床及胚胎发育的场所,宫腔形态是影响女性生殖能力的重要因素。大量研究显示不孕症在子宫畸形的女性中发生率更高,双角子宫、单角子宫、纵隔子宫等会不同程度地影响女性生殖能力。腔内超声是诊断子宫畸形的重要检查手段,尤其三维超声的广泛应用,弥补了二维超声的不足,可提供更多、更丰富的诊断信息,直观、形象地显示出宫腔形态,有利于子宫畸形的分类诊断和鉴别诊断。

其次,超声可以清楚地显示子宫肌层形态,成为子宫肌层病变的重要检查方式。常见的子宫肌层病变主要有子宫肌瘤和子宫腺肌病。子宫肌瘤的位置及大小,可不同程度地影响育龄期女性的生殖能力。子宫肌瘤主要通过影响宫腔形态而影响胚胎着床,从而降低女性生育能力。而子宫腺肌病是子宫内膜侵入子宫肌层引起的子宫弥漫性病变,子宫腺肌病引起的子宫内膜 - 肌层结合带及子宫内膜功能受损都可能是引起女性不孕的原因。超声可以准确判断肌瘤大小及位置,评价肌瘤与宫腔的关系,腔内超声还可以较清楚地观察子宫内膜 - 肌层结合带的变化,从而进一步评估女性生殖能力。

再次,超声是评估育龄期女性卵巢功能的重要检查方式。研究表明,窦卵泡计数、卵巢体积、卵巢血流与卵巢功能密切相关,可以用于评估卵巢的储备功能。超声在评估卵巢储备功能、监测卵泡发育方面具有独特的优势,可以进行窦卵泡计数、窦卵泡大小及卵巢体积的测定。此外,超声还可以监测卵泡生长,连续、动态观察卵泡的形态学改变、确认有无排卵及黄体形成。

另外,四维子宫输卵管超声造影(four-dimensional hysterosalpingo-contrast sonography, 4D-HyCoSy)可实时动态观察输卵管形态、走行及通畅性。近年来,宫腔水造影成为诊断宫腔病变的又一重要手段,该检查方式通过向宫腔注入生理盐水,使宫腔膨隆,形成一个良好的透声窗,因此,易于观察宫腔病变,其在子宫内膜息肉、宫腔粘连等方面具有一定的诊断价值。

综上所述,超声是观察子宫形态、评估卵巢功能及输卵管通畅性的重要检查方法,对不孕症的诊断和治疗具有重要的临床应用价值,成为评估育龄期女性生殖系统功能的首选检查方法。

(王琳琳　赵　胜　黄小炟　陈　茜)

第一节　先天性子宫发育异常

胚胎在 6~18 周时双侧副中肾管经过发育、融合、中隔吸收形成子宫,不同阶段、不同程度的发育或融合、吸收障碍会导致不同类型的先天性子宫发育异常。关于先天性子宫发育异常的分类系统,目前应用较广泛的有 4 种:临床胚胎学分类系统、阴道 - 宫颈 - 子宫 - 附件 - 相关畸形(VCUAM)分类系统、美国生育协会(AFS)分类系统、欧洲人类生殖与胚胎学会和欧洲妇科内镜协会(ESHRE/ESGE)分类系统。以上分类系统各有其优点及局限性,目前 AFS 分类系统的临床应用最为广泛。

有研究证实,由于生殖泌尿系统的起源相同,生殖系统和泌尿系统在发生、发育的过程中存在着密切的内在联系,故生殖道畸形合并泌尿系统异常并不少见。

先天性子宫发育异常是不孕和不良妊娠结局的常见因素,其类型不同,对女性的生育能力和妊娠结局的影响不同,治疗方式也不同,因此对先天性子宫发育异常的不同类型进行准确的诊断十分重要。目前诊断先天性子宫发育异常的辅助检查主要有超声、磁共振成像(MRI)、X线子宫输卵管碘油造影、宫腔镜、腹腔镜等,其中超声是目前临床上首选的辅助检查方法。超声检查先天性子宫发育异常的方法包括经腹部超声、腔内超声(经阴道超声和经直肠超声)、三维超声、三维/四维子宫输卵管超声造影(3D/4D-HyCoSy)。经腹部超声是传统的超声检查方式,但其无法清晰观察卵巢的组织结构,在进行子宫发育异常的诊断时有较大的局限性,不作为推荐的检查方式。腔内超声(经阴道超声和经直肠超声)检查已成为子宫多种疾病的首要检查方式,腔内超声的探头位置和子宫、卵巢更加接近,不会受到腹壁脂肪或肠腔气体的干扰,分辨率较高,图像更清晰,因此得出的检查结果相对更准确,对子宫发育异常的诊断更有优势。三维超声可以显示宫腔冠状面,能够更直观地分析宫腔形态,对宫腔的畸形有较好的诊断价值。

一、子宫不发育或发育不良

(一)先天性无子宫

【定义】

先天性无子宫(congenital absence of uterus)是指女性盆腔内子宫先天性缺失,常合并无阴道或阴道发育不全,但卵巢发育正常,第二性征发育正常。

【病因及发病机制】

泌尿生殖系统发育过程中,两侧副中肾管向中线横行延伸会合形成子宫。当两侧副中肾管中段及尾段停止发育,则无子宫形成。有研究提出,遗传因素是导致无子宫形成的原因,但确切的遗传机制尚未得到充分阐明。先天性无子宫患者性染色体为XX型,卵巢和第二性征发育正常。

【临床表现】

患者表现为原发性闭经及不孕,第二性征发育正常。患者常因原发性闭经而就诊,合并无阴道的患者可因性生活困难而就诊。在行妇科检查时,直肠-腹部触诊未扪及子宫。

【超声检查】

由于腹部探头的频率较低,分辨率有限,且图像质量可控性较差,易受到患者肠道气体、腹壁脂肪、膀胱充盈程度等因素的影响,声像图清晰度低,故经腹部超声难以显示性腺细小结构(图3-1-1),而不能确定性腺的性质是卵巢还是睾丸,易导致漏诊、误诊。因此,一般情况下,生殖超声首选腔内超声检查。

对先天性无子宫患者行经腔内超声检查时,膀胱后方、直肠前方未扫查到子宫声像,但可在盆腔两侧扫查到发育正常的卵巢(图3-1-2、图3-1-3)。正常卵巢内可见卵泡或黄体回声,若无卵泡和黄体等特征性结构,则不能确定性腺的性质。因此临床工作中,对于社会性别为女性的患者,当其性腺的性质不明确时,需进行染色体核型检查。

【相关检查】

MRI:T_2WI直肠与膀胱间无确切子宫显示,合并先天性无阴道时阴道未显示。

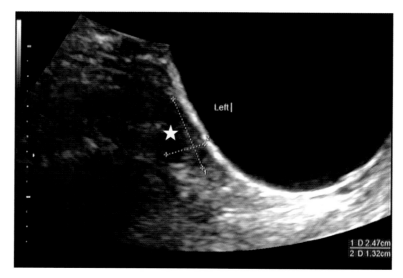

图 3-1-1 经腹部超声性腺二维灰阶声像图

性腺（星号）结构显示不清，无法判断性腺性质，测得性腺大小约
2.47cm × 1.32cm

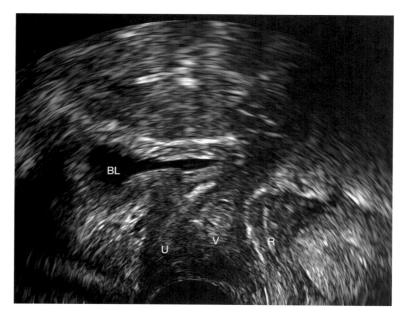

图 3-1-2 腔内超声盆腔二维灰阶声像图

图示盆腔内未见子宫声像，可见膀胱（BL）、尿道（U）、阴道（V）、直肠（R）

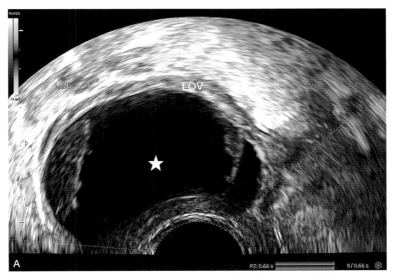

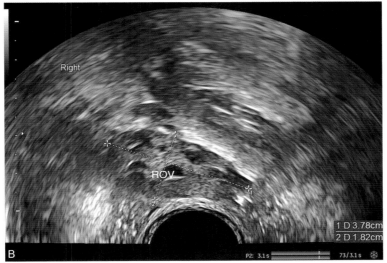

图 3-1-3　盆腔内卵巢彩色多普勒声像图

盆腔内可见发育正常的卵巢声像：A. 左侧卵巢（LOV）内可见黄体囊肿（星号）；B. 右侧卵巢（ROV），测得大小约 3.78cm × 1.82cm

【临床意义】

　　先天性无子宫患者卵巢发育正常，第二性征发育正常，但由于缺乏子宫，无法受孕。近年来，子宫移植（uterus transplantation，UTx）的发展为治疗无子宫患者的不孕症提供了可能。目前已有报道，一名 22 岁先天性无子宫患者接受了子宫移植并通过辅助生殖技术成功妊娠并分娩，母子健康、状况良好，该病例为中国首例。利用超声对先天性无子宫患者做出正确的诊断，能帮助患者就生育问题做出选择，也有助于临床医生选择合适的治疗方法。

（二）始基子宫

【定义】

　　始基子宫（primordial uterus）又称痕迹子宫，子宫极小，仅 1~3cm，无正常子宫形态，可为单个始

67

基子宫或双侧始基子宫,多数无宫腔或有宫腔无子宫内膜,常合并无阴道或阴道发育异常。患者染色体为 46,XX,卵巢发育正常,第二性征发育正常。以始基子宫合并无阴道为主要临床表现的综合征被命名为 MRKH 综合征(Mayer-Rokitansky-Küster-Hauser syndrome)。

【病因及发病机制】

泌尿生殖系统发育过程中,两侧副中肾管向中线横行延伸会合后不久即停止发育形成单个始基子宫,或两侧副中肾管会合前即停止发育形成双侧始基子宫。

【临床表现】

临床表现为原发性闭经及不孕。合并无阴道的 MRKH 综合征患者阴道完全缺失,或阴道上 2/3 缺失、下 1/3 呈穴状,其顶端为盲端,临床表现为原发性闭经、性交困难、不孕。单纯型 MRKH 综合征患者只表现为单纯子宫、阴道发育异常,而泌尿系统、骨骼系统发育正常,此型常见。复杂型 MRKH 综合征患者除子宫、阴道发育异常外,还伴有泌尿系统、骨骼系统、心血管、听觉或视觉系统发育畸形,其中以泌尿系统及骨骼系统发育异常最为多见。若同时合并副中肾管、泌尿系统、颈胸段体节发育异常者称为副中肾管 - 肾脏 - 颈胸段体节综合征(MURCS 综合征)。

【超声检查】

始基子宫很小,常会被误诊为无子宫,特别是对双侧始基子宫患者进行检查时,需要加大扫查范围,当找到双侧卵巢后,需在卵巢附近扫查是否有子宫样实性等回声结构。导致超声误诊为无子宫的原因为部分始基子宫较小、始基子宫位置较高或位于髂窝处,受盆腔肠气的影响而显示不清晰。因此,为避免误诊不推荐经腹部超声检查,建议行腔内超声检查。

对始基子宫患者行腔内超声检查时,可在膀胱后方扫查到一等回声肌性结构(图 3-1-4),宫体宫颈结构分界不清,且宫体与宫颈的比例失调,无宫腔线,或有宫腔线而无内膜回声。双侧始基子宫者,盆腔中央未见子宫声像,需在盆腔两侧仔细扫查,可在两侧卵巢旁查见两个等回声肌性结构(图 3-1-5),回声均匀、边界清楚,与正常子宫肌层回声类似。

【相关检查】

始基子宫的 MRI 成像表现为细条索样实性结构,子宫各层解剖结构显示不清。

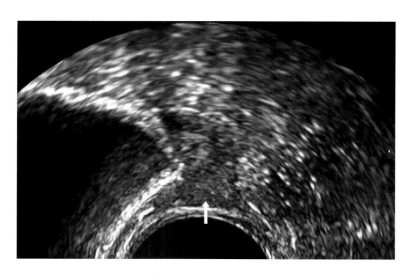

图 3-1-4 腔内超声始基子宫二维灰阶声像图

图示盆腔内一子宫样等回声肌性结构(箭)

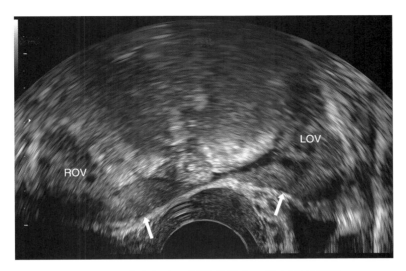

图 3-1-5　腔内超声双侧始基子宫二维灰阶声像图

图示盆腔内双侧卵巢（ROV、LOV）旁两个子宫样肌性回声结构（箭）

【临床意义】

始基子宫体积极小，多数患者无宫腔或有宫腔无内膜，与先天性无子宫患者相同，子宫移植可能成为始基子宫患者解决生育问题的有效手段。

（三）幼稚子宫

【定义】

幼稚子宫（infantile uterus）又称子宫发育不良（hypoplasia of uterus），子宫形态正常，但较正常小。宫颈呈圆锥形，相对较长，宫体与宫颈之比为 1:1 或 2:3。有子宫内膜，但很薄，卵巢发育正常。幼稚子宫也可合并双子宫，形成双侧幼稚子宫。

在青春期，生殖器逐渐发育至成熟，子宫尤其是宫体将明显增大。而幼稚子宫因子宫发育不良，在青春期子宫无法正常发育成熟，因此青春期患者就诊时可以做出相应诊断。

【病因及发病机制】

泌尿生殖系统发育过程中，两侧副中肾管向中线横行延伸汇合后短时期或至青春期前任何时期停止发育，形成幼稚子宫。性染色体为 XX 型，卵巢和第二性征发育正常。

【临床表现】

宫颈发育不良或无阴道者可因月经血潴留或经血逆流出现周期性腹痛；宫颈和阴道正常者有月经来潮，但月经稀少或初潮延迟，常伴痛经；也可表现为原发性闭经；婚后均表现为不孕。直肠 - 腹部触诊可扪及小而活动的子宫。

【超声检查】

超声表现为子宫轮廓及回声正常，宫体各径线小于正常，三个径线之和为 5.5~8.5cm。宫体与宫颈比例失常，宫颈长度等于或大于宫体长度。可见内膜及宫腔线回声，但内膜很薄，回声不明显，或呈细线状。

（1）经腹部超声：适度充盈膀胱，在膀胱后方可见一体积较小的子宫声像，宫体与宫颈比例失常，子宫内膜很薄（图 3-1-6）。需要注意的是，充盈的膀胱会压迫子宫而导致测量误差，进而导致误诊。

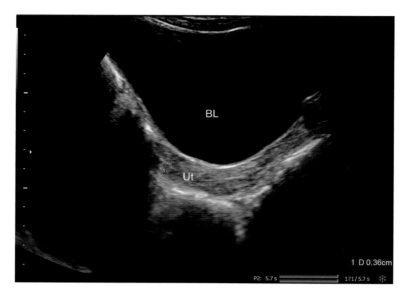

图 3-1-6　经腹部超声幼稚子宫二维灰阶声像图
子宫（Ut）位于膀胱（BL）后方，测得内膜厚约 0.36cm

（2）腔内超声：显示子宫较正常小，宫体与宫颈比例失常，内膜薄（图 3-1-7）。腔内超声检查时，子宫处于自然状态，利于精准测量。

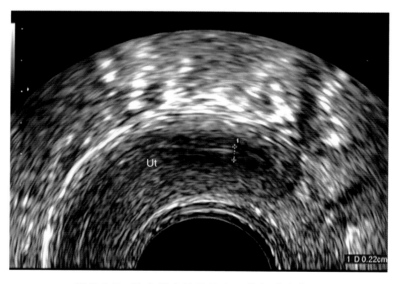

图 3-1-7　腔内超声幼稚子宫二维灰阶声像图
后位子宫（Ut），图示测得内膜厚约 0.22cm

【相关检查】

1. CT　CT 能显示完整宫颈、宫体，但软组织分辨率低，对子宫内膜、肌层难以区分。

2. MRI　MRI 可以很好地显示幼稚子宫的各层结构是否发育形成。

【临床意义】

幼稚子宫的治疗方法视患者是否有规律排卵而定，如无排卵，可用小剂量雌激素加孕激素序贯用药刺激子宫生长，使子宫体积增大，改善月经及生育结局。

（四）子宫不发育或发育不良的超声鉴别诊断

1. 先天性无子宫与始基子宫　始基子宫体积极小,超声扫查时不易被发现,且双侧始基子宫位于盆腔两侧,盆腔中央未见子宫声像,因此始基子宫常被误诊为先天性无子宫。需加大扫查范围,在卵巢旁寻找肌性回声结构,提高始基子宫的检出率。

2. 始基子宫与幼稚子宫　幼稚子宫有正常的子宫形态但体积较小,有内膜但内膜较薄。而始基子宫无正常子宫形态并且无内膜。

3. 幼稚子宫与儿童期及青春前期子宫　在儿童期及青春前期,子宫尚未发育成熟,其超声声像图与子宫发育不良相比无较大差异。在对幼稚子宫进行诊断时,需结合患者年龄。

4. 46,XY 单纯性腺发育不全　又称 Swyer 综合征,患者染色体核型为 46,XY,但在胚胎早期性腺未能分化为睾丸而呈条索状,故无睾酮及副中肾管抑制因子（MIF）分泌,因此中肾管缺乏睾酮刺激未能向男性发育,副中肾管未被 MIF 抑制而发育为输卵管、子宫和阴道上段。外生殖器未受雄激素影响而发育成女性外阴。其临床特点为患者表型为女性,身材较高大,有发育不良的输卵管、子宫和阴道上段,发育幼稚的女性外阴,至青春期无女性第二性征发育、无月经、无阴毛、无腋毛或极稀少、乳房不发育。行超声检查时未见正常卵巢声像,见条索状性腺回声可鉴别,必要时行染色体核型分析。

典型病例:某患者,17 岁,女性面容,有喉结,因原发性闭经就诊,超声检查发现:子宫发育不良,子宫切面内径约 2.9cm×1.6cm×3.1cm,内膜 0.2cm（图 3-1-8）;左侧附件卵巢样低回声（图 3-1-9）,右侧附件实性包块（图 3-1-10）。外周血染色体核型分型结果为 46,XY。术中见子宫及左侧性腺发育不良,右侧附件实性包块病理结果为无性细胞瘤。该患者符合 Swyer 综合征诊断,如未结合外周血染色体核型分型结果,可被误诊为幼稚子宫。

5. 特纳综合征（Turner's syndrome）　为染色体异常型性发育异常,其染色体核型包括45,XO、45,XO 的嵌合型、X 短臂和长臂缺失、47,XXX 等。患者可表现为无子宫或子宫发育不良,常因原发性闭经而就诊,但患者卵巢及第二性征不发育,并伴有体格发育异常,如面容呆板、两眼间距宽、身材矮小（不足150cm）、蹼颈、盾状胸、肘外翻等。根据卵巢及第二性征是否发育,体格发育是否异常,或进行染色体核型分析可以鉴别。

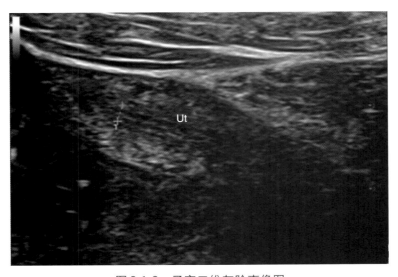

图 3-1-8　子宫二维灰阶声像图
子宫（Ut）发育不良,图示测得内膜厚约 0.2cm

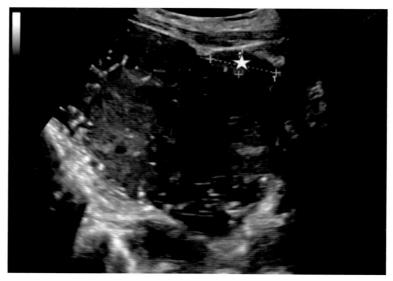

图 3-1-9　左侧附件二维灰阶声像图

图示测得左侧附件卵巢样低回声（星号），大小约 3.07cm×1.20cm

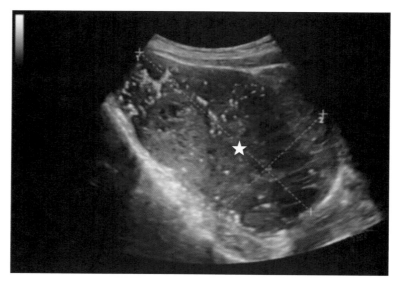

图 3-1-10　右侧附件二维灰阶声像图

图示测得右侧附件实性包块（星号），大小约 12.76cm×7.86cm

（黄小炬　王琳琳　赵　胜　方　桂）

二、子宫发育畸形

（一）双子宫

【定义】

两侧副中肾管完全未融合，各自发育形成两个子宫体和两个宫颈，各有单一的输卵管和卵巢。两个宫颈可分开或相连，宫颈之间也可有交通管，也可为一侧宫颈发育不良或缺如，常有一小通道与对侧阴道相通。双子宫可伴有阴道纵隔或阴道斜隔（图 3-1-11）。2018 年《中华妇产科杂志》发布了《关于阴道斜隔综合征、MRKH 综合征和阴道闭锁诊治的中国专家共识》，该共识对阴道斜隔综合征定义为双子宫（偶有完全纵隔子宫）、双子宫颈及阴道斜隔的先天性畸形，阴道斜隔的两面均覆盖阴道上皮组织，起源于两侧子宫颈之间，斜行附着于一侧阴道壁，遮蔽该侧子宫颈，隔的后方与斜隔侧子宫颈之间形成"斜隔后腔"。双子宫可伴有肾脏的发育异常。

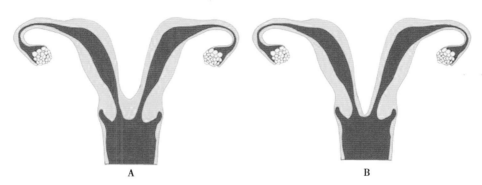

图 3-1-11 双子宫模式图
具有两个子宫体和两个宫颈，两个宫颈可相连（A）或分开（B）

【临床表现】

患者可出现月经过多、性交痛等临床症状，一侧宫颈管狭窄的患者可伴有痛经。不孕、流产、早产、胎位异常、死胎以及产后出血等发生率明显增加。

【超声检查】

1. 二维超声

（1）在纵切面动态扫查时，可先后显示两个子宫，两个子宫的肌层不相连，大小多相近，若子宫伴有其他病变时大小可相差较大。

（2）横切面扫查也可见两个子宫宫体完全分开，中间有间隙（图 3-1-12）。

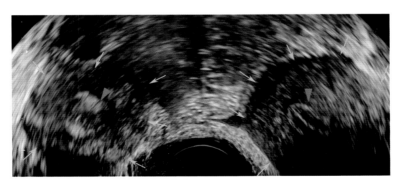

图 3-1-12 双子宫横切面二维灰阶声像图
两个子宫宫体完全分开，中间有间隙，黄色箭示子宫，绿色三角形示宫腔

（3）两个子宫宫体内均可见内膜回声。

（4）可见两个宫颈、两个宫颈管回声，两个宫颈管向上分别与两个子宫内膜相连。

（5）伴有阴道纵隔的患者，仔细扫查阴道内可见两条气线，中间可见阴道纵隔（图 3-1-13）。在非月经期，阴道纵隔观察困难，但在月经期，在经血的衬托下，更容易显示阴道纵隔。阴道斜隔综合征可分为无孔斜隔、有孔斜隔、无孔斜隔合并宫颈瘘管等三种类型,但不管是哪种类型,斜隔后方经血都会有不同程度的引流不畅,可伴有不同程度的隔后积血,甚至出现宫腔积血、输卵管积血。

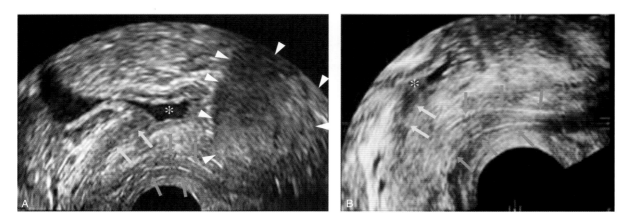

图 3-1-13　双阴道二维灰阶声像图及三维超声声像图

经直肠腔内超声检查,膀胱与尿道后方可见两条阴道气线,两条阴道气线间即阴道纵隔(＊示膀胱,黄色箭示尿道,红色箭示阴道气线,白色三角形示子宫体)

(6)双子宫可伴有肾脏发育异常(图 3-1-14)。

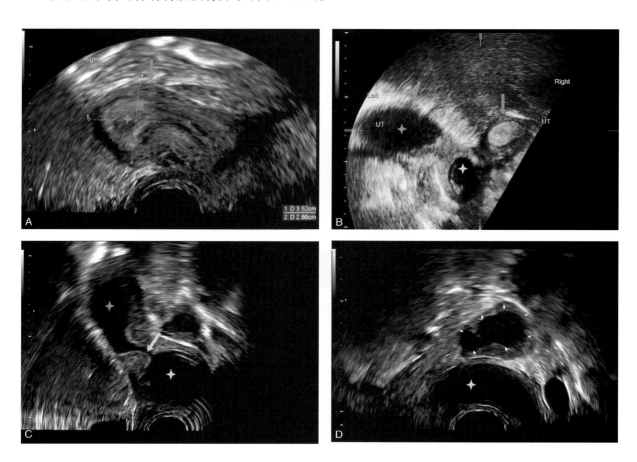

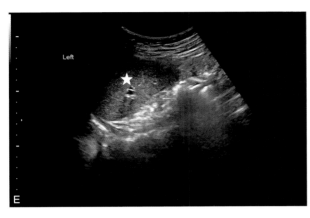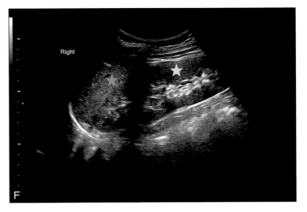

图 3-1-14　双子宫并阴道斜隔二维灰阶声像图及三维超声声像图

右侧子宫体（A），位于斜隔侧的左侧子宫宫腔、宫颈管及阴道积血（B、C）、左侧输卵管积血（D）、左侧肾脏缺如（E）、右侧肾脏存在（F），绿色箭示子宫，绿色四星示宫腔，黄色四星示斜隔后方阴道积液，黄色箭示宫颈管，白色箭示输卵管积血，白星号示脾脏，绿星号示肝脏，黄星号示肾脏

2. 三维超声　子宫底外部轮廓凹陷延伸至宫颈，呈倒"八"字形，双侧子宫体内均见内膜回声，双侧宫腔分别呈单角形态（图 3-1-15）。

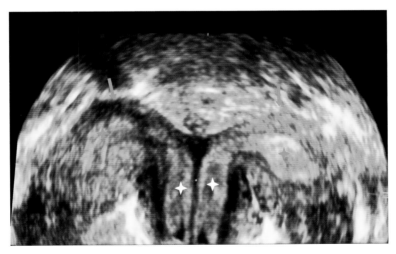

图 3-1-15　双子宫三维超声声像图

具有两个子宫体和两个宫颈，两个宫颈相连，两宫腔分别呈单角形态，
绿箭示子宫，绿星示宫腔，白星示宫颈管

【临床意义】

双子宫患者不孕、流产、早产、胎位异常、死胎以及产后出血等发生率明显增加，准确诊断双子宫，有助于临床医师对患者妊娠进行系统的管理和监测；也能在放置宫内节育器、清宫等操作中给予提示，避免子宫穿孔、节育器异位、避孕失败的发生。

（二）双角子宫
【定义】

两侧副中肾管未完全融合形成双角子宫。双角子宫宫底外形异常，宫底中线部凹陷深　75

度≥1cm,若宫底中线部的凹陷在宫颈内口水平以上,将两个子宫体部分分开,称为不完全双角子宫;若宫底中线部的凹陷到达宫颈内口处,称为完全双角子宫,完全双角子宫仅有一个宫颈,可有一个或两个宫颈管(图 3-1-16)。

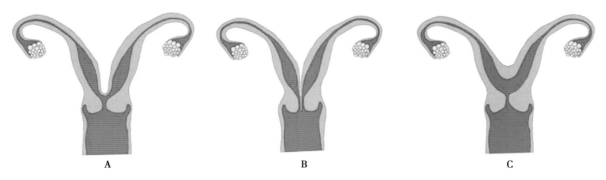

图 3-1-16 双角子宫模式图

宫底外形异常,宫底中线部凹陷,完全双角子宫宫底中线部的凹陷达宫颈内口,可伴一个宫颈管(A)或两个宫颈管(B);不完全双角子宫宫底中线部的凹陷在宫颈内口水平以上(C)

【临床表现】

患者可有月经量多、痛经等临床表现,流产、早产、胎位异常、死胎发生率较高,妊娠结局较差。妇科检查子宫底部宽,中间有凹陷。

【超声检查】

1. 二维超声 子宫宫底外形异常,宫底中线部凹陷深度≥1cm,形成两个子宫角(图 3-1-17);两个子宫角内均可见内膜回声,两宫腔于子宫下段汇合或未汇合;宫颈水平横切面检查仅有一个宫颈,可有一个或两个宫颈管。

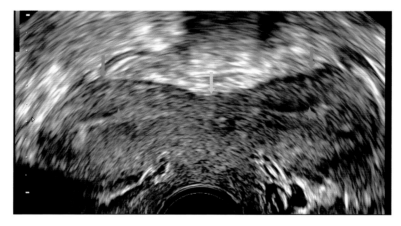

图 3-1-17 不完全双角子宫二维灰阶声像图

宫底中线部可见凹陷,绿色箭示子宫,绿色四星示宫腔,黄色箭示宫底中线部凹陷

2. 三维超声 宫腔呈 V 形(完全双角子宫单宫颈管,图 3-1-18)、两个宫腔完全分开(完全双角子宫双宫颈管)或 Y 形(不全双角子宫,图 3-1-19)。

【临床意义】

双角子宫不良妊娠结局发生率明显增加,准确诊断双角子宫,有助于临床医师对患者妊娠进行

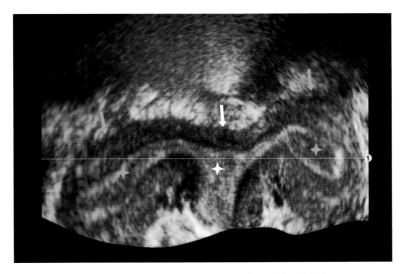

图 3-1-18　完全双角子宫单宫颈管三维超声声像图

宫底中线部的凹陷达宫颈内口处,仅见一个宫颈管,绿色箭示子宫,绿
色四星示宫腔,白色箭示宫底中线部凹陷,白色四星示宫颈管

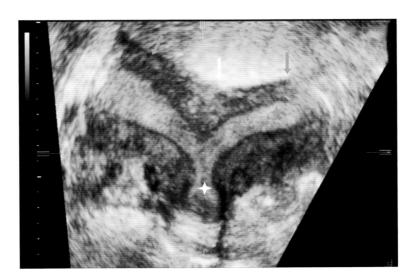

图 3-1-19　不完全双角子宫三维超声声像图

宫底中线部的凹陷在宫颈内口水平以上,仅见一个宫颈管,绿色箭示子
宫,绿色四星示宫腔,白色箭示宫底中线部凹陷,白色四星示宫颈管

系统的管理和监测,避免不良妊娠结局的发生;也能在放置宫内节育器、清宫等操作中给予提示,避
免节育器异位、子宫穿孔等的发生。

（三）纵隔子宫

【定义】

　　纵隔子宫是子宫中隔融合正常但吸收过程出现的异常,子宫外部轮廓正常,但宫腔底部凹陷深
度 >1.5cm,或宫腔底部凹陷深度在 1.0~1.5cm 之间但内膜分离形成的夹角为锐角。纵隔可部分或完
全将子宫腔隔开,部分病例甚至可将宫颈和 / 或阴道分开（图 3-1-20）。

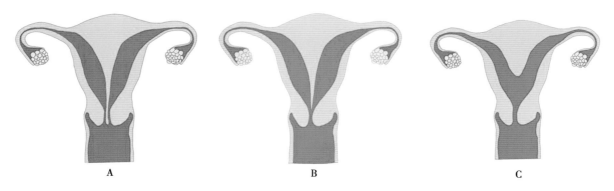

图 3-1-20 纵隔子宫模式图

子宫外形正常,宫底部中央区增厚,肌层向宫腔突出,形成一纵隔,两侧均可见内膜,完全纵隔子宫纵隔可达宫颈外口(A)或宫颈内口(B),不全纵隔子宫纵隔未达宫颈内口(C)

纵隔子宫可分为以下 2 个亚类:①不全纵隔子宫,纵隔将子宫腔部分分开,纵隔未达宫颈内口水平;②完全纵隔子宫,纵隔将子宫腔完全分开,纵隔达到甚至超过宫颈内口水平。完全纵隔子宫可以有或没有宫颈和 / 或阴道发育异常。纵隔子宫可伴有肾脏发育异常。

【临床表现】

美国生殖医学协会对大量关于纵隔子宫的文献进行回顾性分析,提出的纵隔子宫指南指出:大多数纵隔子宫的女性具有有效的生殖能力,目前尚没有足够的证据得出纵隔子宫与不孕症相关的结论,但几项观察性研究表明,宫腔镜下纵隔切开术与不孕妇女临床妊娠率的改善相关。有确凿证据表明,纵隔子宫会导致流产和早产,可能增加其他不良妊娠结局的风险,如胎位不正、宫内生长受限、胎盘早剥和围产期死亡。

【超声检查】

1. 二维超声

(1)子宫外形正常,横切面宫底外缘平坦或轻微下陷呈弧形,宫底横径较宽,宫底部中央区增厚,肌层向宫腔突出,形成一低回声纵隔,两侧均可见内膜回声(图 3-1-21)。

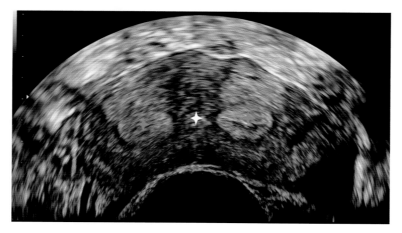

图 3-1-21 纵隔子宫横切面二维灰阶声像图

子宫外形正常,宫底部中央区增厚,肌层向宫腔突出,形成一低回声纵隔,两侧均可见内膜回声,绿色四星示内膜,白色四星示纵隔

（2）纵隔可部分或完全将子宫腔隔开,甚至可将宫颈和/或阴道分开,形成单宫颈双宫颈管（图 3-1-22）、阴道纵隔或斜隔,阴道斜隔可伴有不同程度的隔后积血甚至宫腔积血。

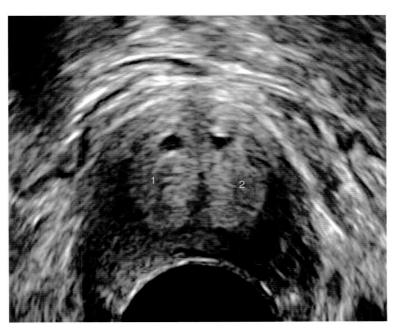

图 3-1-22　单宫颈双宫颈管二维灰阶声像图
一个宫颈内可见两个宫颈管回声,1 和 2 示宫颈管

（3）纵隔子宫妊娠早期可于一侧宫腔见妊娠囊,妊娠中晚期则辨认宫腔形态困难,但仔细扫查仍可在妊娠侧宫腔旁见未妊娠一侧宫腔的内膜线,此时行阴道超声检查判断两侧宫腔与宫颈管的连接关系可有助于诊断（图 3-1-23）。

（4）在 11%~30% 的个体中,副中肾管异常可能与肾发育异常相关。然而,目前尚无表明纵隔子宫与肾脏异常之间存在关联的数据,因此,没有必要评估所有纵隔子宫患者的泌尿系统。

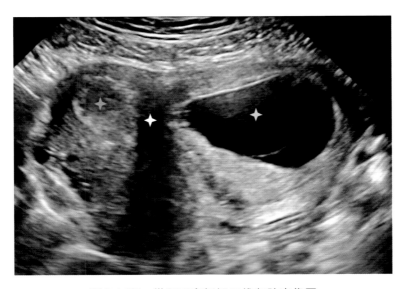

图 3-1-23　纵隔子宫妊娠二维灰阶声像图
横切面纵隔子宫妊娠早期可于一侧宫腔见妊娠囊,绿色四星示宫腔,黄色四星示孕囊,白色四星示纵隔

2. 三维超声　完全纵隔子宫两内膜均延续至宫颈与宫颈管黏膜相连,可见一个或两个宫颈管回声,两宫腔互不相通(图 3-1-24、图 3-1-25)。不全纵隔子宫两侧内膜在宫腔中部或下部相互融合,可终止于宫颈内口以上任何部位,宫腔呈"Y"形,宫腔三维成像显示宫腔底部凹陷深度 >1.5cm,或宫腔底部凹陷深度在 1.0~1.5cm 之间但内膜分离形成的夹角为锐角(图 3-1-26)。纵隔止于宫颈外口的完全纵隔子宫可见两个宫颈管回声(图 3-1-25)。纵隔子宫妊娠早期可于一侧宫腔见妊娠囊(图 3-1-27)。

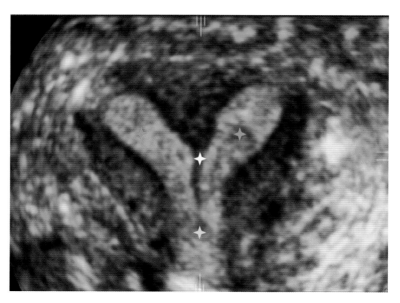

图 3-1-24　完全纵隔子宫单宫颈单宫颈管三维超声声像图
两内膜自宫体延伸至宫颈内口,两宫腔互不相通,仅见一个宫颈管,绿色四星示宫腔,黄色四星示宫颈管,白色四星示纵隔

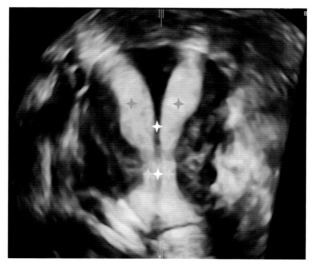

图 3-1-25　完全纵隔子宫单宫颈双宫颈管三维超声声像图
两内膜自宫体延伸至宫颈,与宫颈管黏膜相连,两宫腔互不相通,可见两个宫颈管,绿色四星示宫腔,黄色四星示宫颈管,白色四星示纵隔

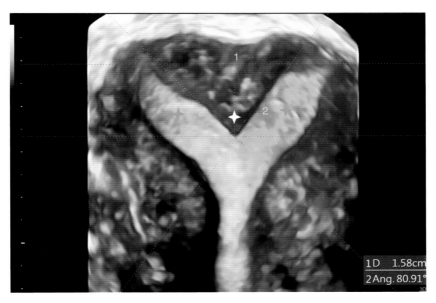

图 3-1-26　不全纵隔子宫三维超声声像图

宫腔呈"Y"形：图中宫腔底部凹陷深度 1.58cm，内膜分离形成的夹角为 80.91°，绿色四星示宫腔，黄色四星示宫颈管，白色四星示纵隔

【临床意义】

在有复发性流产史的患者中，宫腔镜纵隔切开术与降低后续流产率和改善活产率相关。对于不孕、既往妊娠失败或妊娠结局不佳的患者，考虑切开纵隔是合理的。对于无不孕或既往妊娠失败的患者，在咨询手术的潜在风险和益处后，考虑纵隔切开术可能是合理的。纵隔子宫不良妊娠结局发生率较高，准确诊断有助于临床医师对患者妊娠进行系统的管理和监测，避免不良妊娠结局的发生，以及指导不孕患者的治疗；也能在放置宫内节育器、清宫等操作中给予提示，避免节育器异位、子宫穿孔等的发生。当比较子宫纵隔长度和宽度定义的不同时，没有足够的证据得出妊娠结局不同的结论。

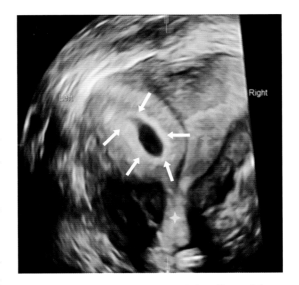

图 3-1-27　完全纵隔子宫单宫颈管，一侧宫腔妊娠三维超声声像图

两内膜自宫体延伸至宫颈内口，两宫腔互不相通，仅见一个宫颈、一个宫颈管，一侧宫腔内可见孕囊回声，绿色四星示宫腔，黄色四星示宫颈管，白色箭示孕囊

（四）单角子宫

【定义】

仅一侧副中肾管正常发育形成单角子宫，同侧卵巢发育正常；另一侧副中肾管完全未发育或未形成管道，未发育侧卵巢、输卵管和肾脏多同时缺如。单角子宫是子宫成形缺陷的一种，但与发育不全子宫不同，单角子宫具有充分发育成形的半个子宫腔。

【临床表现】

单角子宫多数可获得良好的妊娠结局。但因单角子宫不能良好扩张，少数患者可出现流产、早产、胎儿发育迟缓、胎位异常、胎膜早破、子宫破裂等不良妊娠结局。

【超声表现】

1. 二维超声　①子宫宫体偏向盆腔一侧,横切面扫查可见宫颈与宫体不在同一轴线;②宫底部横切面子宫内膜短小,多小于宫底横径的 1/3,而正常子宫宫底部横切面子宫内膜宽度大于宫底部横径的 1/2;③子宫横切面及纵切面扫查均仅显示一侧宫角,另一侧宫角缺如,且观察子宫宫角输卵管出口时,宫角缺失侧扫查不到子宫与输卵管的连续关系而为盲端(图 3-1-28)。

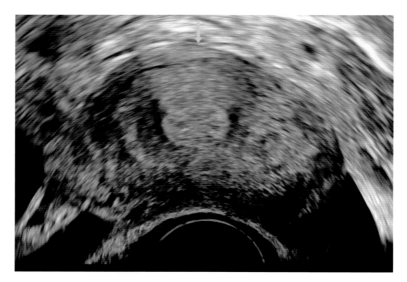

图 3-1-28　单角子宫横切面二维灰阶声像图
宫底部横切面子宫内膜短小,小于宫底横径的 1/3,黄色箭示子宫,绿色四星示内膜

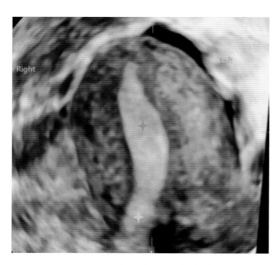

图 3-1-29　单角子宫三维超声声像图
宫腔呈单角柱状或半月状,绿色四星示宫腔,黄色四星示宫颈管

2. 三维超声　三维超声显示子宫呈狭长形,宫腔形态失去倒三角形,呈单角柱状或半月状,易与正常子宫区别(图 3-1-29)。

【临床意义】

单角子宫具有充分发育成形的半个子宫腔,患者不需要特殊处理,但因单角子宫不能良好扩张,常造成流产、早产、胎儿发育迟缓、胎位异常、子宫破裂等不良妊娠结局,故妊娠期间应加强监测。

(五)残角子宫

【定义】

一侧副中肾管发育完全,另一侧副中肾管中下段发育不全,形成的一侧无峡部和宫颈的子宫称为残角子宫,有纤维带与发育侧子宫相连,但多与发育侧子宫宫腔不相通。残角子宫多较发育侧子宫小,偶有残角子宫与发育侧子宫相等,甚至大于发育侧子宫。残角子宫有正常的卵巢和韧带,有时有正常的输卵管。

Buttran 根据残角子宫是否有内膜及残角子宫内膜与发育侧宫腔相通与否,将其分为 3 型:Ⅰ型为有内膜相通型,残角子宫发育不良,有宫腔,无宫颈,与发育侧子宫相通;Ⅱ型为有内膜不相通型,残角子宫发育不良,有宫腔,无宫颈,与发育侧子宫不相通;Ⅲ型为无内膜型,无宫腔、无宫颈,以纤维束与发育侧子宫相连,此型最多见(图 3-1-30)。

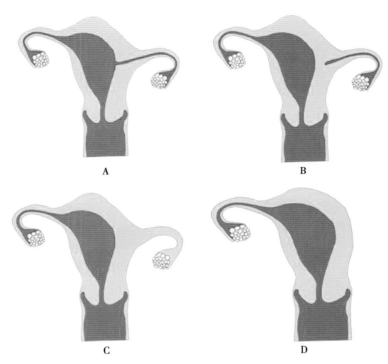

图 3-1-30　单角子宫与残角子宫模式图

有内膜相通型(A),有内膜不相通型(B),无内膜型(C),无残角(D)

【临床表现】

有内膜相通型和无内膜型一般无明显临床症状,有内膜不相通型可出现周期性下腹痛,易发展为子宫腺肌病、子宫内膜异位囊肿,且与并发症有关,如宫腔积血、异位妊娠。若受精卵种植在残角子宫内且生长发育,可引起较严重的并发症,因其肌层发育差,内膜不健全且血供不良,多在妊娠中、后期发生残角子宫破裂,导致大出血、休克等,仅有少数可继续妊娠,但多发展为胎死宫内,即使能妊娠至足月,胎儿能够存活者极少。残角子宫妊娠发生率低,但术前诊断率较低。

【超声检查】

(1)无内膜型残角子宫超声表现为单角子宫旁可见肌性回声包块与子宫肌层相连续(图 3-1-31)。

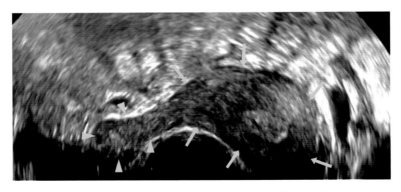

图 3-1-31　无内膜型残角子宫二维灰阶声像图

单角子宫旁与子宫肌层相连续的肌性回声包块,连接处纤维束较宽,箭示单角子宫,三角形示残角子宫

（2）有内膜型残角子宫超声表现为子宫旁可见一肌性突起,并与子宫肌层相连续,中央可见高回声的内膜(图 3-1-32)。

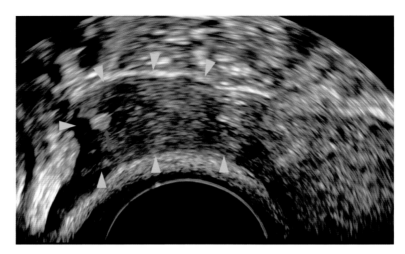

图 3-1-32　有内膜型残角子宫二维灰阶声像图
单角子宫旁与子宫肌层相连续的肌性回声包块,内可见高回声的内膜,
黄色三角形示残角子宫,红色箭示残角子宫的内膜

（3）当合并残角子宫宫腔积血时,宫腔内可见无回声或低弱回声的液性暗区(图 3-1-33)。

（4）常伴有残角侧的肾脏或卵巢缺如(图 3-1-34)。

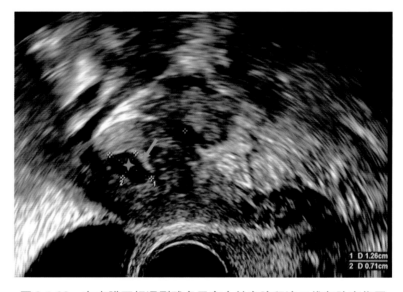

图 3-1-33　有内膜不相通型残角子宫合并宫腔积液二维灰阶声像图
残角内可见高回声内膜,宫腔内可见液性暗区,绿色箭示高回声内膜,
绿色四星示宫腔内液性暗区

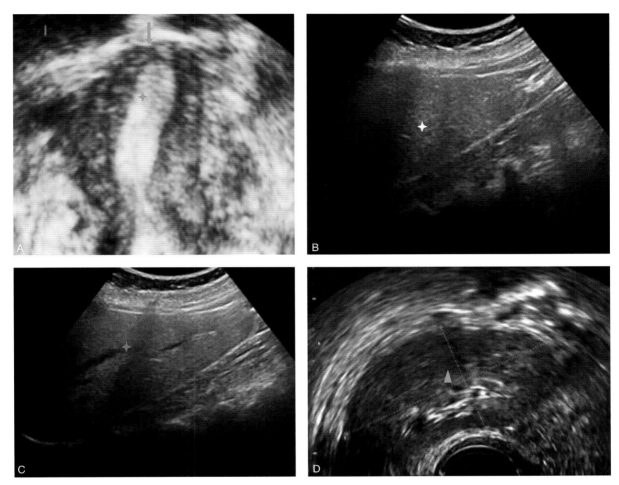

图 3-1-34　单角子宫合并盆腔游离肾二维灰阶声像图及三维超声声像图

单角子宫（A），左右侧肾区肾脏缺如（B、C），盆腔内可见一肾脏（D），绿箭示子宫，绿色四星示宫腔，白色四星示肝脏，红色四星示脾脏，绿色三角形示盆腔游离肾

残角子宫妊娠时，子宫一侧可见圆形包块，多位于子宫中下段，少数在宫角下方，包块内可见孕囊、胎儿回声，包块周边有肌层覆盖，包块与子宫体紧密相连（图 3-1-35、图 3-1-36），声像图表现需与双角子宫妊娠、双子宫妊娠鉴别：残角子宫妊娠时妊娠囊所在宫腔与正常宫颈管不相通，而双角子宫妊娠时妊娠囊所在宫腔与正常宫颈管相通，且仅有一个宫颈、一个宫颈管；双子宫妊娠时每一个宫体都与宫颈相连续，可见两个宫颈。妊娠早期妊娠囊不典型，其内尚未见明显卵黄囊或胚胎时，妊娠囊周围高回声的绒毛及其明显的血流信号有助于残角子宫妊娠与有内膜不相通型残角子宫合并宫腔积液的鉴别（图 3-1-37）。

【临床意义】

有内膜型残角子宫非孕期一旦确诊应予以切除，避免残角子宫妊娠及胎死宫内等并发症，避免发展为子宫腺肌病、子宫内膜异位囊肿等疾病引起患者腹痛及不孕。残角子宫妊娠早、中期诊断明确后应及时切除妊娠的残角子宫避免子宫破裂等并发症，妊娠晚期应行剖宫产术，术后警惕胎盘粘连、胎盘植入等引起产后大出血。切除残角子宫同时切除同侧输卵管，避免输卵管妊娠。

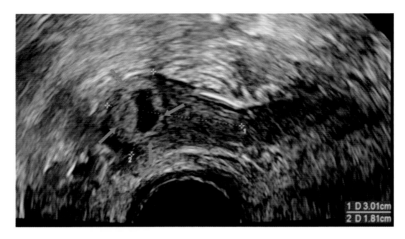

图 3-1-35　残角子宫妊娠二维灰阶声像图
残角内可见孕囊回声,箭示残角子宫内的孕囊

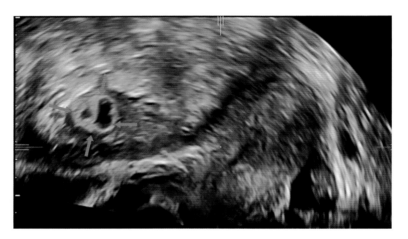

图 3-1-36　残角子宫妊娠三维超声声像图
残角内可见妊娠囊回声,箭示残角子宫内的妊娠囊

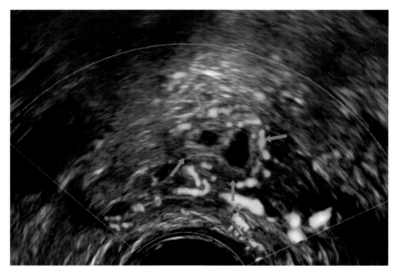

图 3-1-37　残角子宫妊娠彩色多普勒声像图
妊娠囊周围可见较丰富血流信号,箭示残角子宫内的妊娠囊

（六）T 型子宫

【定义】

T 型子宫最初被描述为己烯雌酚（DES）相关的先天性子宫形态异常,在子宫输卵管造影中发现其宫腔形状类似字母"T"而命名,但妊娠期禁止使用 DES 后 T 型子宫在育龄期女性中仍可见,确切的病因仍有待进一步研究。2013 年,欧洲人类生殖与胚胎学会 ESHRE-ESGE 发布的指南,对 T 型子宫进行了主观定义:宫腔形态狭窄,两侧子宫壁增厚,宫体和宫颈长度之比为 2∶1,但是没有提出客观诊断标准。2016 年美国生殖医学协会更新了先天性异常子宫的诊断指南,但是仍然没有提供 T 型子宫的形态学标准,甚至没有将其纳入异常子宫。

2019 年 ISUOG 发布了 T 型子宫诊断的专家共识,使用侧边凹陷深度、侧边凹陷角和 T 角三个指标结合来诊断 T 型子宫。侧边凹陷深度:子宫腔最外侧点与宫颈内口连线到侧边凹陷顶点的距离;侧边凹陷角:连接侧边凹陷顶点和在子宫肌层 / 子宫内膜界面上与其相距 5mm 处两个点所形成的夹角;T 角:连接子宫腔两侧最外侧点和同侧侧边凹陷顶点的夹角。侧边凹陷深度 >7mm、侧边凹陷角 <130°、T 角≤40°,三个指标均符合时定义为 T 型子宫,3 个指标中符合 2 个时定义为临界 T 型子宫,缺乏或仅符合 1 个指标则定义为正常子宫（图 3-1-38、图 3-1-39）。

【临床表现】

T 型子宫与不孕症、反复流产、胎死宫内以及异位妊娠等具有相关性。

【超声检查】

1. 二维超声　宫腔形态狭窄,两侧子宫壁增厚。

2. 三维超声　子宫三维冠状面成像显示,宫腔形态狭窄,两侧子宫壁增厚,侧边凹陷角 <130°、侧边凹陷深度 >7mm、T 角≤40°（图 3-1-40）。

【临床意义】

对 T 型子宫进行诊断和分类,有利于选择更好的手术方式、实现更好的生殖结局。有研究表明,宫腔容积 <2.5cm³ 时临床妊娠率明显下降,而 T 型子宫宫腔容积 <2.5cm³ 时是否需要进行手术治疗,有待进一步探索。

（七）子宫畸形相关鉴别诊断

1. 不同子宫畸形间的鉴别

（1）完全双角子宫与双子宫:完全双角子宫仅有一个宫颈,但可有一个或两个宫颈管;双子宫具有两个宫颈。因此,鉴别点主要在于判断宫颈和宫颈管的数目。ESHRE-ESGE 标准对双宫颈的定

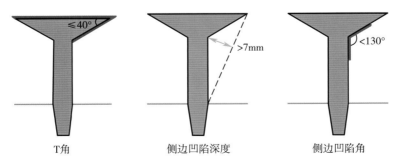

图 3-1-38　T 型子宫诊断标准及测量方法

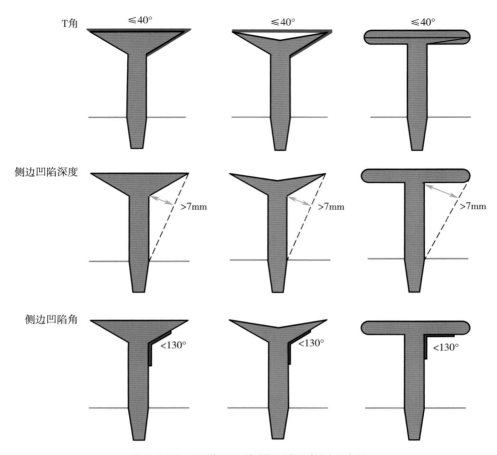

图 3-1-39　三种不同类型 T 型子宫测量方法

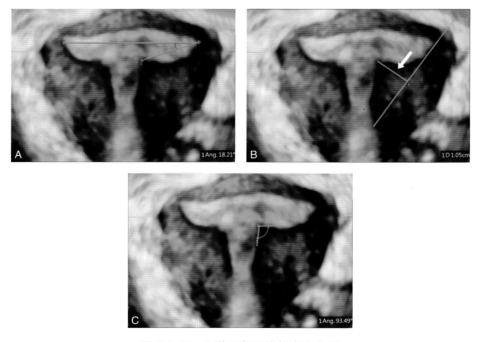

图 3-1-40　T 型子宫三维超声声像图

A. T 角≤40°；B. 侧边凹陷深度 >7mm；C. 侧边凹陷角 <130°

义为包含有宫颈融合缺陷的所有病例,其特征是外观可见两个圆形宫颈,这两个宫颈可完全分开或部分融合。单宫颈双宫颈管即 ESHRE-ESGE 标准的纵隔宫颈,包含有宫颈吸收缺陷的所有病例,其特征是宫颈外形正常,宫颈内有一个纵隔(图 3-1-41)。

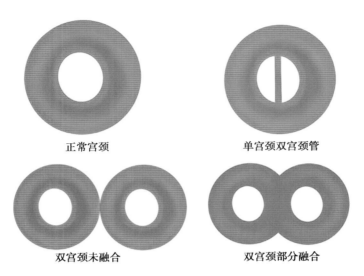

正常宫颈 单宫颈双宫颈管

双宫颈未融合 双宫颈部分融合

图 3-1-41 双宫颈及单宫颈双宫颈管模式图

(2)双角子宫与纵隔子宫:双角子宫宫底部外缘可见≥1cm 的凹陷,纵隔子宫宫底部外缘无明显凹陷或凹陷 <1cm(图 3-1-42)。

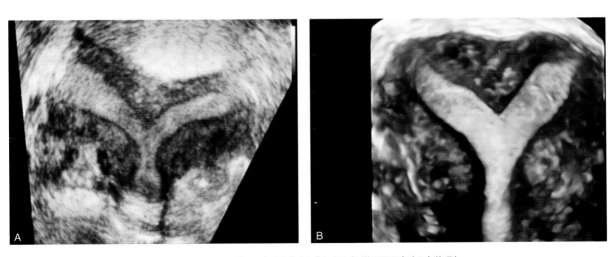

图 3-1-42 不全双角子宫(A)与不全纵隔子宫(B)鉴别

(3)双子宫与纵隔子宫:双子宫盆腔内可见两个子宫体回声,肌层完全分开,中间有间隙;纵隔子宫仅见一个子宫体回声,子宫外部轮廓正常(图 3-1-43)。

(4)单角子宫与双子宫:双子宫两个宫体间隔较远时,可因扫查不全仅见一个宫体而误诊为单角子宫。

(5)单角并残角子宫与双角子宫:有内膜相通型的单角并残角子宫可与双角子宫混淆。双角子宫两个子宫角大小多相似,单角并残角子宫的残角多明显小于单角。值得注意的是,偶有残角子宫与单角子宫大小相似,甚至大于单角子宫,此种情况鉴别困难。若在孕前未及时诊断,部分患者妊娠

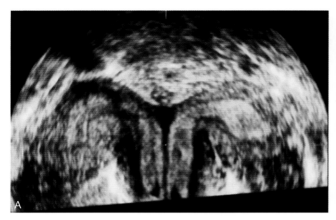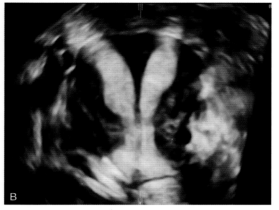

图 3-1-43　双子宫（A）与完全纵隔子宫（B）鉴别

后诊断困难,尤其是在中晚孕期首诊时。有内膜相通型的单角并残角子宫妊娠时,若孕囊位于残角子宫的宫腔内,随着孕周的增大,残角子宫大小会与单角子宫相似甚至超过单角子宫,此时可误诊为双角子宫,甚至把残角子宫误诊为单角子宫,把单角子宫误诊为残角子宫。双角子宫一侧宫腔妊娠时,随着妊娠侧宫腔的增大,妊娠侧宫角明显大于未妊娠侧,此时可误诊为有内膜相通型的单角并残角子宫。此时,需要重点判断两个宫腔是否与宫颈管相通,有内膜型残角子宫的宫腔不与宫颈管相通,单角子宫的宫腔一定与宫颈管相通,双角子宫的两个宫腔都应与宫颈管相通。

（6）弓形子宫:弓形子宫很难分类,尽管从发育角度来看,其可被视为副中肾管再吸收障碍的一部分,但其通常被视为正常变异,因此在功能上不属于纵隔子宫。AFS 分类系统将弓形子宫单独归为一类,因为与其他子宫畸形相比,它不会导致不良临床结局。然而,我们观察发现,弓形子宫患者宫角妊娠率较高,且区分弓形子宫与纵隔子宫很重要,以便在诊断为纵隔子宫时更好地指导手术干预。但是 AFS 分类系统仅仅对弓形子宫进行了描述——宫腔底部的轻微凹陷,但是没有提出弓形子宫的标准定义,文献中对弓形子宫的描述多种多样,如构成子宫肌层突入宫腔内的基底部的角度为钝角（以区别于纵隔子宫所见的锐角）,凹陷深度在 1.0~1.5cm 之间且包括钝角,基底部凹陷深度与两个子宫角之间距离的比值小于 10%,但目前国际上没有被广泛接受的定义。

ESHRE/ESGE 以解剖学为基础将先天性女性生殖道发育异常分为以下七类:U0 类（正常子宫）、U1 类（异型子宫）、U2 类（纵隔子宫）、U3 类（双体子宫）、U4 类（半子宫）、U5 类（发育不全子宫）、U6 类（其他女性生殖道发育异常）。U0 类是指正常子宫:任何一个子宫,无论双侧输卵管口连线是直线的还是弯曲的,只要宫底中线部向宫腔内突出的厚度不超过子宫壁厚度的 50%,就称为正常子宫。U2 类是指纵隔子宫,包括子宫中隔融合正常但吸收过程出现异常的所有病例,若子宫外部轮廓正常,但子宫底中线部向宫腔突出的厚度超过子宫壁厚度的 50%,则该突出称为纵隔,该类型子宫称为纵隔子宫。因此,AFS 描述的弓形子宫可属于 U0 或 U2 子宫。

编者科室对弓形子宫的诊断标准为:宫腔底部凹陷深度 <1.0cm,或宫腔底部凹陷深度在 1.0~1.5cm 之间但宫腔底部凹陷角度为钝角。宫腔底部凹陷深度在 1.0~1.5cm 之间但宫腔底部凹陷角度为锐角,则为纵隔子宫;宫腔底部凹陷深度 >1.5cm,无论宫腔底部凹陷角度为锐角还是钝角,都定义为纵隔子宫。在弓形子宫诊断中值得注意的是,宫腔底部同等程度的凹陷对于宫腔深度较深和较浅的患者妊娠的影响是不同的,因此,我们在诊断过程中,应结合患者的宫腔深度综合考虑。

2. 宫腔粘连与子宫畸形间的鉴别

（1）宫腔粘连与不全纵隔子宫、弓形子宫:宫腔底部有粘连时,宫腔底部可凹陷,故不全纵隔子宫及弓形子宫需与宫腔粘连鉴别。宫腔粘连形成的宫腔底部低回声多不规则,回声较正常的肌层偏低,纵隔子宫及弓形子宫宫腔底部的凹陷较规则,边缘光整,回声与正常肌层一致（图3-1-44、图3-1-45）。

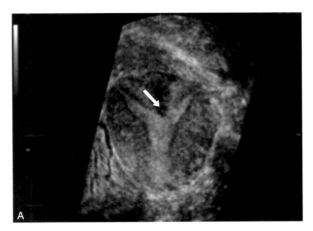
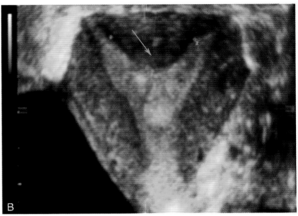

图 3-1-44　宫底部中央型粘连与纵隔子宫鉴别

A. 宫腔粘连形成的宫腔底部低回声多不规则（白箭）;B. 不全纵隔子宫宫腔底部的凹陷较规则,边缘光整（绿箭）

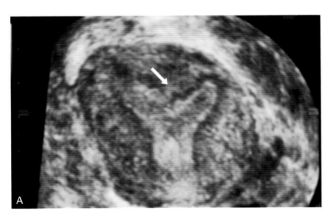
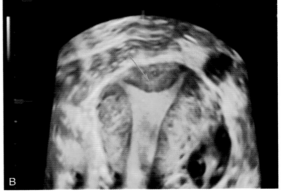

图 3-1-45　宫底部中央型粘连与弓形子宫鉴别

A. 宫腔粘连形成的宫腔底部低回声多不规则（白箭）;B. 弓形子宫宫腔底部的凹陷较规则,边缘光整（绿箭）,宫腔底部凹陷深 0.67cm

（2）宫腔粘连与单角子宫（图3-1-46）:一侧宫角部粘连时,可因仅见另一侧宫角而误诊为单角子宫。宫腔粘连时子宫外形正常,横径不短,粘连侧宫角呈低回声,回声较正常肌层偏低,周边不规整,仔细扫查可见粘连侧子宫与输卵管的连续关系。单角子宫宫底部横径较短,宫底部横切面子宫内膜短小,多小于宫底横径的 1/3。

91

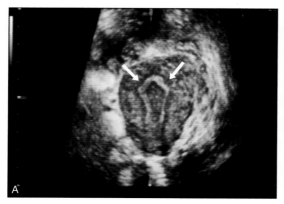
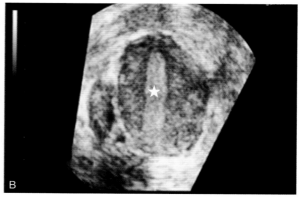

图 3-1-46　宫角周围型粘连与单角子宫鉴别

A. 宫腔粘连,粘连侧宫角(箭)呈低回声,周边不规整;B. 单角子宫,三维超声显示宫腔失去正常宫腔的倒三角形,呈柱状显示(星号)

　　3. 子宫肌瘤　子宫左右侧壁下段的浆膜下肌瘤可与残角子宫混淆。残角子宫多伴有单角子宫,回声多与正常肌层相似,有纤维带与单角子宫相连。而浆膜下肌瘤患者宫腔形态正常,且肌瘤回声多较正常肌层偏低,形态较圆(图 3-1-47)。

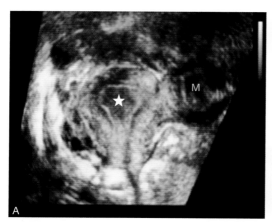
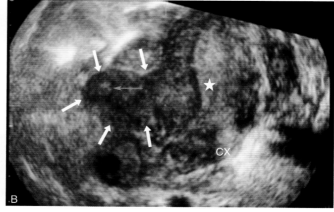

图 3-1-47　浆膜下肌瘤与有内膜型残角子宫鉴别

A. 浆膜下肌瘤(M),宫腔形态正常(星号);B. 有内膜(绿箭)型残角子宫(白箭),宫腔呈柱状(星号),CX:宫颈

　　左右侧壁肌层内肌瘤压迫一侧宫角,可因仅见另一侧宫角而误诊为单角子宫。此时,在二维超声下动态扫查,仍可扫查到受压迫的一侧宫角及该侧宫角与输卵管的连续关系(图 3-1-48)。

　　宫底部肌层内肌瘤压迫宫腔,可导致宫腔形态形似不全纵隔子宫或弓形子宫(图 3-1-49)。

　　(八)未分类的子宫畸形

　　一些罕见的子宫发育异常、微小的畸形或不同畸形并存,不能明确的被归类到上述分类中。因此,ESHRE-ESGE 标准建立了一个单独的分类容纳这些罕见的发育异常。

　　【相关检查】

　　1. MRI　具有较高的软组织分辨率,可以很好地显示子宫内膜和肌层,可以清晰地显示子宫内、外轮廓,亦可应用于子宫畸形的诊断。

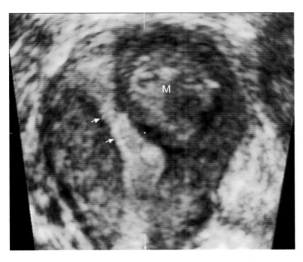 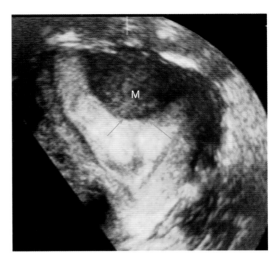

图 3-1-48　肌壁间肌瘤压迫一侧宫角三维声像图　　　　　图 3-1-49　宫底部肌层内肌瘤（M）
　　　　　　箭示宫腔，M 示肌瘤　　　　　　　　　　　　　　　　压迫宫腔底部（箭示）

　　2. 宫腔造影　X 线碘油宫腔造影只能显示宫腔形态，无法显示子宫肌层，因而无法诊断子宫畸形。3D/4D-HyCoSy 造影模式下的宫腔造影仅能显示宫腔，无法显示肌层，诊断子宫畸形意义有限，但通过与子宫二维和三维成像相结合，可同时显示宫腔和肌层，可明确诊断子宫畸形（图 3-1-50）。

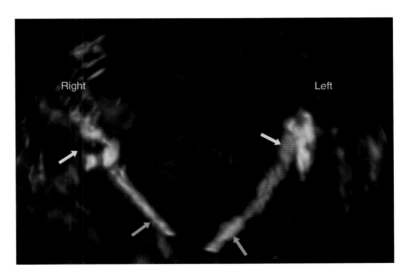

图 3-1-50　4D-HyCoSy 造影模式下显示两个宫腔完全分开，但因无法显示肌层，
不能对子宫畸形进行准确分类，红色箭示造影管，黄色箭示宫腔

（九）宫颈发育异常
【定义】

　　先天性宫颈发育异常属于副中肾管 IB 型发育异常，临床罕见，文献仅为个案报道。患者可以无宫颈组织发育，也可以有宫颈组织，但未形成宫颈管结构或者仅部分管道化，部分患者可同时合并阴道闭锁，但子宫体和内膜发育可正常。

【病因及发病机制】

胚胎发育过程中,两侧副中肾管头端、上段和中段发育形成两侧输卵管,下段合并形成子宫和阴道穹窿,尾端突入尿生殖窦形成阴道板并发育成阴道。有学者认为,两侧副中肾管的融合始于子宫峡部,随后两侧的融合、吸收和腔化过程向上、向下同时发展,形成一个完整的宫腔,阴道板逐渐腔化形成阴道。若两侧副中肾管尾段发育异常,可能出现宫颈缺如、宫颈闭锁;若两侧副中肾管局部未融合,形成双宫颈,如一侧发育异常,可出现一侧宫颈缺如或闭锁,而另一侧宫颈发育正常;如两侧副中肾管融合过程正常而中隔吸收异常,则形成单宫颈双宫颈管。子宫体和子宫内膜可以发育正常,阴道可正常、闭锁或呈不同程度的盲端。

【临床表现】

宫颈闭锁或发育不良而子宫内膜功能正常时,患者在青春期后可出现周期性下腹痛、宫腔积血,继发盆腔子宫内膜异位症。

【超声检查】

1. 先天性宫颈缺如　宫颈组织完全缺如,子宫体可正常或有畸形,多合并先天性阴道闭锁,但也可有正常阴道(图 3-1-51A)。

2. 先天性宫颈闭锁　可分为 4 个亚型。①宫颈管口阻塞型:宫颈外形基本正常,宫颈管口闭锁,有部分宫颈管内腔存在,多伴有宫腔及宫颈管积血(图 3-1-51B);②纤维索型:宫颈仅为实性纤维组织,其长度和直径不一,伴有宫腔积血(图 3-1-51C);③中部狭窄型:宫颈中部狭窄,末端形成球状,且没有可以辨认的内腔,伴有宫腔积血(图 3-1-51D);④碎片型:宫颈呈碎片状,宫体下方可以探及部分回声类似宫颈的组织,但其不与子宫下端相连,可伴有宫腔积血(图 3-1-51E)。此类畸形可伴有子宫腔发育不良。

3. 先天性宫颈发育不良　宫体下方可见宫颈组织,但未探及正常宫颈管腔样结构,而表现为不规则的囊腔,囊腔内可见陈旧性积血或黏液,内可见细密光点及絮状回声,仔细扫查可见小孔隙样

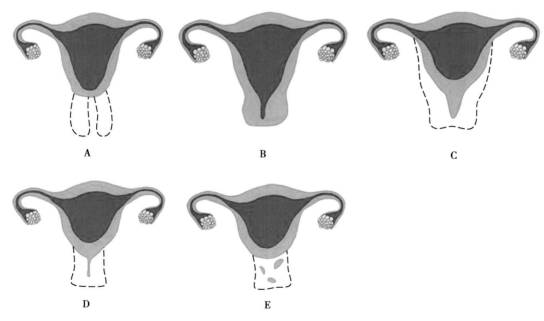

图 3-1-51　宫颈发育异常

A. 宫颈缺如;B. 宫颈管口阻塞型;C. 纤维索型;D. 中部狭窄型;E. 碎片型

的宫颈管内口和外口,阴道多发育正常。双子宫患者可出现一侧宫颈发育正常,一侧宫颈发育不良表现为上述特征。部分患者阴道内仅见单宫颈,宫颈管内可见一小孔,从小孔隙进入可见不规则囊腔及另一侧宫颈内口,此类畸形超声诊断困难,需结合宫腔镜才能明确诊断。

4. 双宫颈、单宫颈双宫颈管 ESHRE-ESGE 标准对双宫颈的定义为包含有宫颈融合缺陷的所有病例,其特征是外观可见两个圆形宫颈,这两个宫颈可完全分开或部分融合。单宫颈双宫颈管即 ESHRE-ESGE 标准的纵隔宫颈,包含有宫颈吸收缺陷的所有病例,其特征是宫颈外形正常,宫颈内有一个纵隔(图 3-1-22、图 3-1-41)。

(方 桂 石 华 黄 佳 赵庆红)

第二节 常见子宫病变

一、子宫肌瘤

【定义】

子宫肌瘤是最常见的妇科良性肿瘤,由平滑肌和结缔组织构成,好发于 30~50 岁妇女。在 35 岁以上女性中发生率为 20%~30%,在围绝经期女性中发生率约为 50%。

【病因及发病机制】

子宫肌瘤的病因及发病机制尚未完全明确。目前认为子宫肌瘤是单克隆起源,由单个体细胞突变而成,约 40% 的子宫肌瘤存在细胞遗传学异常。因肌瘤好发于育龄期,绝经后萎缩,提示其发生可能与女性激素相关。此外,肌瘤与种族及遗传可能相关。

【病理特点】

1. 大体病理 多数肿瘤发生在子宫肌层,一部分可位于黏膜下或浆膜下。肿瘤多为球形,表面光滑,界清,虽无包膜,但肌瘤周围肌壁纤维受压形成假包膜,与周围正常组织分界清楚。切面为灰白色,质韧,编织状或漩涡状。有时肿瘤可出现均质的透明、黏液变性或钙化。当肌瘤红色变性时,肉眼呈暗红色。

2. 镜检 瘤细胞呈长梭形,束状或漩涡状排列。

【临床表现】

部分患者无症状,仅在妇科检查时发现子宫增大或肿块。症状与肌瘤的位置、有无变性有关,与肌瘤的大小和数目关系不大。较大的浆膜下肌瘤除妇科检查触及肿块外可无明显症状,而较小的黏膜下肌瘤可引起异常子宫出血。常见症状有经期延长、月经周期缩短,不规则阴道出血,下腹肿块,白带增多,以及压迫到膀胱引起尿频、尿急或排尿困难,压迫直肠引起下腹坠胀不适、便秘等症状。

肌瘤对妊娠的影响与肌瘤的大小及生长部位有关,黏膜下肌瘤可影响受精卵着床导致早期流产;肌壁间肌瘤过大压迫宫腔可引起流产;位于宫颈内口的子宫肌瘤可能会影响精子进入子宫腔和输卵管,宫角附近的子宫肌瘤可能会压迫输卵管,导致输卵管阻塞,而肌瘤位于输卵管开口处有可能干扰精子和胚胎运输。

【超声检查】

1. 二维超声 实质性肿块,多为低回声或等回声,边界清晰,后方常伴声衰减。有时内部可见钙化灶。如果发生变性,可在肌瘤中央部位出现无回声区。根据肌瘤的位置,国际妇产科联盟（FIGO）将子宫肌瘤分为 8 型。

（1）0 型,带蒂的黏膜下肌瘤（图 3-2-1）:宫腔内显示实性占位,肌瘤与宫腔内膜间有间隙,呈现"宫腔分离征"。

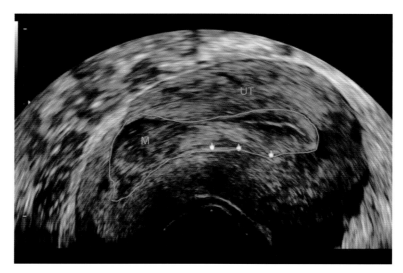

图 3-2-1　子宫黏膜下肌瘤二维灰阶声像图

经阴道超声矢状切面显示后倾后屈位子宫（UT）,黏膜下肌瘤（M）位于宫腔（黄色线区域）下段,手指图形示肌瘤的蒂部

（2）1 型,黏膜下肌瘤,肌壁内部分 <50%（图 3-2-2）:超声表现为子宫内膜变形,内膜下肌层可见低回声区突向宫腔,突向宫腔范围大于瘤体体积 50%。

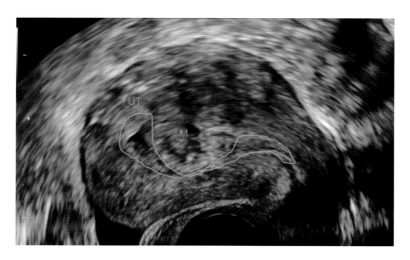

图 3-2-2　1 型子宫肌瘤二维灰阶声像图

经阴道超声矢状面显示前倾前屈位子宫（UT）,可见子宫内膜变形（黄色线区域）,黏膜下肌瘤（M）突向宫腔,突向宫腔范围大于瘤体体积 50%

（3）2型，黏膜下肌瘤，肌壁内部分≥50%（图 3-2-3）：超声表现同 1 型，但突向宫腔范围不大于瘤体体积 50%。

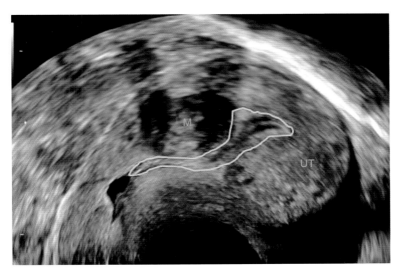

图 3-2-3　2 型子宫肌瘤二维灰阶声像图
经阴道超声矢状面显示后倾后屈位子宫（UT），可见子宫内膜变形（黄色线区域），黏膜下肌瘤（M）突向宫腔，突向宫腔范围不大于瘤体体积 50%

（4）3 型，与子宫内膜接触的肌壁间肌瘤（图 3-2-4）：子宫肌层内异常回声结节，多为低回声区，与子宫内膜相接触但内膜未受压。

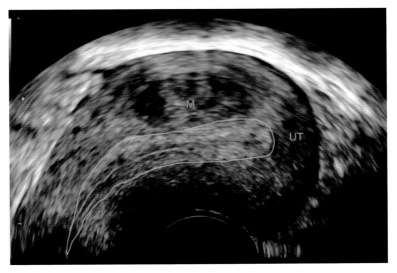

图 3-2-4　3 型子宫肌瘤二维灰阶声像图
经阴道超声矢状面显示后倾后屈位子宫（UT），可见肌壁间肌瘤（M）位于子宫前壁肌层，与子宫内膜（黄色线区域）相接触但未压迫内膜

（5）4型,完全性肌壁间肌瘤（图3-2-5）:子宫肌层内异常回声结节,瘤体与正常子宫肌层之间有明显界限。

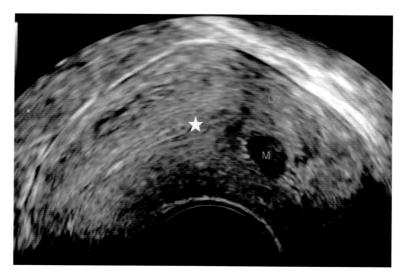

图 3-2-5　4型子宫肌瘤二维灰阶声像图
经阴道超声矢状面显示后倾后屈位子宫（UT）,可见肌壁间肌瘤（M）
位于子宫宫底部肌层,星号示内膜

（6）5型,浆膜下肌瘤,肌壁间部分≥50%（图3-2-6）:子宫肌层内异常回声结节向浆膜下突出,导致子宫轮廓不规则,肌层内瘤体范围不小于瘤体体积50%。

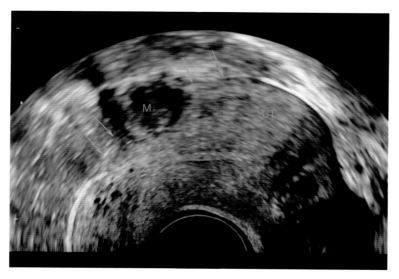

图 3-2-6　5型子宫肌瘤二维灰阶声像图
经阴道超声矢状面显示后倾后屈位子宫（UT）,可见肌瘤（M）位于子宫
前壁肌层,并向浆膜（箭）下突出

（7）6型,浆膜下肌瘤,肌壁间部分<50%（图3-2-7）：子宫肌层内异常回声结节向浆膜下突出,肌层内瘤体范围小于瘤体体积50%。

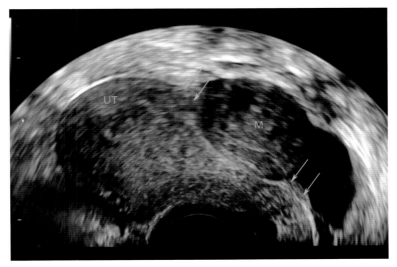

图3-2-7　6型子宫肌瘤二维灰阶声像图

经阴道超声矢状面显示前倾前屈位子宫（UT）,可见肌瘤（M）位于子宫后壁肌层,并向浆膜（箭）下突出,肌层内瘤体范围小于瘤体体积50%

（8）7型,带蒂的浆膜下肌瘤（图3-2-8）：完全突出宫体,仅通过一蒂与宫体相连。

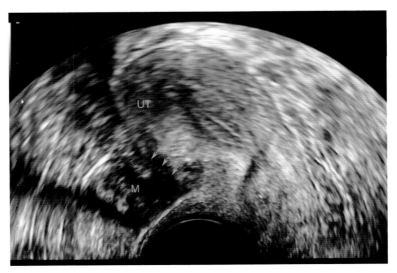

图3-2-8　7型子宫肌瘤二维灰阶声像图

经阴道超声矢状面显示前倾前屈位子宫（UT）,可见肌瘤（M）位于子宫前下方,通过一蒂（箭）与宫体相连

2. 三维超声 可以直观地观察肌瘤与宫腔的关系(图 3-2-9~ 图 3-2-12),评估肌瘤对宫腔的影响。

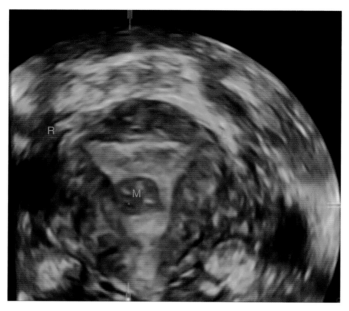

图 3-2-9 0 型黏膜下子宫肌瘤三维超声声像图
三维超声示黏膜下肌瘤(M)位于宫腔中段

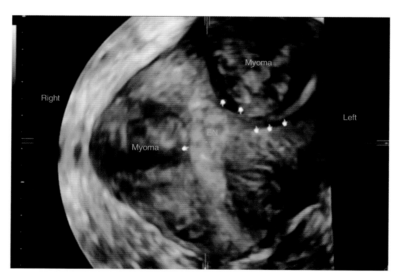

图 3-2-10 肌瘤压迫宫腔及左侧宫角三维超声声像图
三维超声示位于宫底部肌层的肌瘤(Myoma)压迫左侧宫角,位于右侧壁肌层的肌瘤接触内膜而未压迫宫腔(EN),多手指图形示左侧宫角受压,单手指图形示宫腔

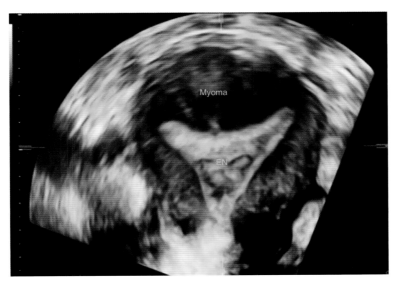

图 3-2-11　肌瘤轻度压迫宫腔三维超声声像图

三维超声显示位于宫底部肌层的肌瘤（Myoma）轻度压迫宫腔，宫腔（EN）底部稍凹陷

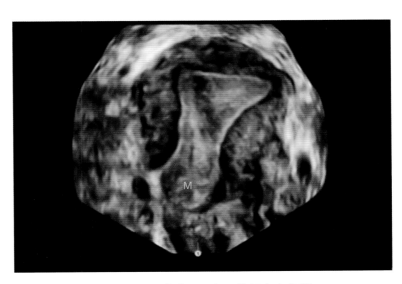

图 3-2-12　黏膜下肌瘤三维超声声像图

三维超声显示黏膜下肌瘤（M）位于宫腔下段

3. 彩色多普勒超声检查　血流可丰富或不丰富，周边可见环状或半环状血流信号，并呈分支状进入瘤体内部，带蒂的黏膜下肌瘤可显示血管蒂，浆膜下肌瘤可显示来自子宫的供血血管（图 3-2-13~图 3-2-17 ）。

101

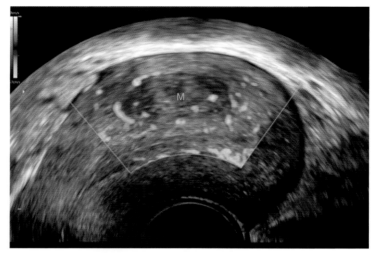

图 3-2-13 子宫肌瘤彩色多普勒声像图

彩色多普勒超声示肌瘤（M）位于子宫前壁肌层,肌瘤周边可见半环状血流信号,并呈分支状进入瘤体内部

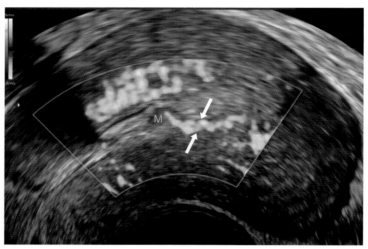

图 3-2-14 子宫黏膜下肌瘤彩色多普勒声像图

彩色多普勒超声示黏膜下肌瘤（M）位于宫腔中段,通过一蒂与宫腔相连,箭示血管蒂

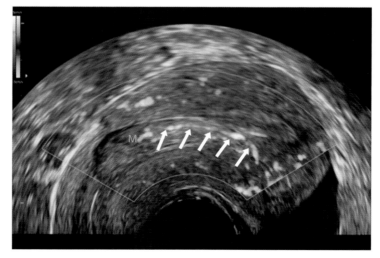

图 3-2-15 子宫黏膜下肌瘤彩色多普勒声像图

彩色多普勒超声示黏膜下肌瘤（M）位于宫腔下段,通过一蒂与宫腔相连,箭示血管蒂

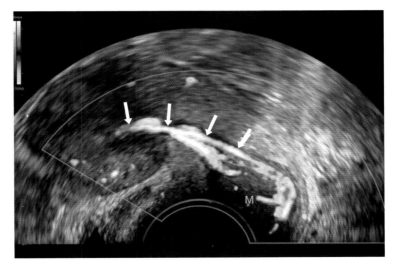

图 3-2-16　子宫黏膜下肌瘤彩色多普勒声像图

彩色多普勒超声示黏膜下肌瘤（M）位于宫颈管内，通过一蒂与宫腔相连，箭示血管蒂

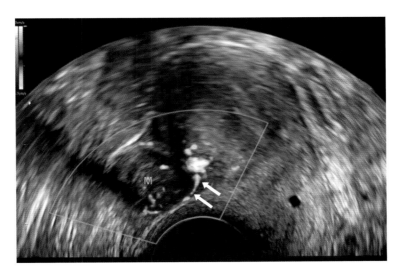

图 3-2-17　子宫浆膜下肌瘤彩色多普勒声像图

彩色多普勒超声示浆膜下肌瘤（M）位于子宫前下方，通过一蒂与宫体相连，箭示来自子宫的供血血管

【相关检查】

1. **CT 检查**　子宫均匀或分叶状增大，局灶性密度减低和宫腔偏位，子宫肌瘤密度均匀，边界清晰，周围脂肪层存在，呈现良性肿瘤特点，发生变性时，肌瘤可呈等密度、低密度或高密度影。

2. **MRI 检查**　子宫增大，轮廓凹凸不平，在 T_1 加权像上肌瘤与邻近子宫肌层相仿，T_2 加权像上呈极低信号，变性的肌瘤信号不均。

3. **X 线检查**　仅能发现子宫肌瘤的堆积颗粒状钙化或较大的肌瘤。

【鉴别诊断】

1. **子宫内膜息肉**　完全突入宫腔内的带蒂黏膜下肌瘤需与子宫内膜息肉相鉴别。子宫内膜息肉无被膜，内膜基底层清晰；黏膜下肌瘤内膜基底层变形。宫腔水造影有助于鉴别诊断。

2. 子宫内膜癌　部分子宫内膜癌内膜不规则增厚,病灶血流丰富,内膜基底层不完整。

3. 子宫腺肌瘤　主要通过病灶边界是否清晰、有无小囊肿和内部回声的特征以及彩色多普勒超声等的表现进行鉴别诊断。子宫腺肌瘤的边界不清,内部回声不均,常伴有小无回声区,周边无环状或半环状血流,可与子宫肌瘤鉴别。

4. 子宫畸形　单角子宫合并残角子宫可能会被误诊为 7 型浆膜下肌瘤,通过三维超声显示宫腔冠状面形态异常进行鉴别。

5. 卵巢实性肿瘤　7 型浆膜下肌瘤与卵巢实性肿瘤很难鉴别,需要仔细观察卵巢、输卵管等结构与肿块的关系,以及肿块与子宫之间是否有血管蒂相连。

【临床意义】

不孕患者的子宫肌瘤是否需要治疗取决于对患者年龄、保持生育力的愿望、肌瘤对生殖的影响、治疗后能否改善妊娠结局及可能产生的一些并发症等因素的综合评估。黏膜下肌瘤是比较明确的影响妊娠的因素之一,对辅助生殖技术具有负面影响。与黏膜下肌瘤一样,扭曲宫腔的肌壁间肌瘤会对胚胎植入和 IVF 周期结果产生负面影响;浆膜下子宫肌瘤对生育无明显负面影响,不影响 IVF 的着床率、临床妊娠率、流产率等。

1. 黏膜下肌瘤　目前已达成的共识是对合并 0 型、1 型黏膜下肌瘤的不孕患者建议行宫腔镜子宫肌瘤切除术,对于病灶直径≥5cm、多发及 2 型黏膜下肌瘤,应考虑术前应用药物预处理缩小肌瘤和子宫体积,择期评估后再行手术治疗;对于深埋肌层的黏膜下肌瘤,不宜一次手术彻底切除,必要时应行二次手术切除。

2. 肌壁间肌瘤　目前并没有强有力的证据支持行辅助生殖技术之前治疗肌壁间肌瘤,但多数学者认为对改变宫腔形态及有明显临床症状的肌壁间肌瘤可以考虑手术治疗。在不孕患者中,多大的肌瘤应考虑手术,目前尚无统一结论。对于未影响宫腔形态的肌壁间肌瘤,国内多数学者及专家表示肌瘤直径 >4cm、距离内膜 <5mm,反复着床失败并且没有找到其他原因的可以考虑手术治疗。

3. 浆膜下肌瘤　对生育没有明显影响,一般情况下不予处理,如果产生一些压迫症状或变性等并发症可根据实际情况考虑辅助生殖技术(assisted reproductive technology, ART)前手术切除,术后不需要避孕。

4. 妊娠合并子宫肌瘤　妊娠期及产褥期易发生红色变性,通常采用非手术治疗能够缓解。妊娠合并子宫肌瘤多能自然分娩,但要预防产后出血。若肌瘤阻碍胎儿下降应行剖宫产术,术中是否同时切除肌瘤,需根据肌瘤大小、部位以及患者情况而决定。

(黄　玥　赵　胜　石　华　高　静)

二、宫颈肌瘤

【定义】

宫颈肌瘤是子宫肌瘤的一种特殊类型,比较少见,文献报道其发生率占子宫肌瘤的 4%~8%。宫颈肌瘤可分为内生型、外生型(类似浆膜下肌瘤)和颈管型(类似黏膜下肌瘤)。

【病因及发病机制】

同子宫肌瘤。

【病理特点】

1. **大体病理** 多数肿瘤发生在宫颈肌层,部分可位于黏膜下或浆膜下。

2. **镜检** 瘤细胞呈长梭形,束状或漩涡状排列。肿瘤组织与周围正常组织边界清楚。

【临床表现】

症状与肌瘤的位置、有无变性有关,与肌瘤的大小和数目关系不大。较大的外生型肌瘤除妇科检查触及肿块外可无明显症状,而较小的颈管型肌瘤可引起异常子宫出血。常见症状有不规则阴道出血,白带增多,以及压迫到膀胱引起尿频、尿急或排尿困难,压迫直肠引起下腹坠胀不适、便秘等。

宫颈肌瘤对妊娠的影响与肌瘤的生长部位有关,颈管型会阻碍精子进入宫腔;内生型宫颈肌瘤可导致早期流产。

【超声检查】

1. **二维超声** 宫颈肌瘤多表现为圆形、边界清楚的低回声肿块,有时内部可见钙化灶。如果发生变性,可在肌瘤中央部位出现无回声区。外生型宫颈肌瘤突向宫颈外,表面仅覆盖一层子宫浆膜层(图 3-2-18),内生型位于宫颈肌层内(图 3-2-19),颈管型向宫颈管方向生长,突向宫颈管内(图 3-2-20)。

2. **三维超声** 可以直观地观察肌瘤与宫颈的关系(图 3-2-21),评估肌瘤对妊娠的影响。

3. **彩色多普勒超声** 血流可丰富或不丰富,周边可见环状或半环状血流信号,并呈分支状进入瘤体内部,带蒂的宫颈肌瘤可显示血管蒂(图 3-2-22、图 3-2-23)。

【相关检查】

同子宫肌瘤。

【鉴别诊断】

1. **宫颈癌** 宫颈癌病灶多为低回声,形态不规则,宫颈管结构消失,且彩色多普勒超声显示血流信号丰富,为低阻动脉频谱。

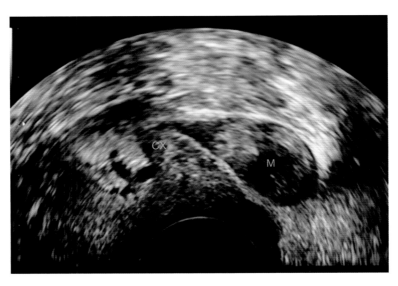

图 3-2-18 外生型宫颈肌瘤二维灰阶声像图

二维灰阶超声示宫颈肌瘤(M)位于宫颈(CX)左侧方,完全突向宫颈外

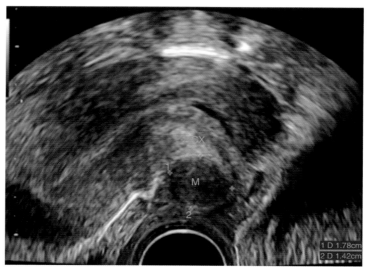

图 3-2-19　内生型宫颈肌瘤二维灰阶声像图

二维灰阶超声示宫颈肌瘤（M）位于宫颈（CX）前唇

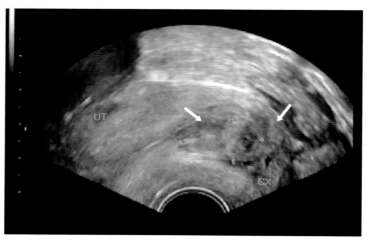

图 3-2-20　颈管型宫颈肌瘤二维灰阶声像图

二维灰阶超声示宫颈肌瘤（M）位于宫颈管内（CX），箭示宫颈肌瘤，UT 示宫体

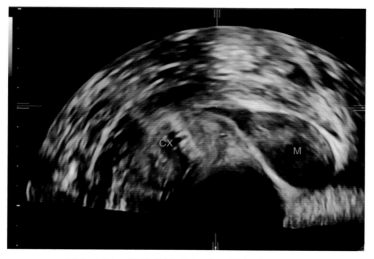

图 3-2-21　外生型宫颈肌瘤三维超声声像图

三维超声示宫颈肌瘤（M）位于宫颈（CX）左侧方，完全突向宫颈外

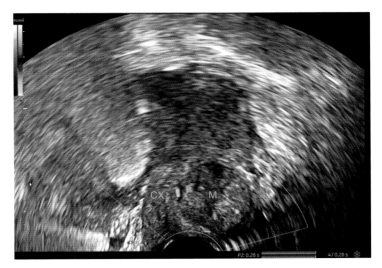

图 3-2-22 内生型宫颈肌瘤彩色多普勒声像图

彩色多普勒超声示宫颈肌瘤（M）位于宫颈（CX）后唇，肌瘤周边及其内均可见血流信号

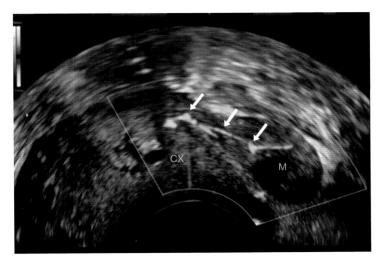

图 3-2-23 外生型宫颈肌瘤彩色多普勒声像图

彩色多普勒超声示宫颈肌瘤（M）位于宫颈（CX）左侧方，通过一蒂与宫颈相连，箭示来自宫颈的供血血管

2. 黏膜下肌瘤 系有长蒂的黏膜下肌瘤突入到宫颈管内或瘤体自宫腔延伸到宫颈内。仔细扫查瘤体上端，多可见中低回声瘤蒂延伸到宫腔一侧，彩色多普勒超声显示瘤蒂上长条状血流连接于宫腔。而颈管型宫颈肌瘤位于宫颈肌层内突向宫颈管，因此宫颈管常偏移，且宫颈肌瘤血供多来源于宫颈肌层。

【临床意义】

宫颈肌瘤是否需要治疗取决于患者年龄、生育要求、肌瘤对生殖的影响、治疗后能否改善妊娠结局及可能产生的一些并发症等因素的综合评估。颈管型是比较明确的影响妊娠的因素之一，建议行宫腔镜肌瘤切除术；对有明显临床症状的内生型肌瘤可以考虑手术治疗。外生型对生育无明显负面影响，不影响 IVF 的着床率、临床妊娠率、流产率等。

（黄 玥 石 华 赵 胜 帅 瑜） 107

三、子宫腺肌病

【定义】

子宫腺肌病是指子宫内膜腺体和间质存在于子宫肌层中,约15%同时合并子宫内膜异位症。子宫腺肌病好发于生育年龄妇女,发病率为7%~23%。

【病因及发病机制】

子宫腺肌病的病因不清,目前仍无良好的临床分型。子宫腺肌病的病理生理机制不明,临床表现多样化,目前并无单一学说可以解释,主要的发病机制学说有:子宫内膜基底部内陷及组织损伤修复学说、米勒管遗迹化生及成体干细胞分化学说、炎症刺激学说等。

【病理特点】

异位内膜在子宫肌层多呈弥漫性生长,累及后壁居多,子宫前后径增大明显,呈球形,一般不超过12周妊娠子宫大小。

1. 大体病理　子宫肌壁显著增厚且硬,无漩涡状结构,肌壁中可见粗厚肌纤维带和微囊腔,腔内偶有陈旧血液。少数腺肌病病灶呈局限性生长形成子宫腺肌瘤。

2. 镜检　肌层内有呈岛状分布的异位内膜腺体及间质,且内膜属基底层内膜,故异位腺体常呈增殖期改变,偶见局部区域有分泌期改变。

【临床表现】

子宫腺肌病临床表现差异大,有些患者虽然累及的病灶很广泛,但临床症状不明显,有些患者病灶范围小,但临床症状十分明显。子宫腺肌病的典型临床表现为继发性痛经且进行性加重、月经失调、子宫增大以及不孕,其临床症状可表现多样、复杂化。长期疼痛以及不孕还会引起患者的精神心理相关的躯体障碍。本病有20%以上的患者合并不孕;妊娠后出现流产、早产和死产的概率显著增高,相应的不良产科并发症包括胎膜早破、子痫前期、胎位异常、胎盘早剥和前置胎盘的发生率也增高。

【超声检查】

超声诊断子宫腺肌病标准尚未达成共识,推荐采用2018年国际妇产科协会(Federation International of Gynecology and Obstetrics, FIGO)授权子宫形态超声评价(morphological uterus sonographic assessment, MUSA)协作组制定的基于TVUS影像诊断子宫腺肌病的标准。MUSA将子宫腺肌病的典型超声特征归类为直接特征和间接特征。

1. 直接特征

(1)肌层内囊肿(图3-2-24):子宫肌层内异位的子宫内膜腺体发生周期性出血,可导致子宫肌层内的小囊肿或微囊肿形成,囊肿直径通常为1~5mm。

(2)子宫内膜下的线状条纹或岛状结节(图3-2-25):子宫内膜下的结合带,即子宫内膜 - 子宫肌层交界区域可见中等或中高回声的线状、芽状回声(线性条纹),或岛状结节。线状回声或岛状结节从子宫内膜边界开始伸入肌层内。

2. 间接特征

(1)子宫增大、子宫肌层不对称性增厚(图3-2-26):超声上弥漫型子宫腺肌病的子宫增大常表现为整个子宫体增大(不包括宫颈),而局限型子宫腺肌病则为子宫肌壁局部增厚、但病灶边界不清。子宫肌层不对称增厚是子宫腺肌病常见的超声特征,子宫腺肌病最常累及子宫底及后壁区域。

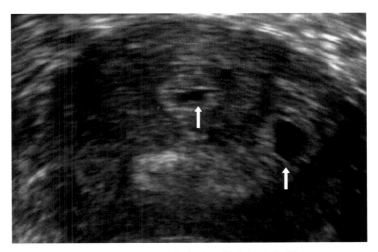

图 3-2-24 肌层内囊肿二维灰阶声像图
二维灰阶超声子宫后壁肌层内可见两个囊肿,箭示肌层内囊肿

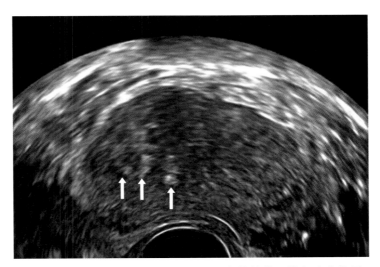

图 3-2-25 子宫内膜下的线状条纹或岛状结节二维灰阶声像图
二维灰阶超声示子宫内膜 - 子宫肌层交界区域可见高回声的岛状结节,箭示岛状结节

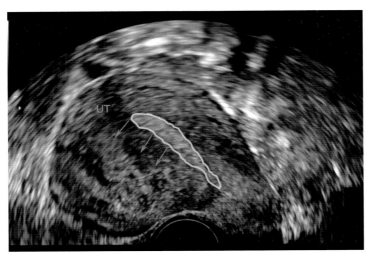

图 3-2-26 子宫增大、子宫肌层不对称性增厚二维灰阶声像图
二维灰阶超声示子宫体(UT)增大,子宫前壁肌层明显增厚(箭),内膜(黄色线区域)后移

（2）扇形声影：子宫肌层内很多垂直且较薄的栅栏样声影。

（3）结合带不规则或中断（图3-2-27）：结合带是子宫内膜与子宫肌层之间的过渡区域，又称子宫内膜-肌层交界区、子宫交界区、子宫内膜-子宫内膜下单位或血管下层、内肌层、交界区子宫内膜。在典型的子宫腺肌病发生之前，结合带已经表现为弥漫性增厚。结合带界限不清对腺肌病的诊断具有较高的特异度。三维超声显示子宫结合带增厚、不规则、中断。

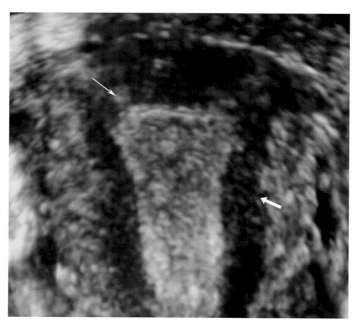

图 3-2-27 子宫腺肌病结合带的三维超声声像图
三维超声示结合带增厚、中断，粗箭示子宫结合带增厚，细箭示子宫结合带中断

（4）跨病变血管分布（图3-2-28）：彩色多普勒超声显示子宫肌层受累区域的血流信号增加，血流走行为穿入血流方式。子宫腺肌病时血管增加的区域反映了子宫腺肌病的分布。

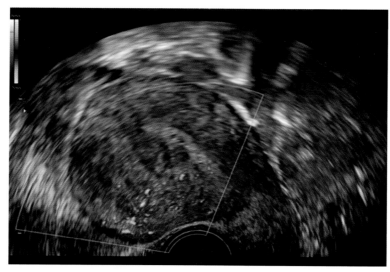

图 3-2-28 子宫腺肌病彩色多普勒声像图
彩色多普勒超声示子宫前壁肌层明显增厚，前壁肌层受累区域的血流信号增加

【相关检查】

MRI 检查：子宫弥漫增大，轮廓光滑，在 T_2 加权像病灶显示较清晰，为子宫肌层内边界欠清的低信号病灶，与子宫内膜毗邻，与子宫结合带分界不清；也可表现为结合带的增粗或扭曲。肌层内的病灶表现为多发点状高信号。T_1 加权像对病灶显示稍差，但有出血的灶性组织可表现为高信号。

【鉴别诊断】

1. 子宫肌瘤 局限型子宫腺肌病与子宫肌瘤的鉴别主要通过病灶边界是否清晰、有无小囊肿和内部回声的特征以及彩色多普勒超声的表现。子宫肌瘤通常边界清楚，回声从均匀或不均匀的低回声、等回声到高回声和 / 或高回声的钙化等均有可能；而腺肌病病灶边界不清楚。彩色多普勒超声上两者血流方式完全不同，腺肌病为穿入血流，肌瘤为周边型血流。

2. 子宫肌层收缩 子宫肌层局部收缩可表现为子宫肌层内局限性低回声区域，可能误为子宫肌瘤或局限型子宫腺肌病，可以通过间隔半小时左右的复查以鉴别。

【临床意义】

子宫腺肌病对生育力会产生不良影响，是影响体外受精 - 胚胎移植（IVF-ET）妊娠的独立因素，表现为种植率、临床妊娠率、持续妊娠率、活产率下降，流产率升高，早产、胎膜早破等不良妊娠结局的发生概率明显增加。子宫腺肌病合并不孕者，应首先详细询问病史，需行子宫腺肌病评估和全面的生育力评估，包括卵巢储备功能、输卵管通畅性检查、男方精液分析等。

（黄 玥 石 华 赵 胜 方 桂）

四、子宫瘢痕憩室

【定义】

剖宫产术后子宫瘢痕憩室（cesarean scar defect，CSD）又称为剖宫产术后子宫切口缺损（previous cesarean scar defect，PCSD），指剖宫产术后子宫切口愈合不良，子宫瘢痕处肌层变薄，形成一与宫腔相通的凹陷或腔隙，导致部分患者出现一系列相关的临床症状。CSD 作为剖宫产术的远期并发症，发生率为 19.4%~88.0%，并且随着检查手段及对疾病认识的提高，临床的实际发生率更高，该病可对患者的生活质量造成影响，且再次妊娠时可增加剖宫产术后子宫瘢痕妊娠（cesarean scar pregnancy，CSP）、大出血、凶险性前置胎盘、子宫破裂等的风险。

【病因及发病机制】

1. 剖宫产手术的相关因素 切口位置过高 / 过低、缝合疏密或松紧度不当，剖宫产术次数过多。

2. 感染因素 胎膜早破、宫腔感染、生殖道炎症等造成剖宫产术后子宫切口感染的风险增加。

3. 全身状态 产后贫血、低蛋白血症、围手术期使用大剂量激素等导致子宫切口愈合不良。

4. 其他因素 子宫切口发生子宫内膜异位症，反复的子宫内膜增生、脱落出血，造成异位病灶压力增加而向宫腔内破裂形成 CSD。后位子宫或胎儿体重较大的孕妇行剖宫产术更易发生 CSD。

【病理特点】

大体病理：子宫下段切口处向浆膜突出的穹窿样缺损，以及淤积的陈旧性积血。

【临床表现】

CSD 患者多无明显的临床症状,有症状者仅约 6.9%,主要表现为异常阴道流血、继发性不孕、慢性盆腔痛、经期腹痛等,其中异常阴道流血为最主要的症状,表现为与剖宫产术前相比,剖宫产术后月经周期正常,但月经期延长、经间期阴道出血、性交后阴道出血,且这些症状不能用其他妇科疾病所解释。

【超声检查】

子宫前壁下段剖宫产术后子宫切口处浆膜层连续而肌层不连续,存在楔形或囊状液性暗区,尖端突向浆膜面且与宫腔相通,此处子宫肌层厚度减小。超声检查时,应着重观察子宫前壁下段瘢痕处有无 CSD 存在,若有,则观察其形态、回声、位置、大小,并测量剩余子宫肌层和相邻肌层厚度,评估切口愈合情况。子宫瘢痕憩室缺乏一种公认的、可靠的评估诊断方法,推荐采用 2019 年通过 Delphi 方法获得的非孕期 CSD 超声测量的专家共识。

测量方法:矢状切面上测量①憩室长度(图 3-2-29),含分支时分别测量憩室最大长度和基部长度;②憩室深度(图 3-2-30),含分支时分别测量主憩室和包括最深的分支的最大深度;③残余子宫肌层厚度(residual myometrial thickness, RMT)(图 3-2-31),测量最薄处残余肌层厚度,方向垂直于子宫浆膜,但不一定垂直于子宫腔,含分支时分别测量主憩室和分支的最薄残余肌层厚度;④相邻肌层厚度(adjacent myometrial thickness, AMT)(图 3-2-32),测量邻近憩室的最厚肌层厚度。矢状面上清晰显示憩室后,旋转阴道探头至憩室横切面。横切面上测量憩室宽度(图 3-2-33),并从宫颈到宫体检查整个子宫下段,以检出憩室分支,含分支时分别测量憩室最大宽度和基部宽度。

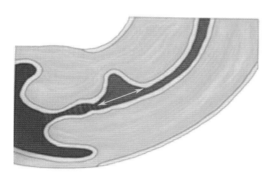

图 3-2-29　箭示憩室长度

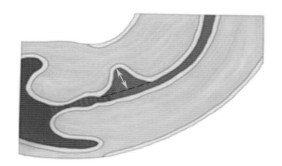

图 3-2-30　箭示憩室深度

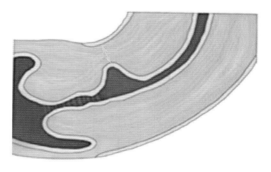

图 3-2-31　箭示剩余肌层厚度

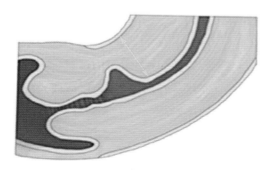

图 3-2-32　箭示相邻肌层厚度

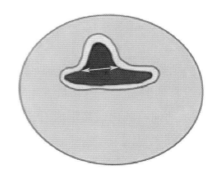

图 3-2-33　箭示憩室宽度

大多数专家认为,CSD应为剖宫产瘢痕部位处凹陷深度至少2mm,按憩室腔深度及子宫局部肌层缺损程度分为3度,包括①轻度:憩室深度<3mm,肌层缺损少(图3-2-34);②中度:憩室深度3~7mm,肌层缺损多,剩余子宫肌层甚薄,浆膜层连续(图3-2-35);③重度:憩室深度>7mm,切口处肌层缺损达浆膜层,并伴有局限性囊样突出,可见内膜、肌层、浆膜层成疝样向外突出(图3-2-36)。临床症状与分型不一定呈正相关。

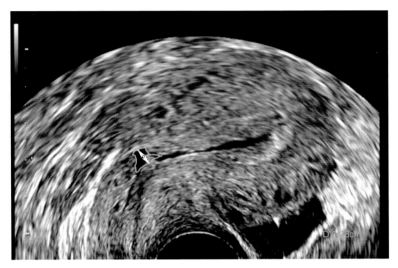

图 3-2-34　轻度子宫瘢痕憩室

经阴道超声矢状面示后倾后屈位子宫,可见子宫前壁下段存在楔形液性暗区(黄线区域),憩室深度(白箭)为 0.28cm

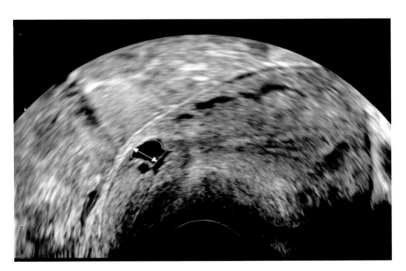

图 3-2-35　中度子宫瘢痕憩室

经阴道超声矢状面示后倾后屈位子宫,可见子宫前壁下段存在楔形液性暗区(黄线),憩室深度(白箭)为 0.68cm

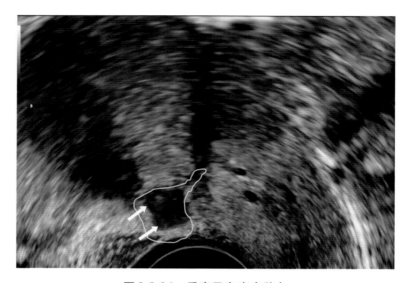

图 3-2-36　重度子宫瘢痕憩室

经阴道超声矢状面示前倾前屈位子宫,可见切口处肌层缺损达浆膜层
(黄色线区域),并伴有局限性囊样突出(箭)

【相关检查】

1. 子宫输卵管造影(HSG)　表现为子宫前壁下段的囊状结构或呈线状、带状缺损。检查时需向宫腔加压注入造影剂,目前已逐渐被宫腔声学造影所取代。

2. 宫腔声学造影　将超声造影剂注入宫腔,经阴道行超声检查,待子宫前后壁内膜充分分离,见典型的子宫前壁下段楔形或囊状液性暗区。

3. 宫腔镜检查　镜下见子宫前壁下段剖宫产术后子宫切口处凹陷形成憩室结构,切口下缘的纤维组织形成"活瓣",凹陷内可见陈旧积血或黏液,憩室内局部血管增生、迂曲扩张,有时可见较薄的子宫内膜生长。

【鉴别诊断】

瘢痕妊娠:早期孕囊种植在瘢痕处,妊娠囊形态不规则,易与子宫瘢痕憩室混淆,可通过血β-hCG 及停经史来判断。

【临床意义】

目前,CSD 的治疗包括药物治疗及手术治疗。手术治疗指征:憩室深度≥80% 子宫肌壁厚度或剩余子宫肌层厚度≤2.5mm 或有明显临床症状的患者。手术治疗的主要原则:通过切除或烧灼憩室内异常的黏膜组织和扩张增生的血管,从而达到改善症状的目的;对于有生育需求的患者,需同时加固子宫切口处肌层的厚度。

有再生育要求的患者,如子宫前壁下段肌层厚度≥3mm 可选择宫腔镜手术,但应充分告知,再次妊娠时有子宫破裂的风险;如子宫前壁下段肌层厚度 <3mm,不推荐宫腔镜手术,建议腹腔镜手术。大多数专家认为憩室和膀胱阴道皱褶之间的距离,以及憩室与宫颈外口之间的距离对未来手术策略规划和研究有一定的价值。

子宫瘢痕憩室患者进行 ART 治疗时不需常规进行处理,若反复出现宫腔积液,尤其是在胚胎移植前仍不消失,可对其妊娠结局产生不良影响,需处理 CSD 并使宫腔积液消失后再行胚胎移植。

临床观察研究表明,对于 CSD 所致的宫腔积液持续到胚胎移植前的患者,应取消胚胎移植,处理

CSD,使宫腔积液消失后,再行胚胎移植,其临床妊娠率、持续妊娠率、分娩率与无CSD的患者无显著差异。

CSD相关手术对于生育力的影响:根据患者的自身情况及残余子宫肌层厚度(RMT)选择合适的手术治疗方法,可改善CSD继发不孕患者的生育力。经宫、腹腔镜手术治疗后总体妊娠率约为60%。关于CSD行手术治疗是否能够降低再次发生瘢痕妊娠及子宫破裂的风险,目前仍无统一结论。

CSD术后再次妊娠的时机:对于行剖宫产术后子宫瘢痕切除术治疗的CSD患者,由于子宫切口的最佳愈合时间为术后2~4年,故建议术后避孕2年;而对于腹腔镜下"折叠对接缝合法"及宫腔镜手术者,由于没有破坏子宫的完整性,可适当缩短避孕时间,在术后6个月可酌情计划妊娠(基于小样本量临床研究的结果)。

当CSD患者经治疗后再次妊娠时,应于孕早期排除瘢痕妊娠,中孕期每隔3~4周检查瘢痕的情况,32周后每周行超声检查评估子宫下段的情况,包括RMT、肌层的连续性等。

(黄 玥 赵 胜 黄 佳 鲜 舒)

五、子宫内膜息肉

【定义】

子宫内膜息肉是常见的宫腔良性病变,是子宫内膜局部过度生长。内膜息肉由子宫内膜腺体、间质和血管组成,数量可单个或多个,直径从数毫米到数厘米,可无蒂或有蒂。育龄期到绝经后女性均为该病的高发人群。宫颈息肉是子宫颈管腺体和间质的局限性增生,并向宫颈管外口突出形成,是妇女宫颈病变最常见的疾病之一。

【病因及发病机制】

子宫内膜息肉发生的高危因素包括年龄、高血压、肥胖及激素的使用,其发生可能与子宫肌瘤、宫颈息肉及子宫内膜异位症相关。临床使用他莫昔芬已成为公认的子宫内膜息肉发生的特定风险因素。

【病理特点】

1. **大体病理** 单发性息肉多位于宫腔底部,质软,基底宽,灰白色,多发性息肉位于宫腔多个部位,呈弥漫性增长;部分息肉呈现暗红色,并出血坏死。

2. **镜检** 由子宫内膜组成,表面覆盖一层低柱状或者立方上皮,中间部分有纤维性纵隔,由于血液供应的减少,息肉易出现变性,常发生坏死。

【临床表现】

多数患者无明显临床症状,经常在体检时发现。有症状者,大多数表现为子宫异常出血,在绝经前子宫异常出血的妇女中发生率10%~40%。宫颈息肉主要症状为阴道出血(表现为阴道点滴状出血、月经间期出血、接触性出血或绝经后出血)、白带增多、呈黄色或血性白带。

【超声检查】

1. **二维超声** 单发息肉表现为宫腔内高回声区(图3-2-37),息肉和正常内膜间界限清晰。多发内膜息肉表现为子宫内膜增厚,回声不均,内可见多个高回声区(图3-2-38)。子宫内膜基底层与肌层分界清楚,无变形。宫颈息肉在二维超声上显示为宫颈管内的条形或椭圆形高回声或等回声甚

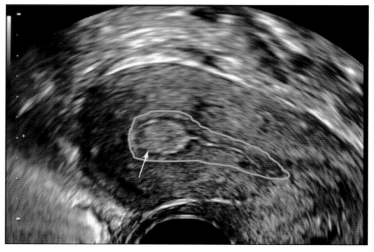

图 3-2-37　子宫内膜息肉二维灰阶声像图
宫腔（黄线区域）单发息肉（白箭）

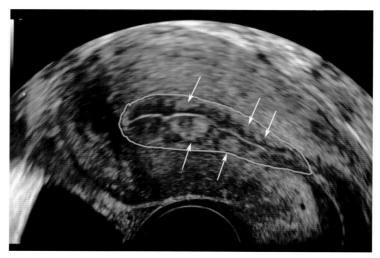

图 3-2-38　子宫内膜息肉二维灰阶声像图
宫腔（黄线区域）多发息肉（白箭）

至低回声区（图 3-2-39），可单发也可多发，一般边界清晰，回声均匀；如果发生变性，可在息肉内出现无回声区（图 3-2-40）。当宫颈管内有积液时更易显示。较小或位于宫颈外口的宫颈息肉超声易漏诊。宫腔内息肉可与宫颈息肉同时存在（图 3-2-41）。

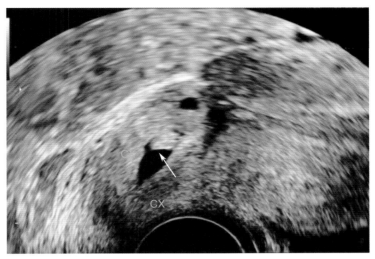

图 3-2-39 宫颈息肉二维灰阶声像图
箭示宫颈单发息肉,CX 示宫颈

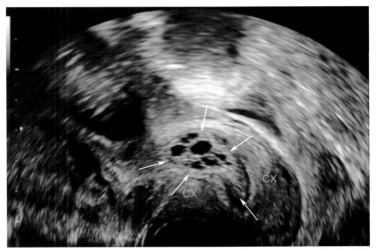

图 3-2-40 宫颈息肉二维灰阶声像图
箭示宫颈息肉并囊性变,CX 示宫颈

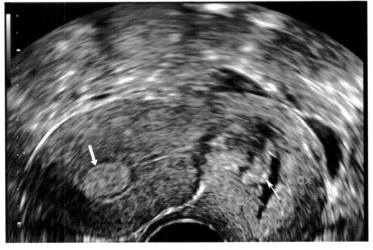

图 3-2-41 宫腔内息肉与宫颈息肉并存二维灰阶声像图
粗箭示子宫内膜息肉,细箭示宫颈息肉,CX 示宫颈

2. 三维超声　可对息肉进行定位,观察其是否位于宫颈内口或输卵管开口。宫腔内可见单个（图 3-2-42、图 3-2-43）或多个高回声区（图 3-2-44）,内膜基底层完整。宫颈息肉在三维超声上显示为宫颈管内条形或椭圆形高回声,部分可显示蒂部连于宫颈（图 3-2-45、图 3-2-46）。

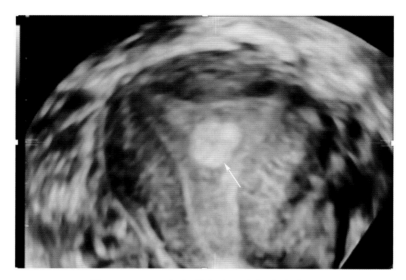

图 3-2-42　子宫内膜息肉三维超声声像图

三维超声示宫腔单发息肉位于宫腔中间,箭示宫腔单发息肉

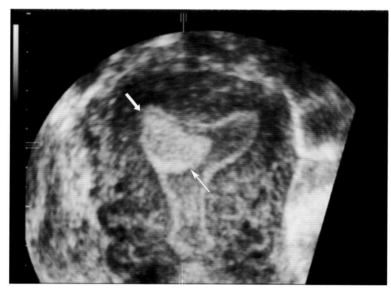

图 3-2-43　子宫内膜息肉三维超声声像图

三维超声示宫腔单发息肉（细箭）位于输卵管开口处（粗箭）

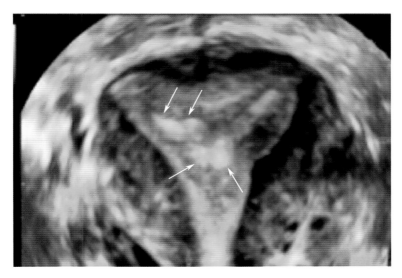

图 3-2-44　子宫内膜息肉三维超声声像图

三维超声示宫腔中间多个息肉（箭）

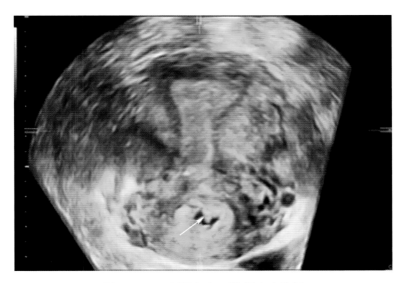

图 3-2-45　宫颈息肉三维超声声像图

三维超声示息肉（箭）位于宫颈内口处

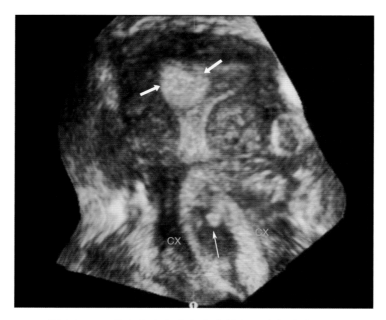

图 3-2-46　腔内息肉与宫颈息肉并存三维超声声像图

三维超声示子宫内膜息肉位于输卵管开口处,宫颈息肉位于宫颈内口
处,粗箭示子宫内膜息肉,细箭示宫颈息肉,CX 示宫颈

3. 彩色多普勒超声　子宫内膜息肉呈单支血流显示(图 3-2-47、图 3-2-48)。

【 相关检查 】

1. 子宫输卵管造影　宫腔形态异常,内膜线不规整,宫腔内出现充盈缺损(图 3-2-49)。

2. 宫腔声学造影　将超声造影剂注入宫腔,经阴道行超声检查,待子宫前后壁内膜充分分离,内可见边界清晰的高回声病变(图 3-2-50、图 3-2-51),其附着处可见供血血管。

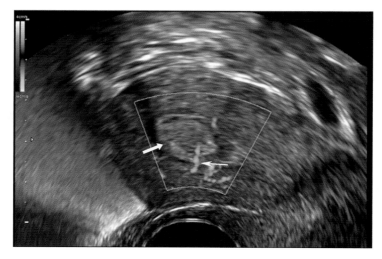

图 3-2-47　子宫内膜息肉彩色多普勒声像图

彩色多普勒超声示单支血流(细箭)进入子宫内膜息肉(粗箭)

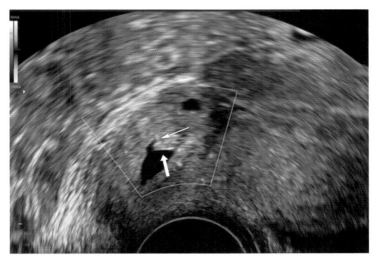

图 3-2-48　宫颈息肉彩色多普勒声像图

彩色多普勒超声示息肉位于宫颈内口处,通过一蒂与宫颈相连,粗箭示宫颈息肉,细箭示宫颈息肉蒂部单支血管血流信号

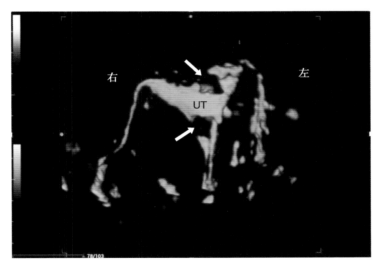

图 3-2-49　子宫输卵管造影后,宫腔内出现充盈缺损(箭)

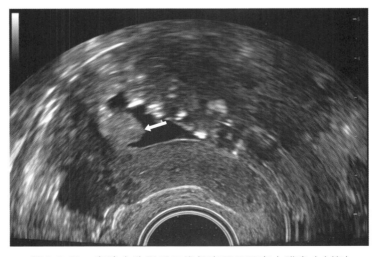

图 3-2-50　宫腔水造影后二维超声显示子宫内膜息肉(箭)

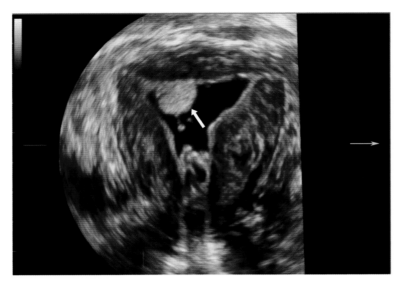

图 3-2-51　宫腔水造影后三维超声显示子宫内膜息肉（箭）

【鉴别诊断】

1. 黏膜下肌瘤　肌瘤回声可有衰减，息肉无衰减；黏膜下肌瘤致内膜基底层变形或中断，息肉则内膜基底层完整。黏膜下肌瘤有多支供血血管，子宫内膜息肉则为单支供血血管。

2. 子宫内膜过度增生　内膜表现为均匀性增厚，双侧内膜对称，宫腔线居中。

3. 宫内早早孕　内膜息肉内由于局部水肿坏死积液，回声发生改变时可形成类似早期妊娠囊的结构，应结合 β-hCG 和停经史加以鉴别。

4. 子宫内膜癌　内膜普遍回声不均，彩色多普勒超声显示癌变内膜及肌层受浸润处有丰富的彩色血流信号，为低阻动脉血流频谱。

【临床意义】

子宫内膜息肉的治疗主要包括保守治疗、药物治疗以及手术治疗。绝经前或绝经后妇女有症状时应切除息肉，证据表明 75%~100% 病例通过宫腔镜息肉切除术可明显改善子宫异常出血的症状。子宫内膜息肉是否影响妊娠与子宫内膜息肉的位置、大小、数量有关。若子宫内膜息肉位于宫颈内口或输卵管开口，可能会部分或完全堵住宫颈口及输卵管开口，引起精卵结合障碍，导致不孕；如果长期的多发性子宫内膜息肉存在，子宫内膜处于炎症状态，会严重影响子宫内膜的血供，造成宫腔内环境失衡，引起宫腔形态改变，宫腔容积缩小，干扰胚胎着床。切除子宫内膜息肉可有效提高低生育力妇女的生育能力。宫腔内人工授精前切除子宫内膜息肉有利于改善自然妊娠及 ART 的妊娠结局。

宫颈息肉是否影响怀孕，与息肉所生长的位置、大小及感染等因素有关。若息肉体积较小，生长的位置靠近宫颈口的外缘，且无感染症状，则对妊娠的影响较小；若宫颈息肉体积较大，且处于宫颈管内，可能会部分或完全堵住宫颈口，引起精卵结合障碍，导致不孕。对于小的息肉，没有出血症状，可以暂时观察，对于多发且体积较大的息肉，则需要处理。治疗宫颈息肉，大多数可行摘除术；对于较大的、多个反复发作的或者合并有宫颈炎患者，可考虑宫颈锥切术、宫腔镜下电切术等。一般处理方法以宫颈息肉摘除术为主，切忌仅做单纯息肉体部摘除术，以免息肉根部残留、复发，甚至恶变。

（黄玥　赵庆红　石华　刘一）

六、子宫腔粘连

【定义】

子宫腔粘连（intrauterine adhesion，IUA）是妇科常见、对生育功能有严重危害并且治疗效果较差的宫腔疾病，严重影响女性生殖生理及身心健康。目前 IUA 在我国的发病率居高不下，并且随着宫腔手术的增加呈逐年增长趋势，是目前不孕症的常见原因之一。

【病因及发病机制】

IUA 确切的发病机制尚不清楚。研究显示，IUA 可能是由宫腔操作、宫腔感染、子宫内膜血流低灌注等多因素介导的子宫内膜损伤性疾病。

1. **宫腔操作**　宫腔手术操作往往有潜在导致子宫内膜基底层损伤的风险，可能是 IUA 形成的最主要因素。报道 91% 的 IUA 与妊娠期宫腔操作有关，其中流产后刮宫占 66.7%，产后刮宫占 21.5%。这可能是由于在雌激素作用下，妊娠期子宫内膜基底层通常富含血管网且更为疏松，当妊娠终止时，雌激素水平骤降，子宫内膜新生血管受抑，进而造成内膜增生受抑；此外，在宫腔手术操作的应激下，黏附因子等炎性介质的大量反应性渗出，也进一步阻碍了内膜的自我修复，促使 IUA 发生。不规范的宫腔操作，包括反复吸刮宫颈管或刮宫时动作粗暴均可造成子宫颈管内膜、子宫内膜及肌层的过度损伤。IUA 发生除与妊娠期间宫腔操作有关外，部分妇女因子宫肌瘤、内膜病变、子宫畸形等需宫腔手术治疗，术中也可能造成内膜损伤，继发 IUA 形成。

2. **宫腔感染**　宫腔感染可能引起 IUA 的发生。目前，引起 IUA 的唯一明确的感染因素是生殖器结核。有文献报道，5.7% 的 IUA 患者是子宫内膜结核所致。即使无宫腔操作史，患者宫腔感染结核分枝杆菌也可发生较严重的 IUA，经抗结核药物及手术治疗后仍会存在致密粘连，导致患者闭经和不孕，预后欠佳。

3. **子宫内膜血流低灌注**　IUA 的形成可能与内膜新生血管减少和缺氧有关，因此影响子宫内膜血流低灌注的因素可能引起 IUA，如子宫动脉栓塞术、产后子宫加压缝合（即 B-Lynch 缝合）以及宫腔支撑球囊的不规范应用等。

4. **其他因素**　除上述易感因素外，年龄、种族、营养状况、放射线接触等可能也与 IUA 形成相关。

【临床表现】

主要临床表现是月经异常及生育功能障碍。宫腔粘连导致月经异常是最常见的症状，表现为月经量减少或闭经；而部分不孕患者并无经量少及闭经症状，故需警惕其发病的隐匿性。部分患者伴有下腹痛，可能与粘连导致经血引流不畅有关，宫颈内口粘连堵塞时可出现闭经伴有周期性下腹痛及宫腔积血或积脓。宫腔粘连引起的不孕多为继发性，其原因尚不完全清楚，可能与机械性阻塞影响精子进入、宫内环境改变不利于孕卵着床或胚胎发育等有关。患者反复流产可能是因为宫腔粘连引起的子宫腔压缩，缺乏足量的正常子宫内膜以支持胚胎植入与胎盘的发育，残留子宫内膜的血运不足促使其纤维化，不良的胎盘形成亦可解释反复流产发生率的增加。

【超声检查】

1. **二维超声**　①宫腔内膜回声中断出现带状低回声（图 3-2-52），增殖中后期及分泌期较明显；②内膜厚薄不均，边缘不整齐（图 3-2-53）；③宫腔分离（图 3-2-54），宫腔内显示液性无回声区；④非绝经期子宫内膜呈线样，应高度怀疑宫腔粘连。

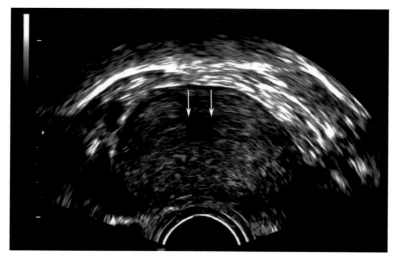

图 3-2-52　宫腔粘连二维灰阶声像图
经阴道超声子宫横切面示宫腔内膜回声中断,出现带状低回声(箭)

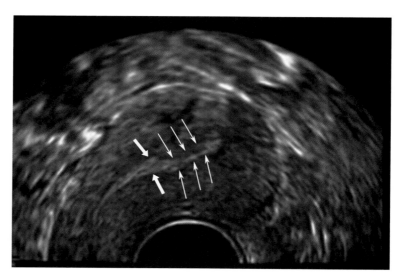

图 3-2-53　宫腔粘连二维灰阶声像图
经阴道超声子宫矢状切面示内膜厚薄不均,宫腔中段内膜较薄(细箭),
宫腔下段内膜较厚(粗箭)

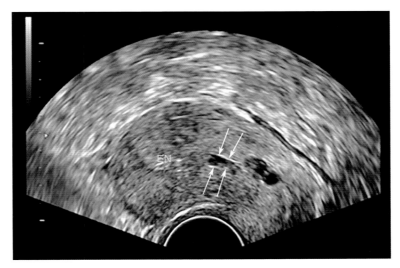

图 3-2-54　宫腔粘连二维灰阶声像图

经阴道超声子宫矢状切面示宫腔下段分离，显示为局限性液性无回声区（箭），EN 示内膜

2. 三维超声　可明确粘连的部位及范围，判断粘连的程度以及评估术后治疗效果。

子宫腔粘连根据粘连部位分为：

（1）中央型（图 3-2-55）：三维冠状切面显示内膜呈现不规则光带、似网状或絮状、斑块状内膜缺失。

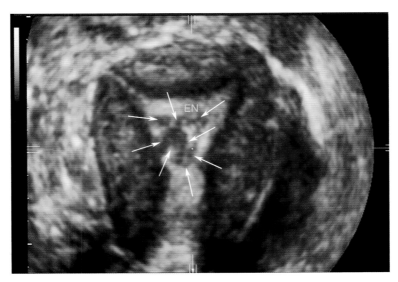

图 3-2-55　中央型子宫腔粘连三维超声声像图

三维超声示宫腔中央斑块状内膜缺失（箭），EN 示内膜

（2）周围型（图 3-2-56、图 3-2-57）：三维冠状切面显示宫腔倒三角形结构,边缘不规则、宫底凹凸不平、宫角缺失,严重宫腔粘连则宫腔狭窄,宫腔偏于一侧,可呈不规则 T 形或 I 形改变。

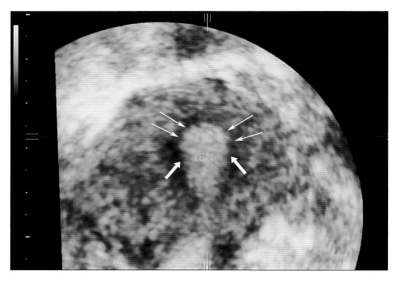

图 3-2-56　周围型子宫腔粘连三维超声声像图
三维超声示宫腔边缘不规则（粗箭）,双侧宫角缺失（细箭）,EN 示内膜

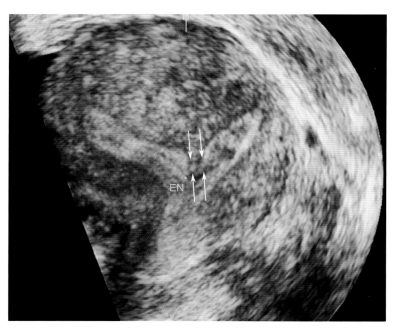

图 3-2-57　周围型子宫腔粘连三维超声声像图
三维超声示纵隔子宫术后,宫腔底部凹凸不平、内膜缺失（箭）,EN 示内膜

（3）混合型（图 3-2-58、图 3-2-59）：表现为结构扭曲和 / 或挛缩样改变。

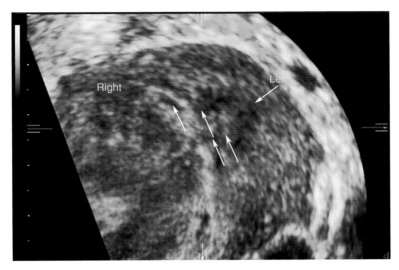

图 3-2-58 混合型子宫腔粘连三维超声声像图
三维超声示多处斑块状内膜缺失（箭），左侧宫角缺失，宫腔边缘不规则

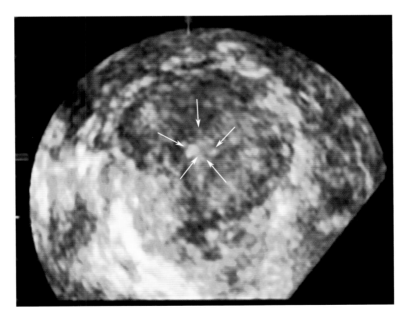

图 3-2-59 混合型子宫腔粘连三维超声声像图
宫腔结核患者，三维超声示宫腔狭小，宫腔形态显示不清，箭示宫腔形态

子宫腔粘连根据粘连程度分为轻度、中度及重度：

（1）轻度粘连：粘连范围 <1/4 宫腔（图 3-2-60）。

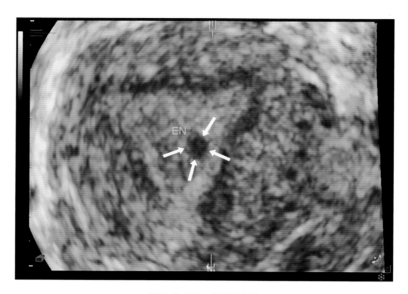

图 3-2-60　轻度粘连
三维超声示宫腔内斑块状内膜缺失，缺失范围 <1/4 宫腔，EN 示内膜，箭示宫腔粘连部位

（2）中度粘连：粘连范围 1/4~3/4 宫腔（图 3-2-61）。

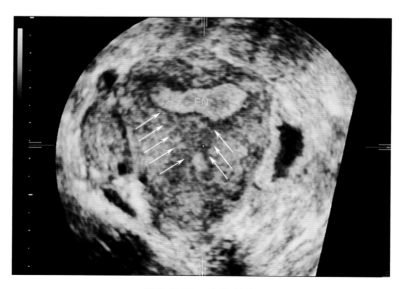

图 3-2-61　中度粘连
三维超声示宫腔中下段斑块状内膜缺失，缺失范围约占宫腔 1/3，EN 示内膜，箭示宫腔粘连部位

（3）重度粘连：粘连范围 >3/4 宫腔（图 3-2-62）。

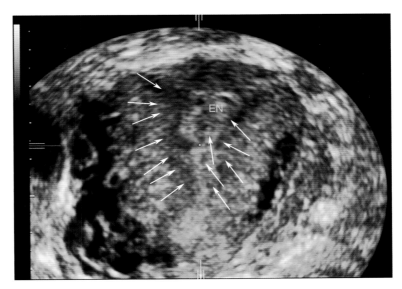

图 3-2-62　重度粘连

三维超声示宫腔内多处斑块状内膜缺失,缺失范围 >3/4 宫腔,EN 示内膜,箭示宫腔粘连部位

宫腔粘连术后 2 周内就开始再次形成粘连且随时间延长粘连程度加重。术后 2~3 个月再次复查应观察有无宫腔粘连（图 3-2-63、图 3-2-64）,以及节育器位置是否正常（图 3-2-65）。

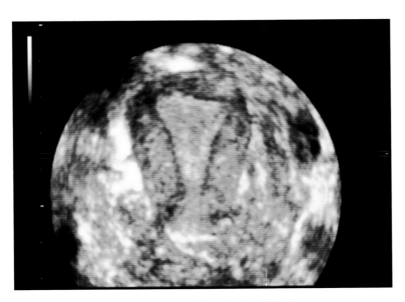

图 3-2-63　宫腔粘连术后正常宫腔

三维超声示宫腔形态尚可,双侧宫角显示清晰

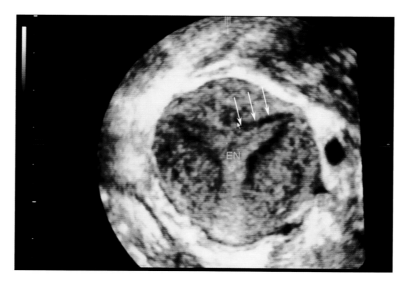

图 3-2-64　宫腔粘连术后宫底部再粘连

三维超声示宫腔底部凹凸不平，EN 示内膜，箭示宫腔底部粘连部位

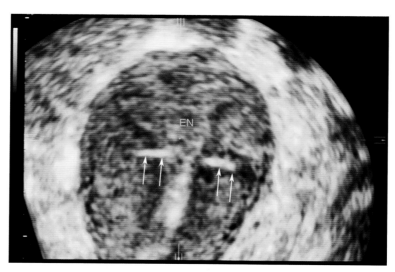

图 3-2-65　宫腔粘连术后节育器嵌顿

三维超声示宫腔内节育器嵌顿到子宫左侧壁及右侧壁肌层（箭），EN 示内膜

【相关检查】

1. 子宫输卵管 X 线造影　①完全型粘连：宫腔缩小且变形呈豆状或不显影，宫腔两侧呈盲腔；②中央型粘连：宫腔内见一个或多个轮廓清晰且形态不规则的充盈缺损阴影；③周围型粘连：宫腔边缘可见一处或多处呈锯齿状等形态多样且不规则的充盈缺损阴影；④混合型：宫腔中间及边缘同时出现充盈缺损阴影。

2. 宫腔声学造影　表现为宫腔扩张受限或带状强回声连接于宫腔两侧壁，但在宫腔完全闭锁或子宫颈粘连时应用受限。

【鉴别诊断】

子宫腔粘连需要和纵隔子宫、弓形子宫和单角子宫鉴别，见本章第一节"二、子宫发育畸形"相应内容。

【临床意义】

宫腔粘连对生育的影响是多方位的,宫腔粘连患者即使妊娠,出现自然流产、早产的概率也高于正常孕妇。无临床症状且无生育要求的 IUA 患者不需要手术治疗;虽有月经量过少,但无生育要求,且无痛经或宫腔积血表现的患者,也无需手术治疗;对于不孕、反复流产、月经量过少且有生育要求的患者,宫腔镜下宫腔粘连分离手术可作为首选治疗手段。

轻 - 中度的宫腔粘连复发率大约为 1/3,而重度宫腔粘连的复发率高达 2/3。因此,无论患者是否进行了外科治疗,都应该进行宫腔情况的随访,通常在术后 2~3 个月经周期后进行。

（石　华　黄　玥　赵庆红　高　静）

七、宫颈粘连

【定义】

宫颈粘连是人流术后常见的并发症之一,是由于子宫颈管黏膜受机械损伤后粘连,致使颈管狭窄或闭锁。文献报道发病率 0.36%~1.45%。

【病因及发病机制】

人工流产、宫颈手术等均可造成宫颈粘连,人流后出现宫颈粘连原因多半是吸宫时宫颈扩张不充分,或吸管带着负压进出宫颈管,损伤了宫颈管黏膜,形成创面导致粘连,从而造成经血外流不畅以及人工流产时宫腔偏大、置节育器后子宫位置过度前屈或后屈、胚胎停止发育时手术困难等。

宫颈手术后出现宫颈粘连常见于围绝经期及绝经后患者,术后感染、术后出血时间延长也是造成宫颈粘连的原因。

【临床表现】

最常见的症状为刮宫后闭经及周期性下腹痛。宫颈完全粘连时,可出现闭经;宫颈部分粘连则表现为月经过少,但月经周期正常。下腹疼痛一般在人工流产或刮宫术后 1 个月左右,出现突发性下腹痉挛性疼痛,偶有患者腹痛剧烈,坐卧不安,行动困难,若不解除粘连,可出现周期性下腹痛。

【超声检查】

1. **二维超声**　可见宫体稍大,宫腔内可见液性暗区,病程长者因感染可见细密光点漂浮（图 3-2-66）。根据积液部位可大致推断宫颈粘连位置,如液性暗区局限于子宫体腔内,则粘连部位大致位于宫颈内口;若宫体腔及宫颈管同时扩张积液,则粘连部位位于宫颈;如宫颈管全程及宫体腔均扩张积液,则粘连部位位于宫颈外口。

2. **三维超声**　宫腔内可见液性暗区（图 3-2-67）,液性暗区内可有血凝块或密集点状回声,有的患者可观察到宫颈管内的粘连部位（图 3-2-68）。

【相关检查】

1. **子宫探针检查**　一般子宫探针插入宫颈内 1~3cm 处即有阻力感,2cm 左右最多见。阻力可因粘连组织不同而异,膜性粘连探针很易插入;肌性粘连时,探针不易插入。

2. **MRI 检查**　可分层评估宫颈粘连时宫腔上部情况,粘连部位在 T_2 加权像上表现为低信号。

【鉴别诊断】

1. **持续性宫腔积液**　持续性宫腔积液超声表现为宫腔液性暗区,但宫颈内口开放,无闭经和周期性腹痛症状,结合病史和临床表现可鉴别。

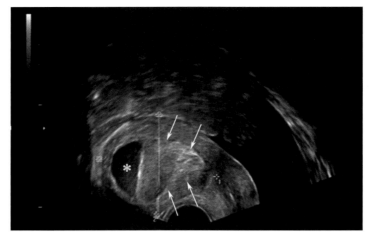

图 3-2-66　宫颈粘连而致宫腔积血并血凝块形成

经阴道二维超声子宫矢状切面示宫腔内可见液性暗区（*），内可见细
密光点漂浮，宫腔中下段可见血凝块形成（箭）

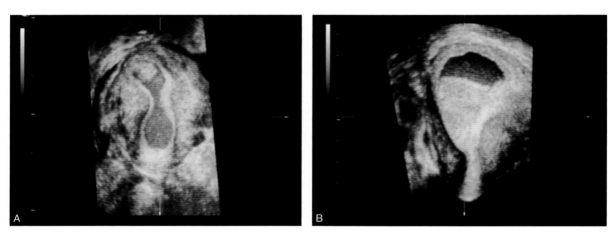

图 3-2-67　宫颈粘连而致宫腔积血

A. 宫腔积液，宫腔上段有血凝块；B. 宫腔上段积液

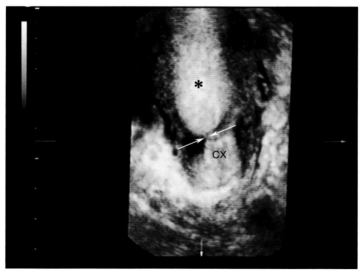

图 3-2-68　宫颈管内粘连

三维超声示宫颈管内粘连（箭），宫腔内血凝块形成（*）

2. **生殖道畸形** 处女膜闭锁、先天性宫颈粘连均可表现为宫腔内液性暗区。结合是否曾有月经来潮可以鉴别。

【临床意义】

宫颈粘连可机械性阻塞影响精子穿入,阻碍精卵结合,引起不孕。宫颈粘连一经诊断,应尽早手术分离,解除梗阻。可行扩宫颈探查,探针进入颈管后可见暗褐色液体流出,探针探查宫腔无异常后可放置宫颈支架防止宫颈再次粘连。若探针探宫腔失败,可行宫腔镜检查,了解宫腔有无粘连,如有宫腔粘连,可同时行宫腔粘连分解。

(石 华 黄 玥 帅 瑜 秦文琼)

第三节 常见卵巢病变

卵巢是决定女性第二性征的重要性腺,为盆腔成对的实质性器官,主要包括生殖和内分泌功能。卵巢实质分为浅层的皮质和深层的髓质,皮质内主要为不同发育阶段的卵泡,髓质内主要为结缔组织、血管、淋巴管、神经等,卵巢无腹膜覆盖,其表面为生发上皮层,具有多向分化功能,因此卵巢的组织学来源复杂,病变种类繁多、形态多样,其超声声像图表现更是复杂多样,掌握卵巢常见病变的声像学表现有助于超声诊断,从而为临床提供更准确的信息,本章主要介绍生殖相关的卵巢常见病变的超声声像特征。

一、卵巢生理性囊肿

【定义】

卵巢生理性囊肿多是由于卵巢功能改变所形成的潴留囊肿,属于非赘生性囊肿,多能自行消退,如滤泡囊肿、黄体血肿、黄素化囊肿以及未破裂卵泡黄素化综合征(luteinized unruptured follicle syndrome,LUFS)等,多发生于育龄期女性。

【病因及发病机制】

1. **滤泡囊肿** 是成熟卵泡不排卵或闭锁后形成的卵泡液潴留性囊肿,因此多发生于排卵期,通常 2~3 个月后可自行消失,有研究证明滤泡囊肿的发生是由于受到雌激素的单一刺激而缺乏孕激素的拮抗。

2. **黄体血肿** 排卵后卵泡壁塌陷,卵泡膜层破裂,血液流入卵泡腔内形成血体,正常排卵后 24~48h 内血体演化成黄体,正常血体不应该超过原始卵泡大小,若排卵时卵泡膜层破裂引起卵泡或黄体腔内血液持续潴留则形成黄体血肿。

3. **黄素化囊肿** 由于卵泡受到绒毛膜促性腺激素刺激过度黄素化形成,常与滋养细胞疾病伴发,也可见于多胎妊娠或辅助生殖技术治疗后。

4. **未破裂卵泡黄素化综合征**(luteinized unruptured follicle syndrome,LUFS) 见第四章第二节。

【病理特点】

1. 滤泡囊肿

（1）大体标本：囊肿表面光滑,囊内液清亮,呈水性或血性样。

（2）镜下特征：囊壁由内层颗粒细胞和其外围的卵泡膜细胞组成,偶见卵丘附于囊壁。

2. 黄体血肿

（1）大体标本：单发囊肿,直径多 >3cm,囊外壁呈浅黄色,早期可似血肿,待血肿液化吸收后,囊内为透亮或褐色浆液。

（2）镜下特征：囊壁由卵泡膜细胞和颗粒细胞组成,排卵后 2~4d 有黄体化伴新生血管形成。

3. 黄素化囊肿

（1）大体标本：卵巢呈多房性增大,表面可见多个大小不等的囊性结节突起,壁薄透亮,表面光滑呈淡黄色。

（2）镜下特征：囊壁可见黄素化的卵泡膜细胞及间质细胞,内衬的粒层细胞常萎缩脱落,囊肿间质和黄素化卵泡膜细胞层可充血和水肿。

【临床表现】

1. 滤泡囊肿　患者多无临床症状,但当囊肿出现破裂或者扭转时可出现腹痛。

2. 黄体血肿　患者可因轻微腹痛就诊,发生破裂时腹痛加剧;由于孕激素持续分泌,可出现月经周期推迟。

3. 黄素化囊肿　患者多无明显症状,或者仅有轻度腹痛、腹胀等不适,与滋养细胞疾病伴发时患者多表现为停经,如发生囊肿扭转坏死或囊肿破裂时,患者可出现剧烈腹痛。

【超声检查】

1. 滤泡囊肿

（1）二维超声：卵巢内的单发圆形或类圆形无回声区,壁薄光滑,内透声可,无实性成分或分隔光带,囊肿后方回声增强,大小一般不超过 5cm(图 3-3-1)。超声动态随诊观察,囊肿可自行缩小或消失。

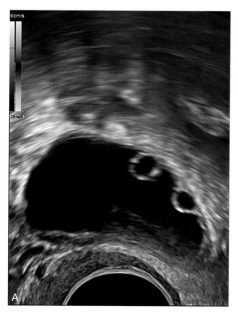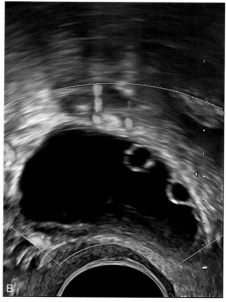

图 3-3-1　滤泡囊肿二维灰阶声像图(A)及彩色多普勒声像图(B)

（2）彩色多普勒超声：囊壁通常无血流信号显示或呈星点状血流信号。

2. 黄体血肿

（1）二维超声：排卵后 24~48h 之内形成黄体，正常黄体直径约 1.5cm，卵泡或黄体腔内血液持续聚集可形成黄体血肿。黄体血肿因出血量及时间不同，声像图表现多样化：早期黄体血肿囊壁增厚，内壁毛糙，囊内可见低 - 中等回声的杂乱不均质血凝块（图 3-3-2）；中期黄体血肿囊内可见网状分隔光带（图 3-3-3）；晚期黄体血肿内部回声偏实性，与卵巢组织分界不清，彩色多普勒超声显示其环状或半环状血流信号有助于诊断（图 3-3-4）。

（2）彩色多普勒超声：环状或半环状血流信号为黄体血肿特征性改变，血流频谱呈高速低阻型，血流流速较高，达 20cm/s，舒张期成分丰富，阻力指数在 0.5 左右（图 3-3-5）。

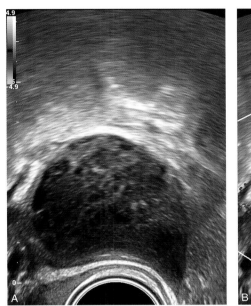
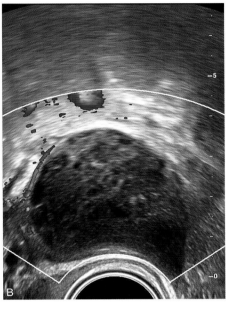

图 3-3-2　早期黄体血肿二维灰阶声像图（A）及彩色多普勒声像图（B）

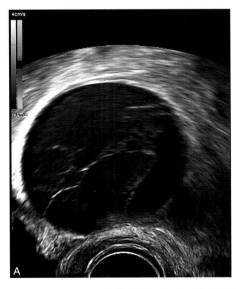
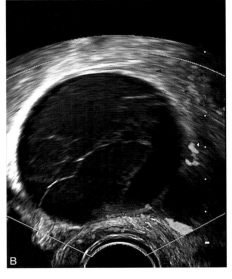

图 3-3-3　中期黄体血肿二维灰阶声像图（A）及彩色多普勒声像图（B）

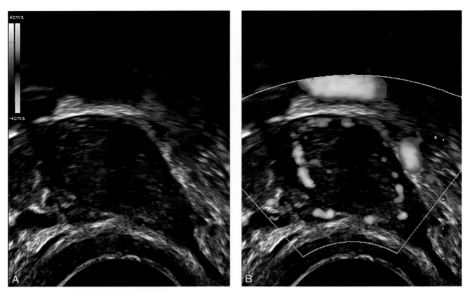

图 3-3-4　晚期黄体血肿二维灰阶声像图（A）及彩色多普勒声像图（B）

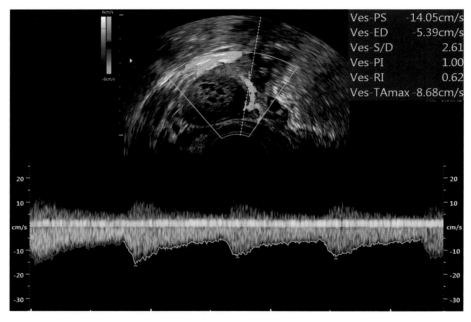

图 3-3-5　黄体血肿血流频谱图

3. 黄素化囊肿

（1）二维超声：可见双侧卵巢增大，双侧卵巢内可见多个大小不等的无回声区，边界清，壁薄，因可见多个细分隔光带而呈多房性改变，无回声区大小不等，最小者可仅在光镜下显示，最大者直径可达 20cm 以上（图 3-3-6）。

（2）彩色多普勒超声：囊肿间分隔可探及血流信号（图 3-3-6）。

【相关检查】

1. 滤泡囊肿

（1）MRI：边缘清晰，呈长 T_1、长 T_2 的类圆形病灶，内部信号均匀，囊壁薄而光滑，增强扫描后囊壁轻度强化，囊内无强化。

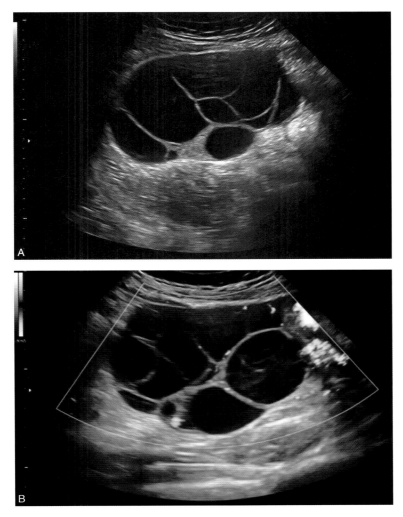

图 3-3-6 黄素化囊肿超声图像
A. 二维灰阶超声声像图；B. 彩色多普勒超声图像

（2）CT：圆形或椭圆形、呈均匀水样密度的囊性包块，边缘清晰，囊壁薄而光滑，囊内无分隔。

2. 黄体囊肿

（1）MRI：囊腔内因出血囊液信号欠均匀，信号多样，囊壁薄而光滑，增强扫描后囊壁及囊内均无明显强化。

（2）CT：单房囊性水样密度病灶，也可为混杂密度影，边界清晰，其内 CT 值通常为 23~62HU，壁较厚呈锯齿样，厚为 2~3mm，增强扫描囊壁明显强化。

3. 黄素化囊肿

（1）MRI：双侧附件区呈长 T_1、长 T_2 信号的囊性病变，内有多个分隔，边界清晰。增强扫描后囊壁明显强化，囊内无强化。

（2）CT：典型表现为附件区或子宫附近均一水样密度多房性肿块，呈圆形或椭圆形，边缘光滑清晰，壁薄，增强扫描无强化。

4. 未破裂卵泡黄素化

（1）腹腔镜：镜下卵巢表面未见排卵口或血体形成，而表现为平滑光亮血管化的表面突起。

（2）卵泡液抽吸：在黄素化的卵泡内抽吸到滞留的卵子可确诊未破裂卵泡黄素化，但是成功率较低。

上述检查均为有创检查，且费用昂贵，并不适用于未破裂卵泡黄素化的常规诊断。

【鉴别诊断】

1. 卵巢过度刺激综合征 是卵巢黄素化囊肿极端表现，为促排卵过程引起的医源性并发症。超声表现可见双侧卵巢呈多房囊性增大，囊腔可因相互挤压而变形，囊内多为液性无回声，取卵后囊内也可见絮状或条索状高回声，彩色多普勒超声显示囊间分隔可见血流信号（图 3-3-7）。卵巢过度刺激综合征患者多有卵巢刺激病史，如促排卵治疗、PCOS 病史、胚胎移植术后等，患者常常合并大量盆腹腔积液，临床症状较明显，多表现为腹痛、腹胀、恶心、呕吐等。

2. 卵巢浆液性囊腺瘤 浆液性囊腺瘤可为单房或多房，表面光滑壁薄，需要仔细观察囊内及囊壁成分，若囊内出现粗细不均的分隔光带或囊壁有乳头成分或钙化斑，则囊腺瘤的可能性较大，较难鉴别时，需要在下一个月经周期随访观察。

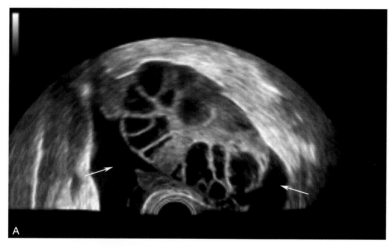

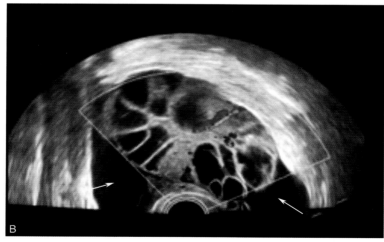

图 3-3-7 卵巢过度刺激综合征声像图
A. 二维灰阶声像图示双侧卵巢呈多房囊性增大，囊腔可因相互挤压而变形，囊内多为液性无回声、絮状或条索状高回声；B. 彩色多普勒声像图示囊间分隔血流信号。箭示卵巢周围盆腔积液

3. **子宫内膜异位囊肿** 不同时期或病程的子宫内膜异位囊肿需要与滤泡囊肿和黄体囊肿相鉴别,详见本节"三、子宫内膜异位囊肿"。

4. **卵巢混合性或囊性肿瘤** 黄体囊肿需与卵巢混合性或囊性肿瘤相鉴别,黄体囊肿显示半环状或环状血流信号为其特征性的声像图,囊内分隔或片状高回声均无血流信号显示,而卵巢混合性或囊性肿瘤内实性部分多可探及血流信号。此外黄体囊肿多在黄体期出现,月经来潮后消失。需要注意的是,少数黄体囊肿在月经来潮后仍未消失,在下次月经周期的卵泡期仍可出现,此时需要超声动态随诊观察囊肿的大小及形态变化,囊肿逐渐变小甚至消失者支持黄体囊肿的诊断。

【临床意义】

卵巢生理性囊肿多是由于卵巢功能改变所形成的潴留囊肿,属于非赘生性囊肿,多能随月经周期自行消失。

1. 对于无明显症状的患者,应定期随访观察,一般在月经周期的第5~6天即早卵泡期复查,大部分黄体囊肿或滤泡囊肿可以自行消退。卵巢黄素化囊肿一般不需特殊处理,滋养细胞疾病治疗后或者血β-hCG恢复正常后可自行消退。

2. 对于囊肿出血破裂、扭转坏死等伴发急腹症的患者,出血量较少的患者可以住院保守治疗,而腹痛剧烈或并发休克患者需要立即手术。

(秦文琼 石 华 赵庆红 周 航)

二、多囊卵巢综合征

【定义】

多囊卵巢综合征(polycystic ovary syndrome, PCOS)是一种以胰岛素抵抗和雄激素过多为基础的内分泌紊乱性疾病,具有多起因、临床和生化表现多样化等异质性较大的特点,我国育龄期妇女患病率约为5.61%。PCOS主要特征是高雄激素血症、排卵功能障碍和多囊卵巢形态(polycystic ovarian morphology, PCOM)。因1935年由Stein和Leventhal首次报道,故又称Stein-Leventhal综合征。

【病因及发病机制】

PCOS发病机制复杂,其确切病因目前尚不明确,目前研究认为,本病主要与遗传和环境因素交互作用相关。

1. **遗传因素** PCOS具有高度家族聚集性,提示遗传因素在PCOS发病机制中起重要作用,目前研究PCOS相关候选基因主要涉及甾体激素合成及相关功能基因、碳水化合物代谢及能量平衡基因、主要组织相容性区域基因、脂肪组织相关基因及慢性炎症相关基因。

2. **环境因素** 研究认为青春期甚至是胎儿时期一些环境的改变可能是PCOS的高危因素,如胎儿时期宫内高雄激素、青春期抗癫痫药物使用、饮食障碍等。

【病理特点】

1. **大体标本** 双侧卵巢明显增大,为正常妇女的2~5倍,包膜增厚纤维化,质地坚韧,呈珠灰色或灰白色,较正常增厚2~4倍。包膜下可见多个直径2~9mm的小卵泡回声。

2. **镜下特征** 白膜增厚硬化,白膜下可见多个不同发育阶段的小卵泡及闭锁卵泡回声,无优势卵泡或排卵发生,卵泡周围的卵泡内膜细胞增生并黄素化。

【临床表现】

PCOS 患者临床症状具有高度异质性,主要因长期无排卵、雄激素增多及代谢综合征引起。

1. 排卵障碍相关表现

(1)月经失调:因排卵障碍,月经稀发是 PCOS 典型且最主要的症状,表现为月经周期达 35d 至 6 个月。但需要注意的是 PCOS 患者月经失调表现具有多样性和异质性,可以表现为月经稀发、闭经,也可因雌激素撤退或突破表现为子宫异常出血,5%~10% 的 PCOS 患者有规律排卵功能,因此部分患者甚至可表现为规律月经,因此规律月经并不能排除 PCOS。

(2)不孕:因合并排卵障碍,约 74% PCOS 患者出现不孕。

2. 雄激素增多的表现 高雄激素的临床表现是非常重要的,由于游离睾酮的检测比较困难,目前临床主要检测总睾酮量,但具有生物活性的是不与性激素结合球蛋白结合的游离睾酮,因此,PCOS 患者虽然具有高雄激素的临床表现,但血清学检测睾酮不一定会升高,因此高雄激素的临床表现比高雄激素的生化检测诊断 PCOS 更有价值。

(1)雄激素增多的主要表现:多毛、痤疮是雄激素增多的主要临床表现,目前世界卫生组织推荐的多毛评定方法为 Ferriman-Gallway 毛发评分标准,其认为 >7 分即定义为多毛,但毛发的多少和分布具有种族差异,多毛表现很少在东亚人群中见到,因此目前尚缺乏针对中国人群的多毛评分标准。目前认为中国女性在唇上、下颌、乳晕周围、脐下正中线、耻骨上、大腿根部等部位有粗硬长毛(即使只有一根毛生长)即认为多毛。痤疮主要分布于额部、颞部及胸背部,是毛囊皮脂慢性炎症,与雄激素导致皮脂腺增生、皮脂分泌增多有关。

(2)雄激素增多的其他表现:脱发,皮脂溢出所致的头面部油脂、毛孔粗大等,乳房平小,女性皮肤男性化等。

3. 代谢综合征 是指心血管病的多种代谢危险因素在个体内集结的状态,表现为肥胖、高血压、糖尿病、胰岛素抵抗以及血脂代谢异常、高尿酸血症等,PCOS 患者易发生代谢综合征。

约 50% 以上 PCOS 患者出现肥胖,主要为腹型肥胖(腰围 / 臀围 >0.8)。肥胖对女性危害重大,影响患者的生殖功能,导致不孕、月经失调,还会增加妊娠期并发症及不良妊娠的风险。肥胖还是公认的发生胰岛素抵抗最常见的危险因素,肥胖的 PCOS 患者几乎全部存在胰岛素抵抗。

黑棘皮症主要表现为阴唇、腋下和腹股沟等皮肤褶皱部位出现对称性的灰褐色色素沉着,主要由胰岛素抵抗和肥胖引起。

需要注意的是,肥胖、高雄激素和胰岛素抵抗三个因素互为因果,互相促进,形成恶性循环。

【超声检查】

目前对于 PCOS 的诊断标准还存在争议,全球并未形成共识。国际上比较有代表性的诊断共识包括美国国立卫生研究院(NIH)提出的 NIH 标准、欧洲人类生殖和胚胎学会(ESHRE)和美国生殖医学协会(ASRM)提出的鹿特丹标准及美国雄激素学会(AES)提出的 AES 标准;而我国目前有《多囊卵巢综合征诊断》(卫生部 2011 年 12 月发布,中华人民共和国卫生行业标准)及《多囊卵巢综合征中国诊疗指南》(中华医学会妇产科学分会内分泌学组及指南专家组 2018 年发布)两部诊断参考文件。

2003 年的鹿特丹标准是目前全球较为公认的 PCOS 诊断标准,该标准包括三项诊断指标:①稀发排卵或无排卵;②高雄激素的临床表现和 / 或高雄激素血症;③超声表现为 PCOM,上述 3 条符合 2 条且排除其他高雄激素疾病可诊断 PCOS。中华医学会妇产科学分会内分泌学组及指南专家组

2018 年发布的《多囊卵巢综合征中国诊疗指南》首次提出疑似 PCOS 的概念,即:月经稀发或闭经或不规则子宫出血是诊断的必需条件。另外还需符合下列 2 项中的 1 项:①高雄激素临床表现或高雄激素血症;②超声下表现为 PCOM,上述疑似 PCOS 患者在逐一排除其他可能引起高雄激素的疾病和引起排卵异常的疾病后可确诊 PCOS。与鹿特丹标准相比,我国制定的标准更强调了 PCOS 患者排卵障碍的表现。

在大部分的诊断共识和标准中都将多囊卵巢形态(polycystic ovarian morphology,PCOM)作为诊断的标准之一,PCOM 是 PCOS 患者重要的超声表现。但是需要注意的是:①单纯的卵巢多囊样改变并不意味着患有多囊卵巢综合征,因为 PCOM 并非 PCOS 特有,正常育龄妇女中出现 PCOM 的概率为 20%~30%,PCOM 也可见于口服避孕药后及闭经等情况;②PCOS 患者双侧卵巢并不一定具有PCOM 改变。我们在临床工作中发现,部分 PCOS 患者,双侧卵巢并不会呈明显的 PCOM,因此目前的标准并未将 PCOM 作为诊断 PCOS 的一个必要标准。因此超声检查并不能确诊 PCOS,只能提示多囊卵巢形态(PCOM)改变。临床医生需要结合患者是否有高雄激素的临床或生化表现,以及是否有排卵障碍等做出诊断(图 3-3-8)。

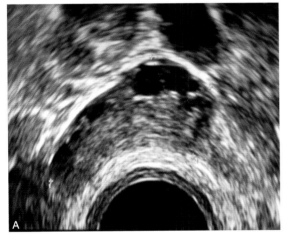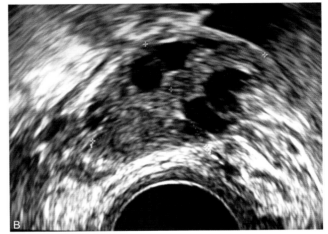

图 3-3-8　卵巢无多囊样改变 PCOS 患者双侧卵巢二维超声声像图

患者 26 岁,女性,月经稀发,月经周期为 36~45d 不等。A. 左侧卵巢声像图;B. 右侧卵巢声像图。超声图像显示双侧卵巢无多囊样改变,患者性激素检查提示睾酮增高(3.5ng/ml),按照 2011 年中国多囊卵巢综合征诊断行业标准患者首先满足必要条件——月经稀发,其次符合高雄激素的生化表现,虽然无 PCOM 的超声表现,但临床仍可诊断为 PCOS

需要指出的是目前上述的 PCOS 诊断标准都是针对成人的,而对于青春期女性,由于下丘脑 -垂体 - 卵巢轴的不成熟,初潮后相当一段时间甚至几年内为无排卵性月经,表现为月经不规律,因此超声检查显示卵巢体积增大伴多卵泡样改变可以是正常青春期女性卵巢的生理性表现。由此来看,用成人的标准去诊断青春期 PCOS 可能会造成过度诊断和过度治疗,目前青春期 PCOS 的诊断标准一直存在争议。我国 2018 年的《多囊卵巢综合征中国诊疗指南》提出在排除其他疾病后青春期PCOS 的诊断必须同时满足:初潮后月经稀发持续至少 2 年或闭经;高雄激素临床表现或高雄激素血症;超声下卵巢 PCOM 表现。但是目前尚未建立青春期女性卵巢 PCOM 的诊断标准,儿科内分泌学会建议,在确定 PCOM 的明确标准之前,卵巢体积 >12cm³ 在青少年中可被认为是增大的。有学者在研究 PCOS 的代谢异常起源时发现,PCOS 可能从围青春期甚至是胎儿期就开始发生发展,因此青春期卵巢多囊样改变有可能是 PCOS 疾病的前期表现。

1. 超声检查方式及检查时机

（1）检查方式：对于无性生活者使用经直肠方式检查，其他患者选择经阴道超声检查，一般不选择腹部超声检查方式。

（2）检查时机：育龄期及围绝经期女性，检查前需停用口服避孕药至少 1 个月，月经规律者应该在月经周期的第 3~5 天（早卵泡期）行超声检查观察卵泡数量和间质面积；月经不规律者，可在任意时间或应用黄体酮撤退性出血的第 3~5 天行超声检查。PCOS 患者行超声动态监测卵泡发育或在排卵期检查时通常未见优势卵泡或黄体形成，但需要注意的是，PCOS 患者可以发生偶发性排卵，因此若卵巢中合并优势卵泡（>10mm）、黄体或囊肿，需要在下个周期再评估以排除 PCOM 的可能。

对于青春期女性，由于下丘脑 - 垂体 - 卵巢轴建立到发育成熟需要数年时间，因此青春期女性在初潮后相当一段时间内为无排卵性月经，有研究显示在初潮后第 6 年也有 10% 女性无排卵，此时 PCOS 患者与正常青春期女性临床及超声表现存在交叉而难以鉴别。2018 年以循证为基础的 PCOS 国际评价和管理指南提出，在月经初潮后 8 年内，高雄激素血症和排卵功能障碍并存的年轻女性患者排除其他病因后可诊断 PCOS，不推荐进行超声检查，而对于存在 PCOS 风险即存在 PCOS 临床特征但是不能明确诊断的患者，建议月经初潮 8 年后再次进行评估。

2. 超声表现

（1）卵巢

1）二维超声

①PCOS 患者小卵泡多规律排列分布于卵巢包膜下皮质内，但也可散在分布于卵巢间质中（图 3-3-9）。目前国内外大多数指南推荐当一侧或双侧卵巢中直径为 2~9mm 的小卵泡数量 ≥12 个，或者卵巢体积（0.523×长径×横径×前后径）≥10ml 时，诊断为 PCOM，且一侧卵巢符合上述标准时即可诊断。

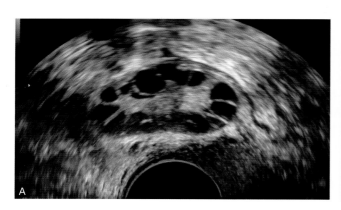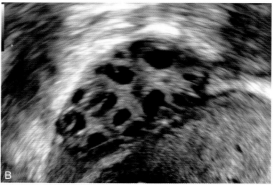

图 3-3-9　PCOS 患者卵巢二维灰阶超声声像图
显示皮质内多个小卵泡回声。A. 小卵泡规律排列分布于卵巢周边；B. 小卵泡散在分布于卵巢内

随着超声技术的发展，目前对于 PCOS 诊断的阈值存在争议，卵巢特征如卵泡数目可能会受到种族、年龄或疾病表型表达的影响，因此有研究认为 PCOS 诊断标准需要更新，2018 年以循证为基础的 PCOS 国际评价和管理指南推荐每侧卵巢内直径为 2~9mm 的小卵泡数量 ≥20 个，或者卵巢体积 ≥10ml 时，超声诊断 PCOM。2017 年有研究提出基于年龄的 PCOS 超声诊断标准，该团队研究发现 PCOS 女性中卵泡数目及卵巢体积随着年龄增加而减少，因此需要在年龄的背景下考虑 PCOS 的定

义参数,提出用于定义 PCOM 的卵巢体积和卵泡数阈值应从 30 岁开始降低,以提高超声诊断 PCOS 的特异性和敏感性。由此可见,PCOS 是一种异质性较大的妇科内分泌疾病,其临床表现、实验室检查及超声表现差异较大,因此目前很难有一个统一的、全球适用的诊断标准。

②双侧卵巢均匀性增大,为正常妇女的 2~5 倍,体积通常 >10ml。

③中央的髓质面积增大,回声增强(图 3-3-10)。髓质面积增大是 PCOS 的一个重要标志。Fulghesu A M 团队研究显示超声测量髓质面积、髓质面积与卵巢面积比值与黄体生成素、雄烯二酮、睾酮水平、游离雄激素指数呈线性相关,髓质面积的增大常与血清睾酮水平呈正相关。卵巢间质面积与卵巢面积比值是预测患者高雄激素血症最好的超声指标,比值增加患者发生高雄激素血症的可能性更高。卵巢髓质面积及卵巢面积测量如图 3-3-11 所示,但是在临床工作中对于部分卵泡散在分布的 PCOS 患者来说,卵巢间质面积不易测得。

④卵巢包膜增厚,回声增强(图 3-3-12)。

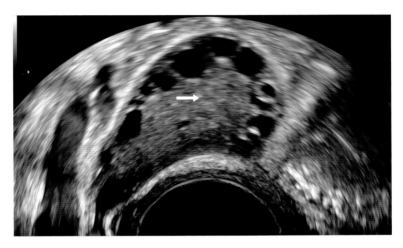

图 3-3-10 PCOS 患者卵巢二维灰阶声像图
箭示卵巢髓质增厚、回声增强

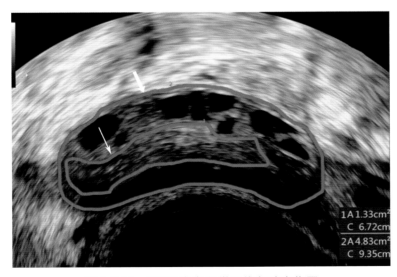

图 3-3-11 PCOS 患者卵巢二维灰阶声像图
细箭示髓质面积(1.33cm²)测量,粗箭示卵巢面积(4.83cm²)测量

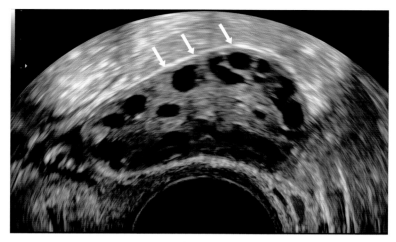

图 3-3-12　PCOS 患者卵巢二维灰阶声像图

箭示卵巢包膜增厚、回声增强

2）彩色多普勒超声：PCOS 患者因较高黄体生成素水平刺激，与正常卵泡期卵巢相比，卵巢间质血管扩张，数量增多，彩色多普勒超声血流显示率增加（图 3-3-13、图 3-3-14），血流阻力降低，显示为中 - 低阻力的卵巢动脉血流频谱，且无周期性改变（图 3-3-15）。

3）三维超声在 PCOM 评估中的价值：2018 年循证基础上的 PCOS 国际评价和管理指南提出应用三维超声来评估 PCOM。近年来随着超声技术的发展，越来越多的国内外学者将三维超声技术应用于 PCOM 的研究，为 PCOS 的诊断提供更多的信息，包括：使用 3D 重建体积计算软件更准确地测量卵巢的体积及卵泡的数量（图 3-3-16）；三维容积反转模式更可靠地计算整个卵巢内卵泡的数量（图 3-3-17）以及经阴道超声自动容积测量技术联合能量多普勒检查定量分析卵巢间质血流指标（包括卵巢间质动脉血管化指数、血流指数、血管血流指数，图 3-3-18）。近年来，时空相关（STIC）和高清晰度血流（HDF）技术也被应用于 PCOS 的研究，但是目前并无定性结论。总之，三维超声在观察卵泡数目及大小、测量卵巢体积、定量分析卵巢间质血流指标等方面具有广阔的应用前景，但目前在推荐常规使用前仍需要进一步研究与实践。

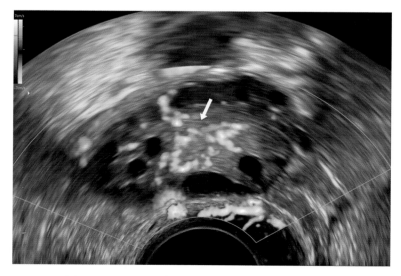

图 3-3-13　PCOS 患者卵巢二维能量多普勒声像图

箭示卵巢间质血流信号增加

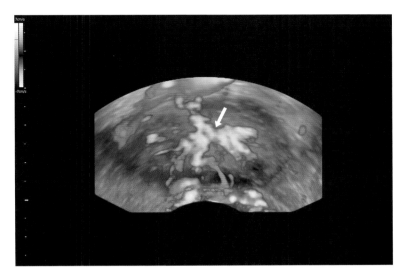

图 3-3-14　PCOS 患者卵巢三维能量多普勒声像图
箭示卵巢间质血流信号增加

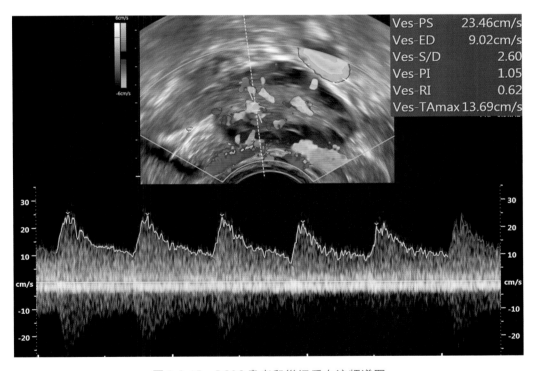

图 3-3-15　PCOS 患者卵巢间质血流频谱图

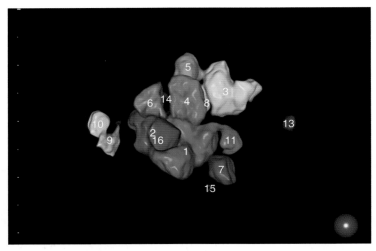

图 3-3-16　3D 重建体积计算软件处理后 PCOS 患者单侧卵巢声像图
不同颜色及数字示不同大小的卵泡,最大数字即为卵泡总数

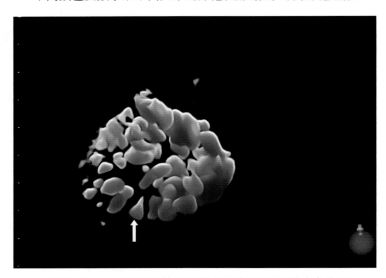

图 3-3-17　PCOS 患者单侧卵巢三维容积反转模式声像图
箭示其中一卵泡

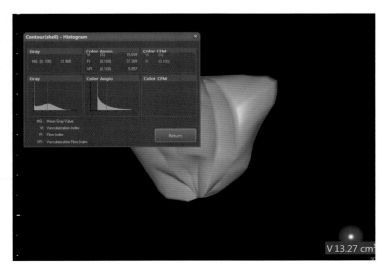

　图 3-3-18　PCOS 患者单侧卵巢体积及血流定量指标经 VOCAL 软件测量结果

（2）子宫：PCOS 患者因无排卵或稀发排卵，体内性激素分泌缺乏周期性变化，因此子宫内膜改变与正常月经周期不符。因子宫内膜长期受雌激素刺激，缺乏孕激素的拮抗而呈不同程度的增生性改变，声像图可表现为子宫内膜增厚，回声增强，或回声不均，出现多个小囊性病灶（图 3-3-19）。有研究在月经周期的第 6~7 天测量子宫内膜厚度时发现，PCOS 组子宫内膜厚度（11.1mm）明显高于正常组（6.2mm）。文献报道 PCOS 患者子宫内膜增生发生率为 12%~49%，需要注意的是虽然 PCOS 患者的子宫内膜增生患病率较高，但 PCOS 患者的子宫内膜厚度个体差异较大，从 1mm 左右到 20mm 以上不等。对于肥胖型 PCOS 患者，有研究认为肥胖和子宫内膜增生相关，因此有研究建议将肥胖 PCOS 患者超声诊断子宫内膜增生界值提前为 9.35mm。

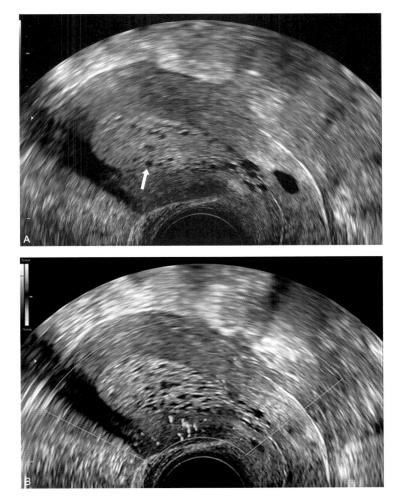

图 3-3-19　PCOS 患者子宫内膜二维灰阶声像图（A）及彩色多普勒声像图（B）
箭示内膜内小囊性病灶

PCOS 患者患子宫内膜癌的风险增加 2~6 倍，且常发生于绝经期前，因此超声应注意观察内膜基底层的完整性以及内膜内血流信号是否增加。此外，PCOS 患者大多伴有高黄体生成素血症、高胰岛素血症及高雄激素血症等内分泌异常，从而使子宫内膜周期性改变紊乱，以及子宫内膜血流灌注减小等导致子宫内膜容受性下降，患者妊娠率降低。

【相关检查】

1. 内分泌测定 PCOS 患者常合并一系列激素异常,主要包括:血清总睾酮水平正常或轻度升高,通常不超过正常范围上限的 2 倍,黄体生成素升高,非肥胖型患者卵泡刺激素 / 黄体生成素 ≥2 等。

2. 诊断性刮宫 在月经前数日或月经来潮 6h 内刮宫显示内膜呈不同程度的增殖性改变,无分泌期变化。

3. 基础体温测定 PCOS 患者因无排卵,体温多呈单相型基础体温曲线。

【鉴别诊断】

1. 分泌雄激素的肿瘤 肾上腺肿瘤或许多卵巢肿瘤会分泌大量雄激素,超声显示卵巢多囊样表现与 PCOS 患者相似,因肿瘤生长迅速患者雄激素水平可异常升高,CT 以及 MRI 等有助于肿瘤的定位和鉴别。

2. 口服避孕药 避孕药是激素类药物,主要利用孕激素抑制排卵达到避孕效果,长期服用避孕药患者卵巢可呈 PCOM 改变,此时需要结合患者的临床症状,药物史等进行鉴别。临床高度怀疑 PCOS 患者需要停用避孕药至少一个月后复查超声。

【临床意义】

1. 对于无生育要求的成人 PCOS 患者,需要调整生活方式,控制饮食及体重,并定期使用药物调整月经周期,改善多毛、痤疮等症状,同时还要预防远期并发症,如糖尿病、心血管疾病、子宫内膜癌等。

2. 对于有生育要求的成人 PCOS 患者,减重是肥胖 PCOS 不孕患者促进生育的基础治疗。在调整生活方式、改善胰岛素抵抗、抗雄激素治疗后仍未排卵者,需要诱发排卵,改善生育功能,需要注意的是,PCOS 患者由于体内较高的黄体生成素水平干扰卵子的成熟、排出、受精以及着床等阶段,易导致部分患者出现不孕及极早期流产,因此部分自然受孕失败的患者可选择性采用辅助生殖技术改善生育功能及妊娠结局。

3. 对于有可疑症状的青春期女性不急于诊断 PCOS,但是不诊断不等于不治疗,青春期女性 PCOS 患者的治疗主要针对患者的临床症状进行,解决患者的实际问题。

(秦文琼　石　华　王琳琳　方　桂)

三、子宫内膜异位囊肿

【定义】

子宫内膜异位症(endometriosis,EMT)是指子宫内膜组织(腺体和间质)出现在子宫内膜以外的部位,周期性的生长、出血,导致周围组织粘连,继而引起疼痛、不孕等,是最常见的妇科疾病之一,好发于育龄期女性,发病率占女性群体的 6%~10%,占育龄女性的 10%~15%。该病具有家族聚集性、激素依赖性、侵袭性及复发性等特点。

【发病机制及因素】

EMT 的发病机制仍不明确,目前主要的学说及发病因素有:

1. 异位种植学说 1921 年由 Sampson 提出的异位种植学说也称为经血逆流学说,认为经输卵管逆流至盆腔的子宫内膜经过黏附、侵袭、血管形成等过程可以在腹膜、卵巢等部位种植、生长,从而发生病变。

2. 体腔上皮化生学说及诱导学说　卵巢表面上皮、盆腔腹膜均是由胚胎期具有高度化生潜能的体腔上皮分化而来,这些分化来的组织在受到卵巢激素或经血和慢性炎症的反复刺激后可以转化为子宫内膜组织;诱导学说是体腔上皮化生学说的一种补充,认为子宫内膜中的化学物质或小颗粒可以从细胞中释放并刺激未分化的腹膜组织化生为子宫内膜组织。该学说在动物实验中已被证实。

3. 干细胞学说　近年来,有学者提出子宫内膜干细胞或骨髓干细胞的异常增生、分化可能与EMT 的发生有关。

4. 在位内膜决定论　我国郎景和教授提出的“在位内膜决定论”认为在位内膜的特质在 EMT的发生过程中起到了决定性的作用,EMT 患者的内膜更具有黏附、侵袭等能力,从而导致了 EMT 的发生发展。

5. 发病因素　遗传因素及免疫因素在 EMT 的发生发展中起着重要的作用,一级亲属中有EMT 患者的妇女患 EMT 的风险升高 7~10 倍。EMT 患者腹腔液、在位内膜及异位内膜中的巨噬细胞增多,腹腔液中的巨噬细胞可以与在位内膜及异位内膜分泌的子宫内膜珠蛋白结合,从而削弱巨噬细胞的吞噬功能,促进异位病灶的形成。此外,其他因素如生活饮食习惯的改变、环境污染物的长期暴露以及人体微生物群失调等也与 EMT 的发生有着潜在联系。

【病理特点】

1. 大体标本　卵巢子宫内膜异位病灶分为微小病变和典型病变两种,微小病变患者,卵巢浅表皮层可见红色、紫蓝色或者棕色的斑点,或数毫米大的小囊肿;典型病变是由于病灶反复侵犯卵巢皮质并周期性出血而形成单个或多个囊肿,囊肿大小不一,内含柏油样或巧克力样的陈旧性血性液体,囊肿表面呈灰蓝色,与周围组织如子宫、阔韧带、盆壁等紧密粘连。

2. 镜下特点　典型的子宫内膜异位病灶可见子宫内膜上皮、间质、腺体、纤维素及出血等成分,但由于异位内膜反复浸润出血,上述组织结构可被破坏而难以发现,由于出血来自间质内血管,因此镜下只要找到少量间质细胞即可确诊。

【临床表现】

子宫内膜异位症的临床表现复杂且具有多样性,症状与异位灶部位及月经周期相关。

1. 盆腔疼痛　疼痛是 EMT 最主要的症状,70%~80% 患者存在不同程度的盆腔疼痛,主要表现为痛经、慢性盆腔疼痛、性交痛、肛门及会阴部放射痛等。

2. 不孕　子宫内膜异位症可以引起盆腔粘连、输卵管堵塞等,因此 EMT 患者常合并不孕。研究发现,25%~50% 不孕症妇女存在子宫内膜异位症,而 30%~50% 子宫内膜异位症女性合并不孕。

3. 月经异常　15%~30% 患者卵巢功能受到影响,出现月经异常,可表现为月经量增多、经期延长或子宫不规则出血。

4. 盆腔结节或包块　部分患者行妇科检查时可以发现与子宫粘连的盆腔结节或包块以及宫骶韧带触痛性结节。

5. 侵犯特殊部位引起的症状　子宫内膜异位症虽然是良性疾病,但是具有恶性肿瘤侵袭和转移的特点。当病灶侵犯肠道,可引起腹泻、便秘、便血、排便疼痛或肠梗阻等;侵犯膀胱或输尿管可引起排尿困难或尿频、尿急、尿痛,甚至血尿;剖宫产后瘢痕处的异位灶可引起月经相关性疼痛并可扪及结节；出现在肺及胸膜的异位灶可引起月经周期相关性的咯血及胸痛。

【临床病理类型】

EMT 根据侵犯部位可以分为以下 4 种病理类型：

1. 腹膜型内异症或腹膜内异症

2. 卵巢型内异症或卵巢子宫内膜异位囊肿

3. 深部浸润型内异症

4. 其他部位的内异症

本节主要介绍卵巢子宫内膜异位囊肿的超声表现。

【超声表现】

1. 二维超声

（1）卵巢子宫内膜异位囊肿主要表现为单发或者多发的圆形或椭圆形囊性病灶，囊壁厚而规则，囊壁外缘清晰，内壁毛糙，有时可见血凝块或纤维碎屑等形成的不规则回声团附着（图 3-3-20），囊壁有时还可见高回声钙化斑（图 3-3-21）。

（2）典型的子宫内膜异位囊肿囊内回声表现为均匀的细密点状低回声即呈"磨玻璃"样改变（图 3-3-22），病灶后方回声增强，但注意"磨玻璃"样改变并不是子宫内膜异位囊肿特有，黄体血肿、黏液性囊腺瘤等也可出现类似的声像图表现。此外有研究发现，绝经前妇女中，卵巢"磨玻璃"样囊性病灶中，有 3.8% 的患者诊断为恶性肿瘤，因此需结合患者临床资料、病史等进一步鉴别。随着月经周期及病程长短变化引起的囊内出血时间及程度的不同，囊内回声可有一定的改变，病程短及月经期前者，囊液稀薄、清亮，回声与单纯性囊肿相似；月经期囊肿可增大，囊液稍稠，囊内回声呈"磨玻璃"样改变（图 3-3-22）；病程较长者囊内点状回声密度增加、回声增高，形成血凝块时囊内可见不规则的中高回声团块（图 3-3-23），当囊内的血凝块机化、纤维素沉积时囊内回声可以实性为主（图 3-3-24），内可见高回声分隔光带，此型主要见于病程长的患者。

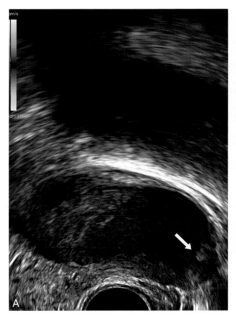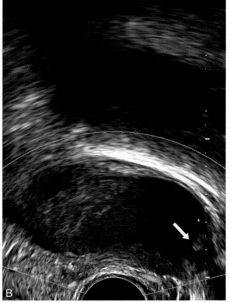

图 3-3-20　子宫内膜异位囊肿二维灰阶声像图（A）及彩色多普勒声像图（B），
箭示囊内壁不规则回声区

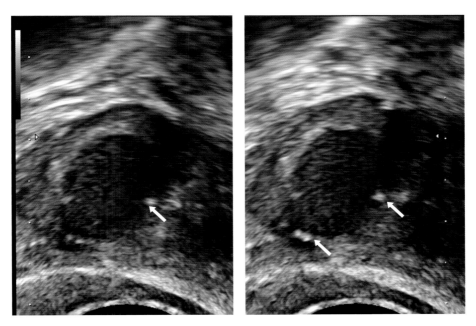

图 3-3-21　子宫内膜异位囊肿二维灰阶声像图
箭示囊壁钙化斑

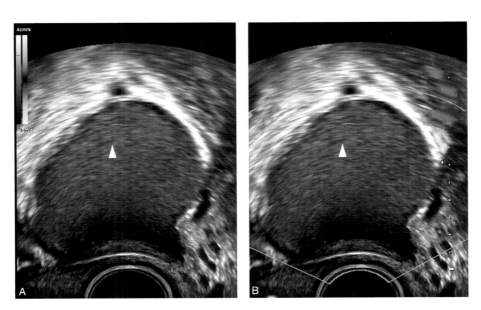

图 3-3-22　典型子宫内膜异位囊肿二维灰阶声像图（A）及彩色多普勒声像图（B）
箭头示囊内回声呈"磨玻璃"样改变

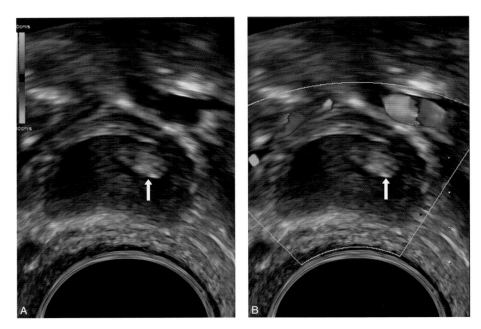

图 3-3-23　子宫内膜异位囊肿二维灰阶声像图（A）及彩色多普勒声像图（B）

箭示囊内高回声光团

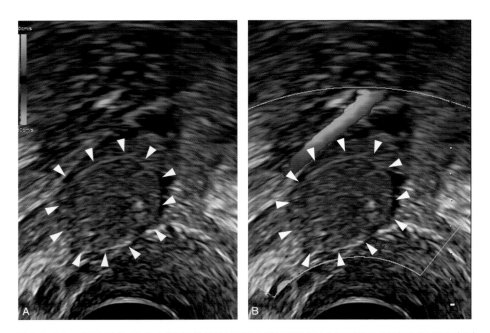

图 3-3-24　病程长的子宫内膜异位囊肿二维灰阶声像图（A）及彩色多普勒声像图（B）

箭头示囊肿边界

（3）较小的卵巢子宫内膜异位囊肿周围可见包绕的卵巢实质，囊肿较大时，卵巢实质受压常难以见到正常的卵巢组织。

（4）间接征象：子宫内膜异位囊肿常与周围组织形成粘连，导致位置固定，"滑动征"阴性，双侧卵巢相距很近时多在子宫宫底部上方相互粘连形成"KISS 征"（图 3-3-25）。

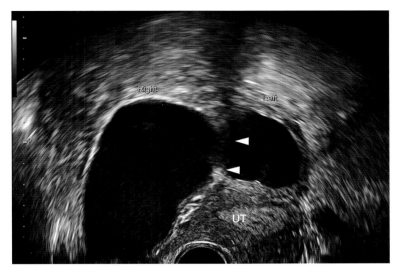

图 3-3-25 双侧卵巢子宫内膜异位囊肿二维灰阶声像图

UT 示子宫,箭示双侧卵巢于子宫宫底上方形成 "KISS 征"

2. 彩色多普勒超声 子宫内膜异位囊肿囊内主要为异位内膜周期性出血形成的陈旧性积血、血凝块,当组织机化、纤维素沉积时,囊内可出现分隔光带,囊内及分隔均无血流信号显示(图 3-3-26),有时卵巢内多个囊肿之间可显示分隔,主要为受压的卵巢组织,彩色多普勒超声可见条状血流信号显示(图 3-3-27)。

3. 绝经后及妊娠期的子宫内膜异位囊肿超声表现

(1)绝经前与绝经后的子宫内膜异位囊肿超声表现不同,绝经后的子宫内膜异位囊肿超声表现异质性较大,"磨玻璃"样改变并不能作为诊断子宫内膜异位囊肿的典型征象。有学者对 77 例绝经后患者的"磨玻璃"样回声肿块研究发现子宫内膜异位囊肿占 15.6%(12/77),而恶性肿瘤占 44%

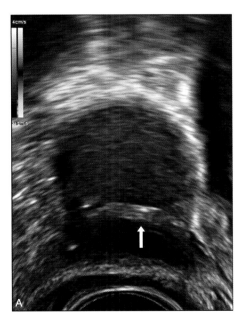
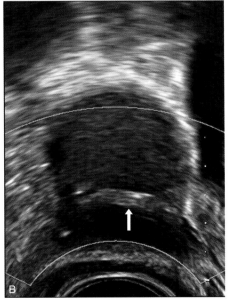

图 3-3-26 子宫内膜异位囊肿二维灰阶声像图(A)及彩色多普勒声像图(B)

箭示囊内分隔无血流信号

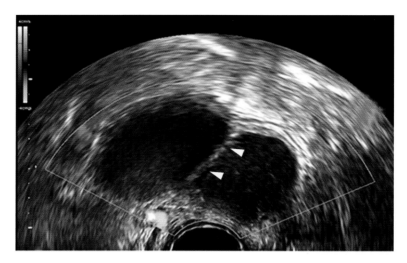

图 3-3-27　子宫内膜异位囊肿彩色多普勒声像图
箭示囊肿间受压的卵巢组织,彩色多普勒超声可见条状血流信号

（34/77）。因此,对于绝经后患者存在"磨玻璃"样囊性病灶时,需要谨慎诊断,勿将卵巢恶性肿瘤误诊为子宫内膜异位囊肿。研究发现子宫内膜异位囊肿恶变多发生于绝经期妇女,国内外文献报道的恶变发病率为 0.26%~2.5%。因此对于绝经期妇女的子宫内膜异位囊肿还应警惕发生恶变的可能,恶变病理类型主要为子宫内膜样腺癌和透明细胞癌,超声在随访过程中发现囊壁有乳头或囊壁不断增厚,应高度警惕恶变可能。

（2）妊娠期由于激素水平变化,子宫内膜异位囊肿可呈现"蜕膜化"改变,典型的声像图表现为卵巢内囊性病灶（通常为单房,有时伴有 2~4 个囊肿）,囊内多为"磨玻璃"样或低回声的囊液,囊壁可见轮廓光滑的圆形乳头状突起（图 3-3-28）,彩色多普勒超声显示乳头状突起内血流信号较丰富（图 3-3-29）,此时需要与卵巢恶性肿瘤相鉴别。恶性肿瘤内的乳头状突起通常形态欠规则,而"蜕膜化"的子宫内膜异位囊肿囊壁突起通常呈圆形且轮廓光滑,此外还可以结合"滑动征"、探头加压是否触痛以及患者病史等进行鉴别。

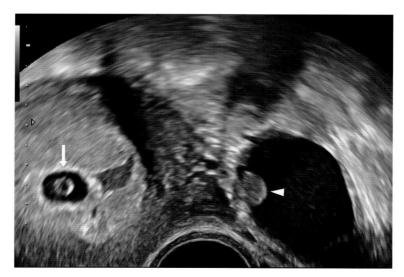

图 3-3-28　蜕膜化的子宫内膜异位囊肿二维灰阶声像图
长箭示孕囊,孕囊内可见卵黄囊,箭头示子宫内膜异位囊肿囊壁乳头状突起

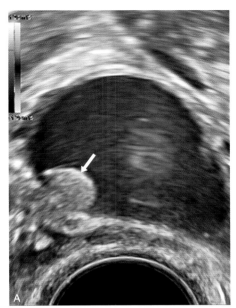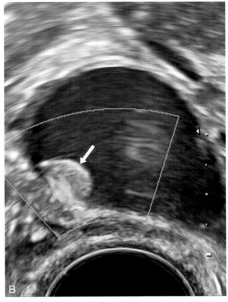

图 3-3-29　蜕膜化的子宫内膜异位囊肿二维灰阶声像图(A)及彩色多普勒声像图(B)
箭示囊壁乳头状突起,彩色多普勒超声显示较丰富血流信号

【相关检查】

1. **CT**　表现为与子宫粘连或紧贴的囊性肿块,密度高,CT 值在 20~50HU 之间,囊壁厚薄不均,囊内可见团块样、斑片状、弧形高密度灶,具有一定的特异性。

2. **MRI**　MRI 影像学特征是边缘模糊的圆形或椭圆形病灶合并不同时期的出血信号。病灶大小不一,与周围组织分界不清,病灶内的信号因出血时期及病程长短不同而复杂多样,急性出血时,囊肿 T_1WI 上呈高信号,T_2WI 上呈低或等低信号;亚急性出血时,囊肿 T_1WI、T_2WI 上均呈高信号;慢性陈旧性出血时,囊肿 T_1WI 上呈高或稍高信号,T_2WI 上呈等或低信号。

3. **腹腔镜**　是确诊内异症的标准方法及确定内异症分期的唯一方法,对于影像学等辅助检查无阳性发现,而慢性腹痛、痛经进行性加重等高度怀疑内异症的患者可以选择腹腔镜探查。

【鉴别诊断】

1. **单纯性囊肿**　月经期前或病程较短的子宫内膜异位囊肿囊液稀薄、清亮,需要与单纯性卵巢囊肿相鉴别,此时可调节超声增益,以同侧或对侧较大的卵泡回声作为对照(图 3-3-30),仔细观察回声区别,单纯性囊肿通常与卵泡回声相似。

2. **黄体血肿**　子宫内膜异位囊肿囊内形成血凝块时需要与黄体血肿相鉴别,后者囊内壁更毛糙,囊壁可见环状或半环状的血流信号(图 3-3-31),而子宫内膜异位囊肿周围无血流或少许点状血流信号显示,短期内动态随诊,黄体血肿多在一次或数次月经后变小甚至消失。

3. **浆液性或黏液性囊腺瘤**　病程较长的子宫内膜异位囊肿因纤维素沉积出现分隔光带或多个子宫内膜异位囊肿出现囊间分隔时,需要与卵巢囊腺瘤相鉴别。卵巢囊腺瘤囊壁光滑,囊内分隔多粗细不均,囊壁可出现乳头成分,分隔和乳头上常可见血流信号显示,肿块周围可显示完整的包膜结构,且与周围的组织无明显粘连,“滑动征”为阳性。而子宫内膜异位囊肿囊内分隔粗细较均匀,囊壁无乳头样突起,囊内分隔或血凝块均无血流信号显示,子宫内膜异位囊肿常与周围组织形成粘连,导致位置固定,“滑动征”阴性。此外,还可结合患者是否有痛经、触痛等临床症状进一步鉴别。

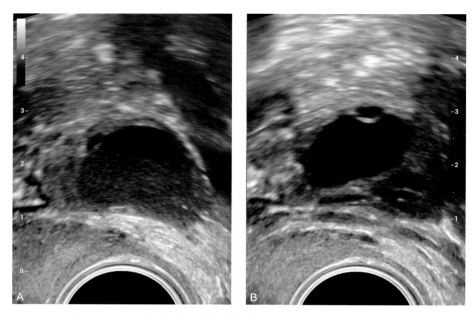

图 3-3-30　子宫内膜异位囊肿(A)与卵泡(B)二维灰阶声像图

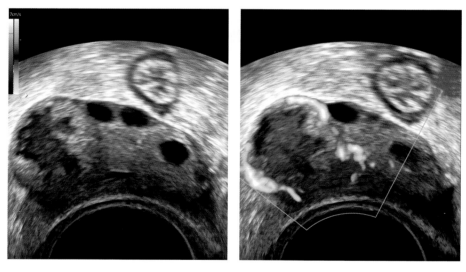

图 3-3-31　黄体血肿二维灰阶声像图及彩色多普勒声像图

　　4. 成熟型畸胎瘤　成熟型畸胎瘤和子宫内膜异位囊肿声像图可有重叠,部分畸胎瘤囊内回声也可呈磨玻璃样改变,仔细观察,如果囊内合并短线样高回声则支持畸胎瘤的诊断,两者鉴别困难时需要结合患者病史以及有无"滑动征"等间接征象进行进一步鉴别。

　　5. 卵巢癌　病程很长的子宫内膜异位囊肿囊内回声可以实性为主,此时需要与卵巢癌相鉴别,卵巢癌实性部分可见丰富血流信号,可记录到高速低阻的血流频谱,而子宫内膜异位囊肿囊内主要为陈旧性积血及纤维素分隔,很难观察到血流信号的显示。

　　总之,子宫内膜异位囊肿因病程长短及月经周期变化,囊内回声不同,需要与其他疾病进行鉴别。除了从声像图上寻找异同点,还需要结合患者的病史、临床症状及实验室检查进行诊断和鉴别诊断,必要时可短期内动态随诊。

【临床意义】

子宫内膜异位症患者的治疗应根据患者的年龄、病变范围及部位,有无生育要求等给予个体化治疗。

1. 症状轻微或病变较小的患者可以采用期待疗法,对症处理异位病灶引起的腹痛,并定期随访观察病灶大小、范围及程度等。

2. 有生育要求的患者,若病变程度较轻,可以先给予药物治疗,若病变程度较重需要尽早行保留生育功能的手术治疗。

3. 年轻暂无生育要求的患者,病变程度较重时,可以行保留生育功能的手术治疗,并结合药物治疗。

4. 无生育要求的重症患者可以行根治性手术治疗,彻底清除子宫内膜异位病灶。

（秦文琼　石　华　黄小烜　周小燕）

第四节　生殖相关盆腔疾病

女性不孕症的原因主要包括排卵障碍和盆腔因素,盆腔因素主要是指子宫因素、宫颈因素、输卵管及其周围病变(包括输卵管梗阻、输卵管积水、输卵管周围粘连、生殖器结核等)。

没有单一的临床症状或检查方法具有足够的敏感性或特异性来明确诊断盆腔炎性病变,其通常是一种临床诊断,超声的评估价值有限,需要综合患者体征、临床症状和实验室检查结果等,对于出现盆腔或下腹痛的高危患者,应提高警惕,注意鉴别。

本节主要介绍与生殖功能相关的盆腔疾病,包括输卵管炎性病变、盆腔结核、深部浸润型子宫内膜异位症。

一、输卵管炎性病变

【定义】

由于女性生殖器的自然防御功能减低,病原体侵入而引起女性上生殖道及其周围的结缔组织发生炎症,称为盆腔炎性疾病(pelvic inflammatory disease,PID)。主要包括宫颈炎、子宫内膜炎、输卵管炎、卵巢炎、输卵管积水、输卵管 - 卵巢脓肿(tuboovarian abscess,TOA)和盆腔腹膜炎,主要影响年轻、性活跃女性。约有 20% PID 女性患者因输卵管瘢痕形成及粘连而导致不孕,约 9% 的患者可能发生异位妊娠,约 18% 的患者出现慢性盆腔痛。

【病因及发病机制】

病原体传播途径通常是下生殖道感染引起的上行感染,从阴道直接向上扩展,再通过输卵管和卵巢,最后到达腹腔。病原体分为外源性(主要为性传播疾病的病原体,如沙眼衣原体、淋病奈瑟球菌)及内源性(来自原寄居于阴道内的微生物群)两个来源,两者可单独存在,但通常为混合感染,外源性的衣原体或淋病奈瑟球菌感染造成输卵管损伤后,易继发内源性的需氧菌及厌氧菌感染。

血行播散和邻近器官感染的扩散是 PID 少见的原因。

危险因素包括年轻、吸烟、使用宫内节育器、子宫手术史、与多个伴侣发生性行为和细菌性阴道病。

【病理特点】

因病原体传播途径不同而有不同的病变特点：

1. 炎症经子宫内膜向上蔓延 首先引起输卵管黏膜炎，输卵管黏膜肿胀、间质水肿及充血、大量中性粒细胞浸润，严重者输卵管上皮发生退行性变或成片脱落，引起输卵管黏膜粘连，导致输卵管管腔及伞端闭锁，若有脓液积聚于管腔内则形成输卵管积脓。

2. 病原菌通过宫颈的淋巴播散 病变以输卵管间质炎为主，其管腔常可因肌壁增厚受压变窄，但仍能保持通畅。轻者输卵管仅有轻度充血、肿胀、略增粗；严重者输卵管明显增粗、弯曲，纤维素性脓性渗出物增多，造成与周围组织粘连。

【临床表现】

临床表现多变，从无症状到严重的盆腔疼痛，症状的强度与输卵管炎症严重程度之间的相关性较差。急性期可表现为下腹痛伴发热，严重时有高热、寒战、头痛。若脓肿形成，可有下腹部包块及局部压迫刺激症状；包块位于子宫前方可出现膀胱刺激症状，如排尿困难、尿频等；若包块位于子宫后方可有直肠刺激症状，如腹泻、里急后重感等。慢性期全身症状不明显，可表现为下腹坠胀、疼痛，腰骶部酸痛，劳累后加剧，月经不调，阴道分泌物异常，继发不孕等。

妇科检查可能发现阴道分泌物异常，子宫颈充血、水肿，宫颈举痛，附件区压痛（＋）；若为输卵管脓肿，可触及包块且压痛明显，不活动。

【超声检查】

早期超声可能没有明显改变，当炎症造成子宫附件结构形态发生变化时，才有超声声像图的改变。

1. 二维超声

（1）输卵管增粗：输卵管炎症引起输卵管黏膜肿胀，输卵管扩张呈条形、腊肠形，输卵管管壁增厚、输卵管增粗（图3-4-1A），或表现为附件区的低或等回声实性包块，边界清。渗出炎性液体积聚在输卵管周围时可见输卵管及卵巢漂浮在渗出液中（图3-4-1B）。

（2）输卵管积水：表现为子宫旁囊性包块，多为双侧，呈弯曲管状或盲袋状（图3-4-2），边界清，内为液性暗区，在纵向平面成像时可见不完整的分隔（图3-4-3），可见到正常卵巢声像。

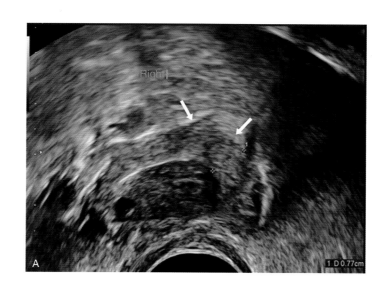

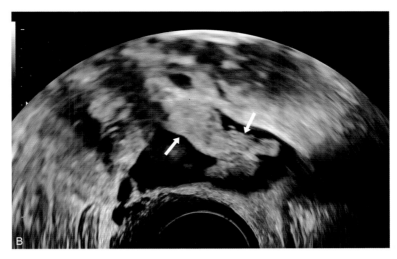

图 3-4-1 输卵管增粗二维灰阶声像图

A. 箭示输卵管壁增厚、输卵管增粗呈条形；B. 箭示增粗的输卵管漂浮在渗出液中

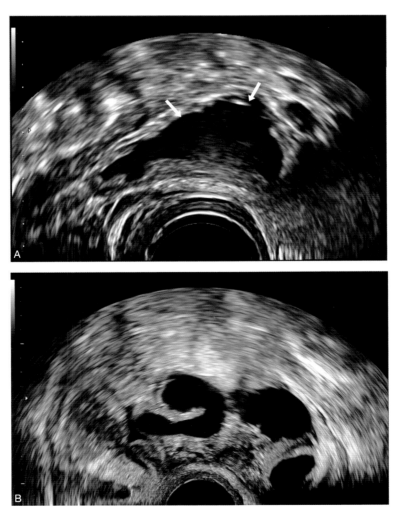

图 3-4-2 输卵管积水的二维灰阶声像图

A. 输卵管积水呈盲袋状（箭）；B. 输卵管积水呈弯曲管状

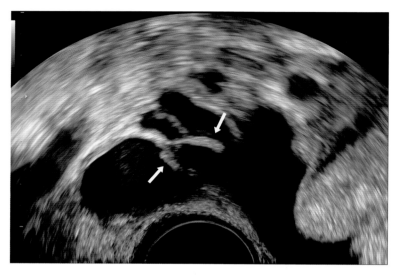

图 3-4-3 输卵管积水二维灰阶声像图
箭示积水的输卵管腔内不完全分隔

（3）输卵管 - 卵巢脓肿：表现为子宫旁囊实性包块，通常为单侧，也可表现为双侧。输卵管脓肿表现为腊肠状或弯曲管状囊性包块，囊壁增厚，囊内为细密光点回声或不均质低回声或云雾状回声（图 3-4-4）。卵巢炎症产生炎性渗出液或卵巢水肿而导致卵巢体积增大、卵巢正常结构模糊，卵巢内脓肿常为圆形或椭圆形，囊壁较厚，内为不均匀云雾状回声。因炎性渗出导致输卵管和卵巢间形成粘连，难以区分其边界，其内偶可见由液体和脓液形成的液脓平面（图 3-4-5）。在超声引导下行脓肿穿刺抽液并局部注射抗生素是治疗方法之一。

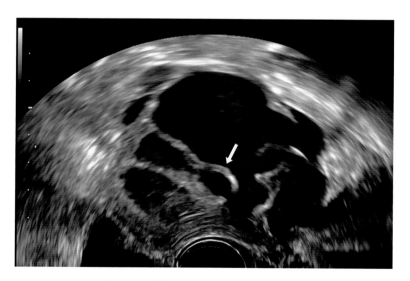

图 3-4-4 输卵管脓肿二维灰阶声像图
患者女性，34 岁，腹痛伴发热 5d，加重 2d。二维灰阶声像图示输卵管表现为弯曲管状囊性包块、厚壁，囊内为细密光点回声，可见不完全分隔（箭）

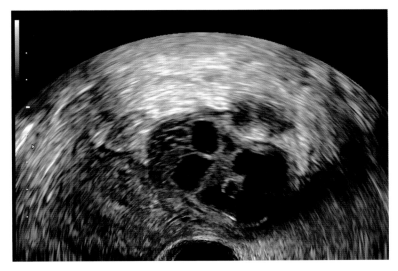

图 3-4-5　输卵管 - 卵巢脓肿二维灰阶声像图

患者女性，40 岁，左下腹痛 10d。二维灰阶声像图示输卵管与卵巢间形
成粘连、形态不规则，两者边界不清，难以区分

2. 彩色多普勒超声

（1）输卵管增粗：病灶内可见短线状血流信号（图 3-4-6）。

（2）输卵管积水：囊壁上可见少许点状或短条状血流信号（图 3-4-7、图 3-4-8）。

（3）输卵管 - 卵巢脓肿：混合性包块的囊壁及分隔上可见较丰富条状血流信号（图 3-4-9、图 3-4-10）。

3. 子宫输卵管超声造影　输卵管管腔因积水呈弯曲管状或盲袋状，边界清，可观察到输卵管整体形态和走行（图 3-4-11）。二维输卵管造影模式可以显示无回声的输卵管积水内有造影剂的充盈。

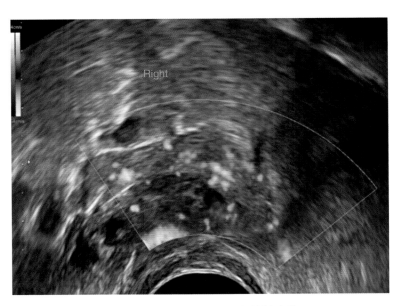

图 3-4-6　输卵管增粗彩色多普勒声像图

增粗输卵管内可见点状血流信号

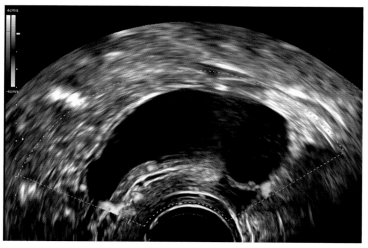

图 3-4-7 输卵管积水彩色多普勒声像图
积水的输卵管壁上可见少许点状或短条状血流信号

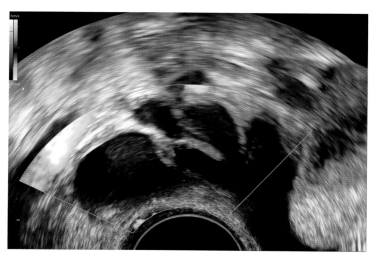

图 3-4-8 输卵管积水彩色多普勒声像图
积水输卵管的不完全分隔上可见少许点状或短条状血流信号

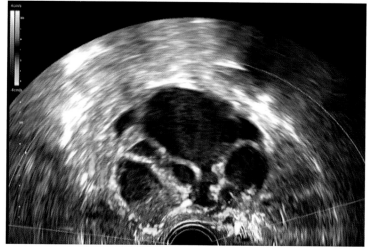

图 3-4-9 输卵管积脓彩色多普勒声像图
积脓输卵管的管壁及不完全分隔上可见较丰富条状血流信号

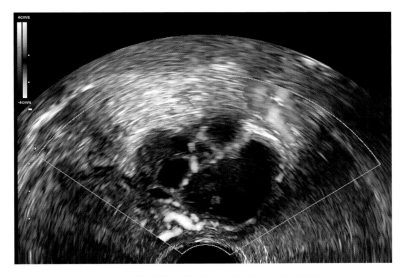

图 3-4-10 输卵管 - 卵巢脓肿彩色多普勒声像图
脓肿的囊壁及分隔上可见较丰富条状血流信号

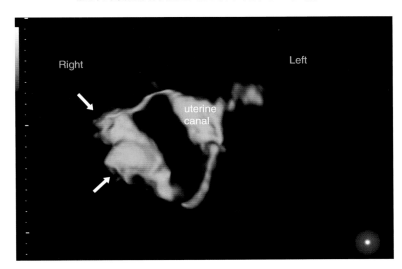

图 3-4-11 输卵管积水(右侧)超声造影声像图
患者女性,30 岁,性生活正常 2 年未孕。子宫输卵管超声造影显示:
右侧输卵管中远端管腔因积水呈盲袋状(箭)。uterine canal:宫腔

【相关检查】

1. 实验室检查 沙眼衣原体和淋病奈瑟球菌的核酸扩增试验,生理盐水显微镜检查可以帮助确定患者是否同时患有阴道毛滴虫感染或细菌性阴道病。如果患者的阴道分泌物正常并且没有白细胞存在,则诊断为 PID 的可能性较小,但不能排除。

2. MRI 可显示管壁增厚,非扩张或扩张的输卵管管壁增强。或表现为复杂的盆腔肿块,伴有液体成分、周围水肿、增厚的壁和分隔。也可能仅表现为宫旁增强、盆腔水肿和筋膜平面增厚。MRI 在评估急性 PID 方面优于超声检查。

3. CT 可显示输卵管增粗、管壁增强,或多房间隔囊性肿块,壁厚均匀强化,扩张管腔内可见游离液体。还可发现子宫骶韧带增厚和水肿、骨盆脂肪密度增加、腹膜增强、反应性淋巴结。

4. 腹腔镜 诊断盆腔炎性疾病标准包括:输卵管表面明显充血、输卵管壁水肿,输卵管伞端或浆膜面有脓性渗出物。如果腹腔镜检查后没有发现 PID 的证据,可能需要进行子宫内膜活检以评估子宫内膜炎。

【鉴别诊断】

1. 输卵管伞端局部积水与输卵管系膜囊肿 前者壁厚,多角度扫查可以找到与其相延续的输卵管结构。后者多呈圆形,壁薄,张力大,内回声清晰(图 3-4-12)。

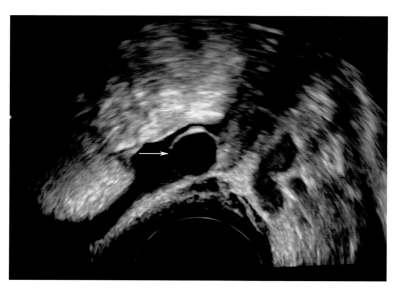

图 3-4-12 输卵管系膜囊肿二维灰阶声像图
囊肿(箭)呈圆形,壁薄,张力大,内回声清晰

2. 输卵管积脓与卵巢子宫内膜异位囊肿 前者一般呈连续管状,无回声区内可见粗大或点片状回声,内可见不完全分隔。后者多为圆形,壁厚,无回声区内可见细小密集点状回声,周边可见部分卵巢组织声像。鉴别困难时,结合临床病史及实验室检查,必要时行超声引导下穿刺抽液并抗炎治疗,比较声像图及临床体征变化,对鉴别诊断起重要作用。

3. 输卵管 - 卵巢脓肿与附件区肿瘤 当附件包块无法显示输卵管特征性的管道状结构时,需结合病史、临床症状及实验室检验结果进行鉴别。若患者发病急且有下腹疼痛、发热、脓性白带、附件包块触痛(+)等,则提示有炎症的存在,必要时在短期抗感染治疗后复查。若患者出现阴道流血和 / 或盆腔疼痛,在双侧或单侧附件区探及混合性包块(图 3-4-13),边界不清,形态不规则,包块内可见乳头状突起或完全性分隔,可能有由坏死和出血引起的小囊性成分,在彩色多普勒上,实质性包块部位可测及低阻力指数的血流信号时,应警惕附件区肿瘤可能。

4. 输卵管积水与肠管 输卵管积水可找到盲端,无蠕动。肠管则可延续,长时间观察可见有节律的自主蠕动。

【临床意义】

PID 常见且具破坏性的长期后遗症是对输卵管的损害,表现为输卵管腔内的瘢痕、粘连以及输卵管周围组织的粘连,是发生异位妊娠的重要原因之一,30%~40% 异位妊娠的发生可能与 PID 有关。由于输卵管梗阻和积水,输卵管功能受损,PID 常导致女性不孕,占不孕症女性的 25%~35%。在输卵管性不孕的女性中,有输卵管积水的女性行 ART 治疗成功率较低,早期流产率较高。

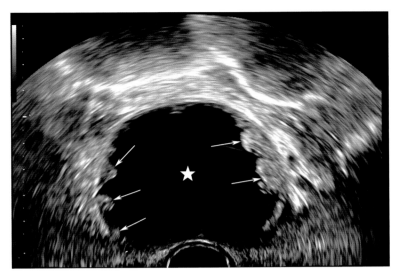

图 3-4-13 卵巢交界性浆液性囊腺瘤二维灰阶声像图

肿块内部充满液性暗区（星号），易与输卵管积水混淆，但该肿块无输卵管积水的腊肠形，且内壁上附着多个高回声突起（箭），无输卵管积水典型的不全分隔

由于缺乏特异性的声像表现，输卵管炎性病变在诊断和鉴别诊断上需要结合临床表现和妇科检查情况，甚至实验室检验结果。必要时，抗感染治疗后定期复查，比较声像图变化将对鉴别诊断起重要作用。了解输卵管炎性疾病的声像表现，早期识别并及时治疗可以降低随后发生与输卵管相关的不孕症、异位妊娠和盆腔粘连导致慢性盆腔疼痛等的风险。对于有生育要求的妇女，可行超声引导下穿刺抽液治疗，但是否可以提高妊娠率，现有研究仍存在争议。

（鲜 舒 石 华 曾 祯 陈 茜）

二、盆腔结核

【定义】

盆腔结核（pelvic tuberculousis），又称结核性盆腔炎（tuberculous pelvitis），是由结核分枝杆菌侵入机体所致的生殖器官的变态反应性病变，为全身结核临床表现的一种。好发于育龄期妇女，因为大多数患者没有症状并且仅在评估不孕症时才被诊断出来，其准确发病率不明确。按病变累及部位，可分为输卵管结核、卵巢结核、子宫内膜结核及宫颈结核等。几乎所有女性盆腔结核病例都可发现输卵管受影响，而其中约 50% 病例发现子宫内膜受损。

【病因及发病机制】

盆腔结核常继发于肺结核或肺外结核，包括胃肠道、肾脏、骨骼系统和脑膜结核，主要通过血行传播，占肺外结核病例的 27%。由于输卵管黏膜有利于结核分枝杆菌的潜伏感染，因此结核分枝杆菌首先侵犯输卵管，然后依次扩散到子宫内膜、卵巢，侵犯宫颈、阴道、外阴者较少。当男性性伴侣患有活动性泌尿生殖系统结核（如附睾结核）时，受感染的精液可导致女性发生原发性盆腔结核。盆腔结核也可以从附近的腹部器官（如肠道或腹部淋巴结）直接传播。

免疫力低下、营养不良、糖尿病、过度吸烟、酒精 / 药物滥用、血液透析或 HIV 感染者是结核病的易感人群。

【病理特点】

1. 输卵管结核　约占盆腔结核的 90%，多为双侧，但双侧病变程度可不同。输卵管浆膜面可见多个粟粒结节，输卵管增粗肥大，其伞端外翻如烟斗嘴状或伞端封闭，管腔内充满干酪样物质；或输卵管僵直变粗，输卵管峡 - 壶腹部呈结节状增厚。

2. 子宫内膜结核　约占盆腔结核的 50%，通常是局灶性的，早期病变出现在宫腔两宫角处，子宫大小、形态无明显变化；随着病情进展，子宫内膜受到不同程度结核病变破坏，如溃疡、干酪样坏死和出血等，最后代以瘢痕组织，可使宫腔粘连变形、缩小。

3. 卵巢结核　约占盆腔结核的 10%，通常仅有卵巢周围受累，较少侵犯卵巢深层。少部分由血循环传播而致者，可在卵巢深部形成结节及干酪样坏死性脓肿。

4. 宫颈结核　较少见，占盆腔结核的 5%~15%，病变可表现为乳头状增生或溃疡。

5. 阴道和外阴结核　罕见，仅占盆腔结核的 1%~2%，常有肥厚性病变或不愈合的溃疡。

6. 盆腔腹膜结核　多合并输卵管结核，分为渗出型和粘连型。渗出型特点为腹膜及盆腔脏器浆膜表面布满无数大小不等的散在灰黄色结节，渗出物为浆液性草黄色澄清液体，积聚于盆腔，有时因粘连形成多个包裹性囊肿；粘连型特点是腹膜增厚，与邻近脏器之间发生紧密粘连，粘连的组织间常发生干酪样坏死，易形成瘘管。

【临床表现】

通常影响育龄期女性，临床表现无特异性，若为活动期，可有结核病的一般症状，如低热、盗汗、乏力、食欲不振、体重减轻等。轻者全身症状不明显，有时仅有经期发热，但症状重者可有高热等全身中毒症状。盆腔结核可导致患者出现不孕、流产、月经紊乱、慢性盆腔炎、机体免疫功能紊乱等并发症。盆腔结核女性不孕症的发病率为 10%~85%，5%~10% 不孕女性患有盆腔结核。本病其他症状还包括阴道出血、月经不调、阴道分泌物异常、盆腹腔肿块和腹胀。

【超声检查】

1. 二维超声

（1）输卵管结核：输卵管增粗呈管状低回声，管壁可见较多点状强回声光斑（干酪样坏死物，图 3-4-14）。当合并输卵管积液时呈迂曲状扩张，形态不规则，管壁不均匀增厚、毛糙，因管壁增厚折叠显示为不完全分隔，内部为透声好的无回声区或夹杂细小点状不均质强回声。

（2）子宫内膜结核：子宫内膜呈不规则增厚，回声不均、强弱不等，或有较多散在排列的点状、斑片状稍强回声，后方无声影（图 3-4-15、图 3-4-16）；内膜边界模糊、不规则；内膜内有多个小无回声区或宫腔积液，在宫腔积液的衬托下内膜呈锯齿状不规则增厚。纤维化和瘢痕形成的不可逆后遗症包括宫腔粘连和宫腔变形。宫腔内可出现局限性团块状强回声，对诊断有较大帮助。使用三维超声及容积超声，可观察到宫腔边界欠清晰、形态欠规则，宫腔可缩窄变形，内可见散在强回声光斑，宫腔容积减小（图 3-4-17）。

（3）卵巢结核：卵巢周边或内部可见较多点状、斑片状强回声光斑（图 3-4-18），后方无明显声影。当合并输卵管结核，卵巢和输卵管粘连时，表现为宫旁囊实性或实性包块，形态不规则，边界模糊，内回声杂乱，可见部分正常卵巢组织声像。

（4）宫颈结核：慢性感染可能导致子宫颈管缩小和狭窄。

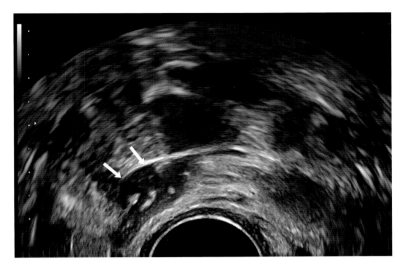

图 3-4-14　输卵管结核二维灰阶声像图

患者女性,35 岁,不孕史 5 年,既往肺结核病史 10 年。经阴道二维超声
显示:输卵管增粗呈管状低回声区(白箭),管壁可见较多小点状强回声
光斑(红箭)

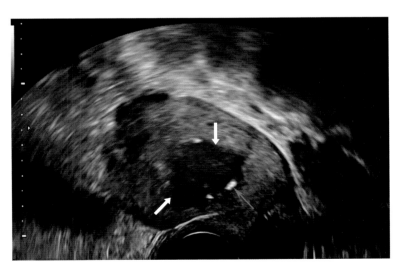

图 3-4-15　子宫内膜结核二维灰阶声像图

患者女性,28 岁,不孕史 2 年,既往肺结核病史 5 年。经阴道二维超声
显示:内膜不规则增厚(白箭),有较多散在排列的点状、斑片状稍强回
声光斑(红箭),后方无声影

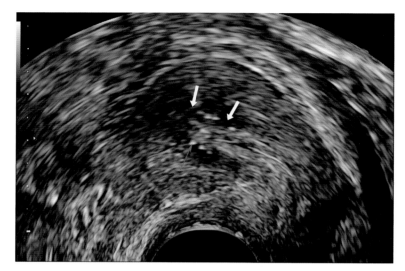

图 3-4-16　子宫内膜结核二维灰阶声像图

患者女性,29 岁,不孕史 2 年,无肺结核病史,既往宫腔镜手术取内膜活检证实子宫内膜结核。经阴道二维超声显示:内膜回声不均、强弱不等(白箭),有较多散在排列的点状强回声光斑(红箭),后方无声影

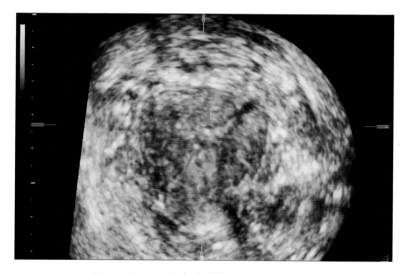

图 3-4-17　子宫内膜结核三维超声声像图

与图 3-4-16 为同一患者,经阴道三维超声显示:宫腔边界欠清晰,形态欠规则,宫腔缩窄,内可见散在强回声光斑(红箭)

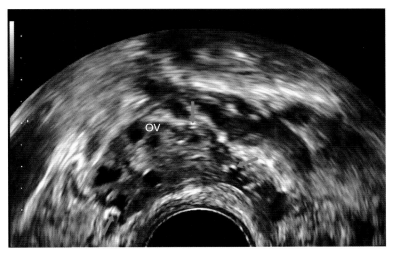

图 3-4-18 卵巢结核二维灰阶声像图

患者女性,26岁,不孕史3年,腹腔镜手术见卵巢表面及输卵管浆膜面
较多粟粒样结节。经阴道二维超声显示:卵巢(OV)周边可见较多点
状、斑片状强回声光斑(红箭)

（5）盆腔腹膜结核:子宫浆膜面、附件和肠管表面可见较多粟粒状强回声斑;盆腹腔液性暗区
内常可见条索状粘连带回声,可见卵巢周围粘连声像。较严重时常形成包裹性积液,呈多个不规
则无回声区,内可见强回声分隔带交织,分隔带及积液周边见较多散在或聚集的点状强回声光斑
（图 3-4-19）;推动探头,无回声区大小、范围无明显改变,可见形态改变及分隔带伴随摆动。

图 3-4-19 患者腹腔镜下壁腹膜及脏腹膜表面可见大量密集的粟粒状小结节（图 3-4-20）,乙状
结肠及网膜悬吊于左下腹壁,盆腔中央稍宽敞,可见草绿色腹水约 100ml。胃及肝脏表面见粟粒状
结节,行盆腔多点活检,快速冰冻切片报告考虑结核病变（图 3-4-21）。

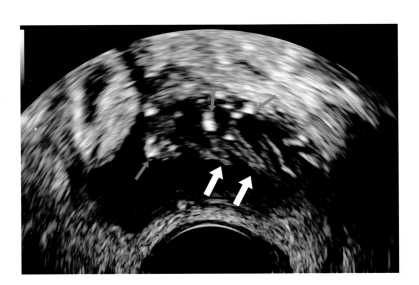

图 3-4-19 盆腔腹膜结核二维灰阶声像图

患者女性,21岁,间断下腹痛2个月,检查发现盆腔包块5d,病理检查
证实为盆腹腔结核。经阴道二维超声显示:盆腔液性暗区内可见条
索状粘连带回声(白箭),粘连带及积液周边见较多散在点状强回声
光斑(红箭)

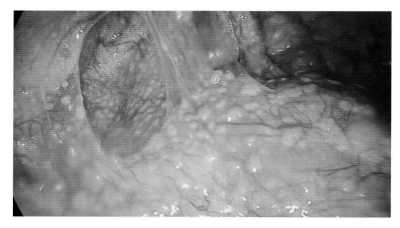

图 3-4-20 盆腔腹膜结核腹腔镜检查
壁腹膜及脏腹膜表面可见大量密集的粟粒状小结节

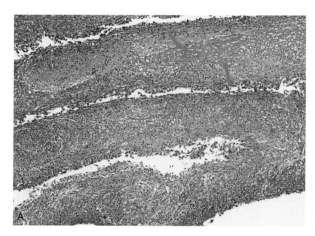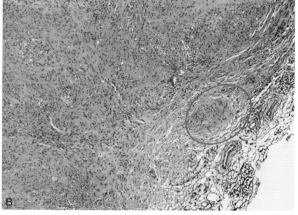

图 3-4-21 图 3-4-17 患者病理结果
细胞蜡块（腹水包埋）:（盆腔病损）慢性肉芽肿性炎伴部分凝固性坏死,考虑为结核病。蓝箭示干酪样坏死,红圈内为肉芽肿性结节

2. 彩色多普勒超声 病灶周边可见散在点状或短条状的不丰富血流信号,甚至无血流信号显示,无特异性声像表现。

【相关检查】

1. 子宫内膜组织病理检查 是诊断子宫内膜结核最可靠的依据,在病理切片上找到典型结核结节,诊断即可成立。但阴性结果并不能排除结核可能,尤其是宫腔小而坚硬、无组织刮出时。临床高度怀疑子宫内膜结核者可在 3 个月后复查,如 3 次内膜组织检查均为阴性,可认为无内膜结核存在。

2. 子宫输卵管碘油造影 宫腔呈不同形态和不同程度狭窄或变形,边缘呈锯齿状。慢性感染可导致子宫内膜和子宫肌层的广泛破坏,导致子宫腔完全狭窄,称为 Netter 综合征;输卵管管腔有多个狭窄部分,呈典型串珠状或显示管腔细小而僵直;在输卵管、卵巢部位有钙化灶。子宫输卵管碘油造影对生殖器结核的诊断帮助较大,但也有可能将输卵管管腔中的干酪样物质及结核分枝杆菌带到腹腔的风险,故造影前后应肌内注射链霉素及口服异烟肼等抗结核药物。

3. 腹腔镜检查 直接观察肠管、大网膜及内生殖器是否粘连,盆腹膜、肠管、大网膜、子宫、卵巢及输卵管浆膜面是否有散在的灰白色粟粒样结节,并可取腹腔液行结核分枝杆菌培养,或在病变处取组织做活检,且镜下可分离粘连。

4. 结核菌素试验　阳性说明曾有感染,若为强阳性说明仍有活动性病灶,若为阴性一般表示未有过感染。

5. 胸腹部 X 线检查　对临床上怀疑盆腔结核的患者均应常规行胸部 X 线检查,以便发现原发病灶。但有些患者原发灶已愈合,必要时须行胃肠系统及泌尿系统摄片或腹部 X 线检查,有结核灶时常显示有孤立的钙化灶。但检查结果阴性不能排除盆腔结核的可能性。

6. CT、MRI　结核性腹膜炎的特征性影像改变包括腹水、腹膜增厚伴或不伴腹膜结节、大网膜肿块、肠系膜增厚、肠管或肠系膜粘连以及增大的淋巴结。

7. 自动化核酸扩增测试　已被批准用于检测 TB,尤其是在 TB-HIV 合并感染发病率高的地区或耐多药结核病者。2020 年世界卫生组织的结核病综合指南指出,本法具有快速性、较好的敏感性和特异性,可用作初始诊断测试。

【鉴别诊断】

需要注意的是,超声检查发现的附件区或宫腔内强回声光斑的声像表现不是结核病的特异性表现。因缺乏特异性征象,需要结合患者病史及其他检查结果,进一步确认是否存在生殖器结核,超声检查在结核性病变中的诊断价值有限。

【临床意义】

盆腔结核可诱发输卵管 - 腹膜炎,导致盆腔粘连和输卵管 - 卵巢肿块形成、有或无梗阻性输卵管增粗 / 积水,还可导致卵巢功能缺陷、慢性无排卵、卵母细胞缺陷、胚胎质量差、较低的孕激素分泌,且盆腔结核感染可通过引起免疫调节、内分泌干扰、抗磷脂抗体激活和微血栓形成来改变子宫内膜环境,如子宫内膜萎缩和粘连、宫腔变形、容受性受损,进一步影响受精和胚胎着床,导致较低的妊娠率和较高的流产率。

对于病因不明的不孕症、月经异常或慢性盆腔炎且对常规抗生素治疗无效的女性患者,如有既往结核病史(尤其是肺结核),包括儿童时期、结核病家族史和既往治疗史,或其他慢性病史或导致免疫力低下的病史(包括艾滋病、免疫抑制治疗、糖尿病),结合超声图像特征,应高度怀疑生殖器结核。目前,尚无单一的检查方法可用于验证盆腔结核的诊断。因此,临床可疑症状的综合分析、详尽的病史采集、全面的体格检查、结核分枝杆菌测试和各种影像学检查对于诊断盆腔结核是必不可少的。

该病可严重影响患者的生育能力与生活质量,主要采用抗结核药物治疗为主、休息营养为辅的治疗原则,必要时可手术治疗。接受综合治疗的盆腔结核患者妊娠率仍然极低,受孕率约 19.2%,正常分娩率约 7.2%。对于希望妊娠者,辅助生殖技术是目前治疗与输卵管结核相关的女性不孕症的最佳方法,但受孕率为 9%~28%,正常分娩率低于 30%,异位妊娠率高达 10%,表明即使进行 ART 治疗,效果也不佳。而子宫内膜结核和宫腔粘连患者的 ART 结局更差。

(鲜　舒　石　华　赵庆红　王琳琳)

三、深部浸润型子宫内膜异位症

【定义】

盆腔子宫内膜异位症(pelvic endometriosis)可分为卵巢子宫内膜异位症、浅表腹膜型子宫内膜异位症和深部浸润型子宫内膜异位症(deep infiltrating endometriosis, DIE)。DIE 在腹膜下的浸润深

度 >5mm,可累及直肠阴道隔、直肠子宫陷凹、子宫骶骨韧带、直肠及乙状结肠壁、输尿管及膀胱等多个重要脏器,多达 60% 育龄期患者存在不孕,约 70% 患者出现不同部位不同程度的痛感。育龄期为高发年龄,近年来其发病率明显上升,与剖宫产、人工流产及宫腹腔镜操作增多有关。研究显示,7%患者具有遗传倾向。

【病因及发病机制】

迄今为止,子宫内膜异位症形成的病理机制尚未得到明确解释。普遍认为经期时子宫内膜腺上皮和间质细胞随经血逆流,通过输卵管进入盆腔,种植于卵巢和邻近盆腔腹膜,并在该处继续生长、蔓延,形成盆腔内异症。然而,尽管高达 90% 的女性出现经血逆行,仅少数女性患上子宫内膜异位症。研究证据表明,各种环境因素、免疫和激素因素都与子宫内膜异位症有关,并且已经发现了增加子宫内膜异位症风险的遗传位点。

【病理特点】

1. 大体标本

(1)宫骶韧带、直肠子宫陷凹、子宫后壁下段:是好发部位,病变早期、轻者局部有散在紫褐色出血点或颗粒状结节,宫骶韧带增粗或结节样改变。随病变发展,子宫后壁与直肠前壁粘连,直肠子宫陷凹变浅甚至消失,重者病灶向直肠阴道隔发展,在隔内形成包块并向阴道后穹隆或直肠腔突出,但穿透阴道或直肠黏膜罕见。

(2)阑尾、膀胱、直肠:异位病灶呈紫蓝色或红棕色点、片状病损,很少穿透脏器黏膜层。

(3)输卵管及宫颈:少见,偶在输卵管浆膜面可见紫蓝色斑点或结节,管腔多通畅。宫颈异位病灶多为内膜直接种植,呈暗红色或紫蓝色颗粒。

(4)盆腔腹膜:分为色素沉着型和无色素沉着型,前者呈紫蓝色或黑色结节,为典型病灶,含有内膜腺体和间质细胞、纤维素、血管成分,并有出血;后者为无色素的早期病灶,但较前者更具活性,并有红色火焰样、息肉样、白色透明变、卵巢周围粘连、黄棕色腹膜斑等表现。

2. 镜下特征　子宫内膜异位病灶的囊壁上可见到子宫内膜上皮、内膜腺体、内膜间质、纤维素及出血等成分。而反复出血的病灶可能无此典型组织结构而难以发现,但若有典型临床症状,镜检时能找到少量内膜间质细胞亦可诊断。

【临床表现】

DIE 的主要临床症状为经期下腹部或腰骶部疼痛,轻者仅有腰骶部酸胀感,重者可造成盆底肌和下肢肌肉功能障碍、影响生活和工作,疼痛程度与病灶大小无明显相关性。当异位病灶位于直肠子宫陷凹时,可出现性交痛。肠道子宫内膜异位症可出现消化不良、腹痛、腹泻或便秘甚至周期性便血,异位灶浸润到膀胱输尿管时出现血尿、排尿困难。患者还可能会出现不典型的伴随症状,例如低热、恶心、头晕和头痛、抑郁症状、焦虑、低血糖或对感染和过敏的易感性。不孕症与 DIE 密切相关,多达 60% 的育龄期患者可能存在不孕症。

盆腔病灶较小时妇科检查可无阳性发现,或由于粘连造成子宫后屈。若病灶位于子宫后壁或直肠子宫陷凹时,阴道后穹隆可触及痛性结节,当异位灶形成较大的囊肿时,双合诊可在盆腔内触及囊性包块,较固定。

【超声检查】

172　**1. 二维超声**　DIE 在超声图像上多表现为低回声,大多数呈圆形或椭圆形,多数边界模糊不清,可与周边组织粘连,内部回声多不均匀,其内有时可见小无回声区,透声欠佳。

按照解剖部位将 DIE 分为 5 型:

Ⅰ型——膀胱型:病灶多位于膀胱后壁和膀胱顶,可局限于膀胱浆膜面,也可累及膀胱固有肌层,可见低回声结节或囊性病灶,周边可见高回声晕环,内可伴有筛孔状小无回声区(图 3-4-22、图 3-4-23)。通过观察子宫与膀胱之间是否存在相对运动,加压探头后产生的痛感可作为诊断膀胱子宫内膜异位症较为可靠的间接征象。

Ⅱ型——子宫骶骨韧带型:病灶仅累及子宫骶骨韧带时,多表现为韧带根部局部增厚、僵硬、回声减低,有的表现为沿骶韧带走行的线样或条索状低回声,边缘规则或不规则,有的表现为局部呈圆形或椭圆形结节状病灶(图 3-4-24)。

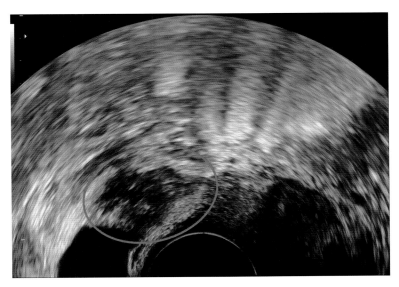

图 3-4-22　膀胱型子宫内膜异位症二维灰阶声像图
显示膀胱后壁低回声结节(红圈内),周边可见高回声晕环,内伴有筛孔状小无回声区

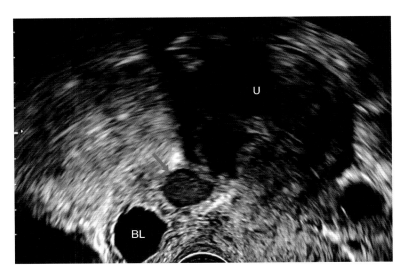

图 3-4-23　膀胱型子宫内膜异位症二维灰阶声像图
显示膀胱子宫陷凹内圆形低回声区(蓝箭),周边可见高回声晕环。U:子宫,BL:膀胱

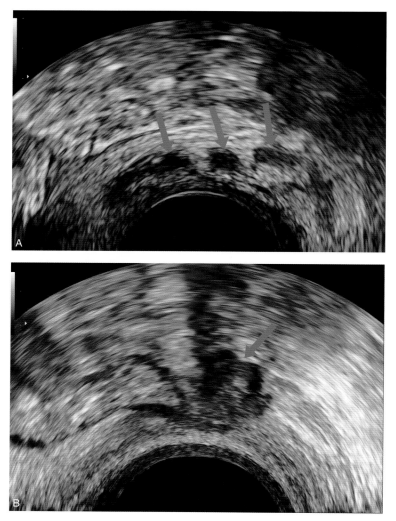

图 3-4-24　子宫骶骨韧带子宫内膜异位症二维灰阶声像图

子宫骶骨韧带根部局部增厚；局部呈现结节状低回声病灶（箭）

Ⅲ型——阴道型：病灶浸润直肠阴道隔、阴道后穹窿及两者之间的腹膜后区域。直肠阴道隔 DIE 常表现为宫颈后唇下缘水平以下的结节或团块状低回声，内可见小囊性结构（图 3-4-25）；阴道后穹窿受累则表现为阴道后穹窿增厚，结节状低回声伴或不伴圆形囊性无回声区（图 3-4-26）。

Ⅳ型——输尿管型：病灶累及输尿管壁或由其外部的 DIE 病灶压迫而导致的输尿管梗阻，伴有肾脏积水及近端输尿管扩张，追踪扫查扩张的输尿管直至其受压变窄处可见低回声的内膜异位病灶，其远端多显示不清。由于输尿管解剖位置较高，及受周围盆腔气体干扰等因素影响，超声很难发现此型。

Ⅴ型——肠道型：病变由浆膜层向内浸润，可累及肠管固有肌层，病灶可单发或多发，表现为圆形或椭圆形的低回声区浸润肠壁（图 3-4-27），伴或不伴有斑点状低 / 高回声。判断整个后盆腔特别是直肠受累情况可以通过观察子宫后壁与直肠之间是否有"滑动征"。通过探头向宫颈轻轻加压或向腹壁加压来观察宫颈后唇、阴道壁、子宫后壁、子宫底部与直肠或乙状结肠前壁间的相对运动。任意一处相对运动消失即"滑动征"为阴性，提示 DIE 可能。

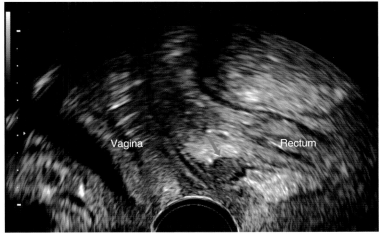

图 3-4-25　阴道型子宫内膜异位症二维灰阶声像图
显示直肠阴道隔圆形低回声区（箭）。Vagina：阴道；Rectum：直肠

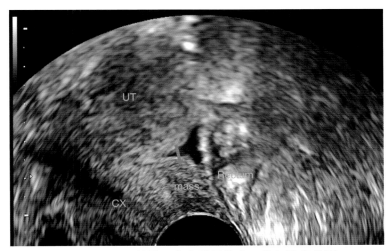

图 3-4-26　阴道型子宫内膜异位症二维灰阶声像图
显示阴道后穹窿增厚，结节状低回声伴圆形囊性无回声区（mass，箭）。
UT：子宫；CX：宫颈；Rectum：直肠

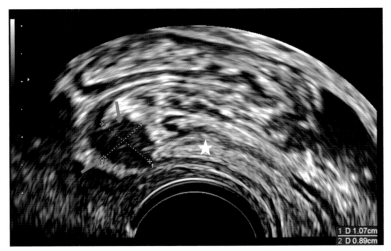

图 3-4-27　肠道型子宫内膜异位症二维灰阶声像图
肠管（星号）壁上的低回声病灶（箭）由浆膜层向内浸润，累及肠管固有肌层

2. 彩色多普勒超声　病灶可见散在点状或短条状的稀疏血流信号,或无血流信号显示,无特异性彩色多普勒声像表现。

【相关检查】

影像学有助于显示 DIE 的某些特征,然而,小的异位子宫内膜病灶在超声上不能很好地检测到。腹腔镜检查是 DIE 诊断和分期的标准。

1. 腹腔镜检查　腹腔镜检查是确诊盆腔子宫内膜异位症的标准方法,在腹腔镜下见到大体病理所述典型病灶或可疑病变时取组织进行病理检查即可确诊。下列情况应首选腹腔镜检查:疑为内异症的不孕症患者,妇科检查及超声检查无阳性发现的慢性腹痛及痛经进行性加重者,有症状特别是血清 CA125 水平升高者。

2. 经会阴 3D/4D 超声检查　已被证明是评估盆底形态和功能的重要、可靠和非侵入性工具,研究显示,DIE 女性患者比患有孤立性卵巢子宫内膜异位症或正常女性的提肌裂孔(LHA)面积更小,肌张力更高。由于盆底肌功能障碍(功能亢进)会导致疼痛症状和盆腔器官功能障碍,可能会影响激素或手术治疗子宫内膜异位症的疗效,因此经会阴超声可以对患有 DIE 的女性进行更完整的功能评估,以实现个体化治疗及盆底康复。

3. MRI　可用于 TVUS 检查结果不确定时或在保留生育能力的手术前评估 DIE。

【鉴别诊断】

1. 盆腔淋巴结与子宫骶骨韧带型 DIE　盆腔淋巴结通常沿血管分布,呈椭圆形,形态规则,边界清晰。

2. 脐尿管病变与膀胱型 DIE　前者多位于膀胱前壁,表现为中线结构附近的膀胱前壁的局限性增厚或结节形成,通常内部含有小囊性区。后者病灶多位于膀胱后壁和膀胱顶,可局限于膀胱浆膜面,也可累及膀胱固有肌层,可见低回声结节或囊性病灶,结合与月经相关的周期性疼痛及触痛阳性等表现可鉴别。

3. 膀胱肿瘤与膀胱型 DIE　前者多表现为膀胱壁不规则局限性增厚或腔内乳头状的低回声结节,彩色多普勒超声在其内部可探及低阻血流信号,可为鉴别提供依据。

4. 肠道病变与肠道型 DIE　直肠腺瘤多表现为直肠黏膜向腔内突起的带蒂乳头样肿物,形态规则,表面光滑;直肠癌表现为向直肠腔内突起的不规则肿物,或肠壁局限性或环周性不规则增厚,可浸润肠壁各层及侵犯肠周组织脏器,可伴有肠腔狭窄。彩色多普勒超声显示直肠癌灶内部丰富血流信号,腺瘤内部为规则树枝状、棒状血流信号。

【临床意义】

DIE 可通过多种方式影响生育能力:骨盆解剖结构粘连、扭曲,输卵管结构和功能受损,盆腔炎症,免疫系统功能改变,影响卵子质量以及改变植入过程。此外,现有研究显示,性交痛的严重程度,与子宫内膜异位症女性不孕症的比例增加有关。有生育要求的轻度患者经过全面诊断评估后,可以先给予药物治疗,减轻或消除疼痛,抑制病灶进一步发展,恢复生育能力。适当的饮食和生活方式调节也起着重要作用。重者行保留生育功能腹腔镜手术治疗,最新研究表明,机器人辅助腹腔镜手术是一种可行的 DIE 切除方法。

慢性盆腔疼痛的病因复杂,如慢性盆腔炎症、子宫内膜异位、盆腔静脉淤血综合征等。盆腔炎症患者,超声检查常可发现炎症引起的卵巢、输卵管、盆腔的形态异常,疼痛症状可有可无,时间无规律性,经验性抗炎治疗后症状可缓解;子宫内膜异位症患者,常有经期下腹部或腰骶部疼痛,轻者仅有腰骶部酸胀感,重者可造成肌张力障碍、影响生活和工作,根据病灶位置不同,可出现相应临床症状,结合月经周期相关的临床表现,超声检查若发现病灶时更有利于诊断;而盆腔静脉淤血综合征患者,多为弥漫性疼痛,常常是左侧较重,累及同侧下肢,并在月经前或劳累时加重,二维超声显示附件区迂曲管状无回声、纵横交错、相互交通,增加腹压时增粗,彩色多普勒超声显示上述无回声区为彩色血流信号,由于扩张静脉管腔内血液流速常较慢,可以调节速度标尺以优化图像显示。因此,当遇到盆腔疼痛的患者,应详细询问病史,注意症状与体征上的差异,结合影像及实验室检查结果仔细鉴别,可做出较为可靠的诊断。

(鲜 舒 石 华 赵 胜 黄 玥)

参 考 文 献

[1] Turocy J M, Rackow B W. Uterine factor in recurrent pregnancy loss[J]. Semin Perinatol, 2019, 43 (2): 74-79.

[2] Venetis C A, Papadopoulos S P, Campo R, et al. Clinical implications of congenital uterine anomalies: a meta-analysis of comparative studies[J]. Reprod Biomed Online, 2014, 29(6): 665-683.

[3] Atabekoglu C S, Sukur Y E, Kalafat E, et al. The association between adenomyosis and recurrent miscarriage[J]. Eur J Obstet Gynecol Reprod Biol, 2020, 250: 107-111.

[4] 郑峥, 姚吉龙. 女性生育力保存和保护的热点问题[J]. 中国实用妇科与产科杂志, 2019, 35 (7): 775-779.

[5] Jitjumnong J, Moonmanee T, Sudwan P, et al. Associations among thermal biology, preovulatory follicle diameter, follicular and luteal vascularities, and sex steroid hormone concentrations during preovulatory and postovulatory periods in tropical beef cows[J]. Anim Reprod Sci, 2020, 213: 106281.

[6] Liang N, Wu Q Q, Li J H, et al. Causes of misdiagnosis in assessing tubal patency by transvaginal real-time three-dimensional hysterosalpingo-contrast sonography[J]. Rev Assoc Med Bras (1992), 2019, 65(8): 1055-1060.

[7] Zhang W, Zhou X, Liu L, et al. Identification and functional analysis of a novel LHX1 mutation associated with congenital absence of the uterus and vagina[J]. Oncotarget, 2017, 8(5): 8785-8790.

[8] de Ziegler D, Pirtea P, Carbonnel M, et al. Assisted reproductive technology strategies in uterus transplantation[J]. Fertil Steril, 2019, 112(1): 19-23.

[9] 魏莉, 张更, 赵广跃, 等. 中国首例移植子宫成功妊娠分娩报道及文献复习[J]. 中华器官移植杂志, 2019(10): 610-611.

[10] 赵冬冰. 先天性双侧始基子宫超声诊断1例报告[J]. 实用妇科内分泌杂志(电子版), 2018, 5 (10): 73-74.

[11] 中华医学会妇产科学分会, 中国医师协会妇产科医师分会女性生殖道畸形学组. 女性生殖器官畸形命名及定义修订的中国专家共识(2022版)[J]. 中华妇产科杂志, 2022, 57(8): 575-580.

［12］谢幸,荀文丽.妇产科学［M］.8 版.北京:人民卫生出版社,2013.

［13］谢红宁.妇产科超声诊断学［M］.北京:人民卫生出版社,2005.

［14］石一复,朱雪琼.小儿与青少年妇科学［M］.北京:科学出版社,2019.

［15］Ludwin A, Coelho Neto M A, Ludwin I, et al. Congenital Uterine Malformation by Experts（CUME）: diagnostic criteria for T-shaped uterus［J］. Ultrasound Obstet Gynecol, 2020, 55（6）: 815-829.

［16］Makiyan Z. New theory of uterovaginal embryogenesis［J］. Organogenesis, 2016, 12（1）: 33-41.

［17］黄晓武.宫颈发育异常与生育相关问题［J］.实用妇产科杂志,2018,34（02）:95-97.

［18］Munro M G, Critchley H O, Fraser I S, et al. The FIGO classification of causes of abnormal uterine bleeding in the reproductive years［J］. Fertil Steril, 2011, 95（7）: 2204-2208.

［19］张慧英,薛凤霞.子宫肌瘤的分型及临床决策［J］.中国实用妇科与产科杂志,2019,35（8）: 857-860.

［20］子宫肌瘤的诊治中国专家共识专家组.子宫肌瘤的诊治中国专家共识［J］.中华妇产科杂志, 2017,52（12）:793-800.

［21］中华医学会妇产科学分会子宫内膜异位症协作组.子宫内膜异位症的诊治指南［J］.中华妇产科杂志,2015,50（3）:161-169.

［22］Vannuccini S, Tosti C, Carmona F, et al. Pathogenesis of adenomyosis: an update on molecular mechanisms［J］. Reprod Biomed Online, 2017, 35（5）: 592-601.

［23］García-Solares J, Donnez J, Donnez O, et al. Pathogenesis of uterine adenomyosis: invagination or metaplasia?［J］. Fertil Steril, 2018, 109（3）: 371-379.

［24］冷金花.子宫腺肌病诊治中国专家共识［J］.中华妇产科杂志,2020,55（6）:376-383.

［25］Van den Bosch T, de Bruijn A M, de Leeuw R A, et al. Sonographic classification and reporting system for diagnosing adenomyosis［J］. Ultrasound Obstet Gynecol, 2019, 53（5）: 576-582.

［26］Van den Bosch T, Dueholm M, Leone F P, et al. Terms, definitions and measurements to describe sonographic features of myometrium and uterine masses: a consensus opinion from the Morphological Uterus Sonographic Assessment（MUSA）group［J］. Ultrasound Obstet Gynecol, 2015, 46（3）: 284-298.

［27］Pinzauti S, Lazzeri L, Tosti C, et al. Transvaginal sonographic features of diffuse adenomyosis in 18-30 years-old nulligravid women without endometriosis: association with symptoms［J］. Ultrasound Obstet Gynecol, 2015, 46（6）: 730-736.

［28］戴晴,郑宇觐.子宫腺肌病的超声诊断及进展［J］.中国实用妇科与产科杂志,2019,035 （005）:501-505.

［29］Salim R, Riris S, Saab W, et al. Adenomyosis reduces pregnancy rates in infertile women undergoing IVF［J］. Reprod Biomed Online, 2012, 25（3）: 273-277.

［30］Vercellini P, Consonni D, Dridi D, et al. Uterine adenomyosis and in vitro fertilization outcome: a systematic review and meta-analysis［J］. Hum Reprod, 2014, 29（5）: 964-977.

［31］Younes G, Tulandi T. Effects of adenomyosis on in vitro fertilization treatment outcomes: a meta-analysis［J］. Fertil Steril, 2017, 108（3）: 483-490. e3.

［32］中华医学会计划生育学分会.剖宫产术后子宫瘢痕憩室诊治专家共识［J］.中华妇产科杂志,

2019, 54（3）: 145-148.

［33］Jordans I, de Leeuw R A, Stegwee S I, et al. Sonographic examination of uterine niche in non-pregnant women: a modified Delphi procedure［J］. Ultrasound Obstet Gynecol, 2019, 53（1）: 107-115.

［34］Abacjew Chmylko A, Wydra D G, Olszewska H. Hysteroscopy in the treatment of uterine cesarean section scar diverticulum: A systematic review［J］. Adv Med Sci, 2017, 62（2）: 230-239.

［35］AAGL Practice Report: Practice Guidelines for the Diagnosis and Management of Endometrial Polyps［J］. Journal of Minimally Invasive Gynecology, 2012, 19（1）: 3-10.

［36］中华医学会妇产科学分会. 宫腔粘连临床诊疗中国专家共识［J］. 中华妇产科杂志, 2015, 50（12）: 881-887.

［37］Teede H J, Misso M L, Boyle J A, et al. Translation and implementation of the Australian-led PCOS guideline: clinical summary and translation resources from the International Evidence-based Guideline for the Assessment and Management of Polycystic Ovary Syndrome［J］. Medical Journal of Australia, 2018, 209（7）: S3-S8.

［38］Bednarska S, Siejka A. The pathogenesis and treatment of polycystic ovary syndrome: What's new?［J］. Advances in Clinical & Experimental Medicine, 2017, 26（2）: 359-367.

［39］Rotterdam ESHRE/ASRM-Sponsored PCOS Consensus Workshop Group. Revised 2003 consensus on diagnostic criteria and long-term health risks related to polycystic ovary syndrome［J］. Fertil Steril, 2004, 81（1）: 19-25.

［40］Azziz R, Carmina E, Dewailly D, et al. Positions statement: criteria for defining polycystic ovary syndrome as a predominantly hyperandrogenic syndrome: an Androgen Excess Society guideline［J］. The Journal of Clinical Endocrinology and Metabolism, 2006, 91（11）: 4237-4245.

［41］Teede H J, Misso M L, Boyle J A, et al. Translation and implementation of the Australian-led PCOS guideline: clinical summary and translation resources from the International Evidence-based Guideline for the Assessment and Management of Polycystic Ovary Syndrome［J］. Medical Journal of Australia, 2018, 209（7）: S3-S23

［42］山东大学附属省立医院, 中国医学科学院北京协和医院, 南京医科大学第一附属医院, 等. 多囊卵巢综合征诊断中华人民共和国卫生行业标准［J］. 中华妇产科杂志, 2012, 47（1）: 74-75.

［43］中华医学会妇产科学分会内分泌学组及指南专家组. 多囊卵巢综合征中国诊疗指南［J］. 中华妇产科杂志, 2018, 53（1）: 2-6.

［44］Fulghesu A M, Angioni S, Frau E, et al. Ultrasound in polycystic ovary syndrome-the measuring of ovarian stroma and relationship with circulating androgens: results of a multicentric study［J］. Hum Reprod, 2007, 22（9）: 2501-2508.

［45］Zhu R Y, Wong Y C, Yong E L. Sonographic evaluation of polycystic ovaries［J］. Best Pract Res Clin Obstet Gynaecol, 2016, 37: 25-37.

［46］Teede H J, Misso M L, Costello M F, et al. Recommendations from the international evidence-based guideline for the assessment and management of polycystic ovary syndrome［J］. Fertil Steril, 2018, 110（3）: 364-379.

［47］Witchel S F, Oberfield S, Rosenfield R L, et al. The diagnosis of polycystic ovary syndrome during adolescence[J]. Horm Res Paediatr, 2015, 83: 376-389.

[48] Shafrir A L, Farland L V, Shah D K, et al. Risk for and consequences of endometriosis: A critical epidemiologic review[J]. Best Pract Res Clin Obstet Gynaecol, 2018, 51: 1-15.

[49] Berbic M, Schulke L, Markham R, et al. Macrophage expression in endometrium of women with and without endometriosis[J]. Hum Reprod, 2009, 24(2): 325-332.

[50] Practice Committee of the American Society for Reproductive Medicine. Endometriosis and infertility: a committee opinion[J]. Fertil Steril, 2012, 98: 591-598.

[51] Patel M D, Young S W, Dahiya N. Ultrasound of Pelvic Pain in the Nonpregnant Woman[J]. Radiol Clin North Am, 2019, 57(3): 601-616.

[52] Khouri O R, Monteagudo A, Timor-Tritsch I E. Tubal Disease and Impersonators/Masqueraders[J]. Clin Obstet Gynecol, 2017, 60(1): 46-57.

[53] Romosan G, Valentin L. The sensitivity and specificity of transvaginal ultrasound with regard to acute pelvic inflammatory disease: a review of the literature[J]. Arch Gynecol Obstet, 2014, 289(4): 705-714.

[54] Grace G A, Devaleenal D B, Natrajan M. Genital tuberculosis in females[J]. Indian J Med Res, 2017, 145: 425-436.

[55] Madjid T H, Ardhi I, Permadi W, et al. Correlation of Clinical Features, Laboratory Finding, and Pelvic Ultrasonography of Pulmonary Tuberculosis Women with Infertility[J]. Int J Gen Med, 2019, 12: 485-489.

[56] Shah H U, Sannananja B, Baheti A D, et al. Hysterosalpingography and ultrasonography findings of female genital tuberculosis[J]. Diagn Interv Radiol, 2015, 21(1): 10-15.

[57] Chamié L P, Ribeiro D M F R, Tiferes D A, et al. Atypical Sites of Deeply Infiltrative Endometriosis: Clinical Characteristics and Imaging Findings[J]. Radiographics, 2018, 38(1): 309-328.

[58] Chapron C, Marcellin L, Borghese B, et al. Rethinking mechanisms, diagnosis and management of endometriosis[J]. Nat Rev Endocrinol, 2019, 15(11): 666-682.

[59] Bazot M, Daraï E. Diagnosis of deep endometriosis: clinical examination, ultrasonography, magnetic resonance imaging, and other techniques[J]. Fertil Steril, 2017, 108(6): 886-894.

[60] Reid S, Condous G. Update on the ultrasound diagnosis of deep pelvic endometriosis[J]. Eur J Obstet Gynecol Reprod Biol, 2017, 209: 50-54.

[61] Practice Committee of the American Society for 1.Reproductive Medicine. Uterine septum: a guideline [J]. Fertility and sterility, 2016, 106(3): 530-540.

[62] Grimbizis G F, Gordts S, Di Spiezio Sardo A, et al. The ESHRE/ESGE consensus on the classification of female genital tract congenital anomalies[J]. Human Reproduction, 2013, 28(8): 2032-2044.

第四章
辅助生殖医学相关超声诊断

第一节　辅助生殖技术简介

一、不孕症

（一）定义

女性未避孕、有正常的性生活至少 12 个月而未受孕，称为不孕症（infertility）。

（二）流行病学

据世界卫生组织（WHO）评估，每 7 对夫妇中就有 1 对存在生育障碍。近年来，随着学习、工作、生活压力的增加以及人们婚育观念的改变，育龄期人群结婚和生育的年龄都在普遍推迟，再加上环境污染、食品健康、性传播疾病等诸多不良因素的影响，不孕症的发病率呈现上升趋势。目前，我国不孕不育患病率已经攀升至 12.5%~15%，并且呈年轻化趋势，不孕症将逐渐发展成为继肿瘤和心脑血管疾病之后人类的第三大疾病。

（三）病因

1. **女性因素**　包括输卵管因素、卵巢排卵障碍、子宫与宫颈因素、外阴与阴道因素等。
2. **男性因素**　包括精子生成障碍、精子运输障碍、精子异常等。
3. **免疫因素**　包括精子免疫异常、女性体液免疫异常、子宫内膜局部细胞免疫异常等。
4. **男女双方因素**　如性生活障碍、心理因素等。
5. **不明原因不孕**　是指依靠现今的检查手段尚不能明确病因的不孕症。

二、辅助生殖技术

辅助生殖技术（assisted reproductive technology，ART）是运用医学技术和方法对精子、卵子、受精卵或胚胎进行人工操作，使不育不孕夫妇达到受孕目的的技术，包括人工授精（artificial insemination，AI）、体外受精 - 胚胎移植（in vitro fertilization-embryo transfer，IVF-ET）及其衍生技术。这项技术的诞生和发展为成千上万的不孕症夫妇带来了福音，迄今已经有上千万的试管婴儿出生。

（一）人工授精

用人工方式将精液或体外分离后的精子悬液注入女性生殖道使其妊娠的一种方法。

1. 分类

（1）根据不同精液来源分类：夫精人工授精（artificial insemination by husband，AIH）、供精人工授精（artificial insemination by donor，AID）。

（2）根据不同手术方式分类：阴道内人工授精（intravaginal insemination，IVI）、宫颈内人工授精（intracervical insemination，ICI）、宫腔内人工授精（intrauterine insemination，IUI）等。目前临床上最常用的是宫腔内人工授精。

2. 适应证和禁忌证　原卫生部 2003 年印发的《关于修订人类辅助生殖技术与人类精子库相关技术规范、基本标准和伦理原则的通知》（卫科教发〔2003〕176 号）对人工授精的适应证和禁忌证做出了详细的规定。

（1）夫精人工授精适应证

1）男性因少精、弱精、精液液化异常、性功能障碍、生殖器畸形等不育。

2）宫颈因素不孕。

3）生殖道畸形及心理因素导致性交不能等不育。

4）免疫性不育。

5）原因不明的不育。

（2）夫精人工授精禁忌证

1）男女一方患有生殖泌尿系统急性感染或性传播疾病。

2）一方患有严重的遗传、躯体疾病或精神心理疾病。

3）一方接触致畸量的射线、毒物、药品并处于作用期。

4）一方有吸毒等严重不良嗜好。

（3）供精人工授精适应证

1）不可逆的无精子症、严重少精症、弱精症和畸精症。

2）输精管复通失败。

3）射精障碍。

4）适应证 1）2）3）中，除不可逆无精子症外，其他需行供精人工授精的患者，医务人员必须向其交代清楚：通过卵细胞胞质内单精子显微注射技术也可能使其有自己血亲关系的后代，如果患者本人仍然坚持放弃通过卵细胞胞质内单精子显微注射技术助孕的权益，则必须与其签署知情同意书后，方可采取供精人工授精助孕。

5）男方和/或家族有不宜生育的严重遗传疾病。

6）母儿血型不合不能得到存活新生儿。

（4）供精人工授精禁忌证

1）女方患有生殖泌尿系统急性感染或性传播疾病。

2）女方患有严重的遗传、躯体疾病或精神疾病。

3）女方接触致畸量的射线、毒物、药品并处于作用期。

4）女方有吸毒等严重不良嗜好。

3. 宫腔内人工授精方法及流程

1）术前向患者充分讲解国家相关法律法规、可能出现的并发症及风险、所需大致费用和时间、所需术前准备，并签署知情同意书。

2）有正常排卵的患者可选择自然周期人工授精，监测排卵流程见第四章第二节；排卵障碍患者可诱导排卵周期人工授精，监测排卵流程见第四章第三节。

3）当主导卵泡直径≥14mm 时，建议结合血清雌激素（E2）、黄体生成素（LH）、孕酮（P）水平预估卵泡成熟度及大致排卵时间，以便更准确地确定人工授精手术时机，提高妊娠率。

4）IUI 术后一天行阴道超声监测是否排卵，排卵后的超声征象见第四章第二节。

5）排卵后建议给予黄体支持。

6）妊娠结局随访。

（二）体外受精 - 胚胎移植及其衍生技术

1. 适应证

（1）体外受精 - 胚胎移植适应证：①女方各种因素导致的配子运输障碍；②排卵障碍；③子宫内膜异位症；④男方少、弱精子症；⑤不明原因的不育；⑥免疫性不孕。

（2）卵细胞质内单精子显微注射适应证：①严重的少、弱、畸精子症；②不可逆的梗阻性无精子症；③生精功能障碍（排除遗传缺陷疾病所致）；④免疫性不育；⑤体外受精失败；⑥精子顶体异常；⑦需行植入前胚胎遗传学检查的。

（3）植入前胚胎遗传学诊断适应证：目前主要用于单基因相关遗传病、染色体病、性连锁遗传病及可能生育异常患儿的高风险人群等。

（4）接受卵子赠送适应证：①丧失产生卵子的能力；②女方是严重的遗传性疾病携带者或患者；③具有明显的影响卵子数量和质量的因素。

（5）赠卵的基本条件：①赠卵是一种人道主义行为，禁止任何组织和个人以任何形式募集供卵者进行商业化的供卵行为；②赠卵只限于人类辅助生殖治疗周期中剩余的卵子；③对赠卵者必须进行相关的健康检查（参照供精者健康检查标准）；④赠卵者对所赠卵子的用途、权利和义务应完全知情并签定知情同意书；⑤每位赠卵者最多只能使 5 名妇女妊娠；⑥赠卵的临床随访率必须达 100%。

2. 禁忌证

（1）有如下情况之一者，不得实施体外受精 - 胚胎移植及其衍技术：①男女任何一方患有严重的精神疾病、泌尿生殖系统急性感染、性传播疾病；②患有《中华人民共和国母婴保健法》规定的不宜生育的、目前无法进行胚胎植入前遗传学诊断的遗传性疾病；③任何一方具有吸毒等严重不良嗜好；④任何一方接触致畸量的射线、毒物、药品并处于作用期。

（2）女方子宫不具备妊娠功能或严重躯体疾病不能承受妊娠。

3. 方法及流程

1）术前向患者充分讲解国家相关法律法规，可能出现的并发症及风险、所需大致费用和时间、所需术前准备，并签署知情同意书。

2）评估患者卵巢储备和卵巢反应性，根据患者的具体情况拟定受精方式及控制性超促排卵方案。

3）超促排卵用药及卵泡监测，见第四章第三节。

4）取卵，见第四章第四节。

5）胚胎移植，见第四章第五节。

6）妊娠结局随访。

（三）胚胎冻融技术

部分接受试管婴儿的患者，由于一些原因不能在取卵周期移植胚胎，或者一次取卵移植后有多余的胚胎，这些情况下可以选择剩余胚胎冷冻，等到合适的时机再解冻胚胎行移植术，称复苏周期胚胎移植，以提高单个取卵周期的累积妊娠率。

1. 适应证

1）保存取卵周期中剩余的优质胚胎。

2）有重度卵巢过度刺激综合征的表现或倾向，取卵周期不建议移植以免病情加重。

3）胚胎植入前遗传学诊断（preimplantation genetic diagnosis，PGD）后等待诊断结果。

4）排除提供配子者 HIV 感染。

5）移植时操作十分困难，取消移植手术等待进一步检查时。

6）女方有感染或其他并发症不建议移植时。

7）肿瘤患者的生育力保存。

2. 方法与流程

1）内膜准备：主要分为人工周期复苏、降调周期复苏、自然周期复苏等内膜准备方案，利用内源性/外源性雌激素刺激内膜生长。

2）内膜转化：一般情况建议内膜厚度在 7~14mm 时即可转化内膜。部分患者由于内膜病变、宫腔粘连等原因，内膜生长困难，很难达到理想厚度，此时可根据患者自身情况或参考取卵周期内膜生长情况决定转化日。内膜准备时要定期检查血清孕酮情况，以确保内膜转化日孕酮值在卵泡期水平。

3）确定移植时间：根据胚胎的胚龄决定移植时间：卵裂期胚胎在内膜转化后第 4 天移植、囊胚在内膜转化后第 6 天移植。

4）胚胎移植，见第四章第五节。

5）妊娠结局随访。

三、辅助生殖技术的安全性

辅助生殖技术（ART）作为一项新兴的医疗技术，伴随着时代的需求应运而生、蓬勃发展，为无数的不孕症夫妇解决了生育的难题。尽管这项技术安全性和有效性已经得到了医学界的广泛认可，但几乎每一对准备接受辅助生殖技术的夫妇都会有类似的疑问：试管婴儿安全吗？对大人有没有伤害？对胎儿有没有影响？试管婴儿的孩子和自然怀孕的孩子是一样的吗？在进入试管周期前，医生应详细向患者讲解这项技术可能产生的并发症。对女性来讲，在促排卵过程中，由于使用促排卵药物，会接受超生理剂量激素的刺激，可能会导致卵巢过度刺激综合征发生；此外增大的卵巢也有可能发生扭转而导致急腹症；取卵手术作为一项有创操作，可能会导致盆腔出血、感染或周围脏器的损伤。在妊娠期，母亲仍会面临流产和妊娠期并发症的风险。ART 并不能完全避免异位妊娠；在移植两个或三个胚胎的情况下，有多胎妊娠或宫内外同时妊娠的风险，三胎及以上必须接受选择性减胎术。ART 由于多卵泡发育或多胚胎移植的原因，其多胎妊娠、异位妊娠及宫内外同时妊娠率均高于自然妊娠。对子代来讲，其安全性研究也是生殖科医生一直在密切关注的问题，由于 ART 发展至今只有四十余年，且由于随访周期长、监测体系尚未完善等原因，不可避免会有一些患者失访，所以目前并没有一个权威而精确的关于子代安全性的官方数据。关于 ART 是否会增加新生儿出生缺陷一直存有争议。有研究提出接受 ART 的患者或伴有高龄、生殖系统疾病、遗传类疾病、代谢类疾病等情况，尚不能明确 ART 新生儿的出生缺陷是由父母本身的情况所致，抑或是 ART 过程中的一些非生理性操作所致，这些都需要更长期的随访和更大样本的调研。

（郑　瑜　徐晓燕　曾　祯　周小燕）

第二节　自然周期卵泡生长及卵泡监测

自然周期监测排卵是辅助生殖技术中最基本的诊疗方法,它兼具诊断和治疗的双重作用,旨在了解自然状态下卵泡的生长发育轨迹,在排卵期指导患者最佳同房时机,提高单个排卵周期的妊娠概率。此外,在监测排卵过程中也可以发现卵泡在自然状态下的发育是否有异常情况,如小卵泡或大卵泡排卵,卵泡生长缓慢、停滞甚至萎缩,无优势卵泡发育,未破卵泡黄素化综合征等。阴道超声下监测自然周期的卵泡发育具有操作简单、价格低廉、时间灵活、无创无痛、方便快捷、直观性好、重复性强的优点,是符合适应证的人群首选诊疗方法。

一、适应证

1. 拟自然受孕的夫妇,预测排卵时间,指导同房

（1）必需条件:有生育要求的夫妻,性生活正常,无同房障碍或射精障碍;女方至少一侧输卵管通畅,生殖系统发育正常,或有病变但经有经验的生殖专科医生判断可以自然妊娠;男方精液正常,或精液稍差但经有经验的男科医生判断可自然受孕。

（2）其他条件:月经周期规律（或月经周期不规律的女性检查诊断是否有排卵障碍）、无明显的内分泌异常（如甲状腺功能亢进/低下、糖代谢异常、高胰岛素血症/胰岛素抵抗、高垂体泌乳素血症等）,伴有内分泌疾病的患者在妊娠前应在专科治疗评估后备孕。建议年轻、卵巢储备好、不孕年限短的女性进行自然周期监测排卵备孕;卵巢储备下降、不孕年限长的女性建议尽早进行辅助生殖技术以避免错过最佳生育年龄。其他如围绝经期、卵巢储备功能低下、辅助生殖技术成功率低或患者拒绝辅助生殖技术,要求期待妊娠者,也可行自然周期监测排卵,指导同房。

2. 卵泡生长异常、排卵障碍、黄体功能不全（luteal phase defects,LPD）、未破卵泡黄素化综合征（luteinized unruptured follicle syndrome,LUFS）、功能失调性子宫出血（dysfunctional uterine bleeding,DUB）等相关疾病的辅助检查。

3. 拟行辅助生殖技术前可常规自然周期监测排卵1~2个周期,了解患者在自然状态下卵泡生长发育规律,指导后期超促排卵过程中的用药时间及"扳机"时机的选择。

4. 内分泌异常（如甲状腺功能异常、肾上腺功能异常、高泌乳素血症等）导致的排卵障碍,经治疗后评估排卵恢复情况。

二、设备人员要求

1. 推荐经阴道超声监测。经阴道探头频率较高、较腹部超声更接近子宫和附件区,可以更精确地观察直径较小的卵泡或子宫及附件区的微小病灶,同时高频的腔内探头可以有效减少肠气的干扰,使卵泡、子宫内膜及其他组织显像更清晰。

2. 常规检查使用二维超声,若需要鉴别血管等组织时可加用彩色多普勒超声,三维容积超声较少用到。

3. 仪器开机后,检查探头在使用时不得有异常发热。调试到合适的参数状态,选择合适的频率、深度、灰阶增益及聚焦等。目前尚没有循证医学证明经阴道超声对女性生殖系统及早孕胚胎有不良影响。

4. 经阴道超声检查需重视无菌操作,必须做到每人单次单个一次性灭菌医用隔离套,无菌耦合剂涂于隔离套内层,使用前要注意隔离套是否在有效期内、外包装是否破损,套上探头后要再次检查是否有破损。

5. 经阴道超声检查过程中注意保护患者隐私,一个诊室一次仅接待一名患者。男医生检查女性患者时,至少需要另一名女性医务工作者在场。检查前与患者核实是否有过正常的性生活,无性生活的女性禁止经阴道超声检查。

三、病史采集

（一）患者的基本情况

年龄、身高、体重、月经周期、末次月经等。

（二）婚育史及诊疗史

不孕年限、是否存在性生活障碍、男方精液情况、女方卵巢储备情况、既往妊娠史（若有异位妊娠病史需进一步了解患侧输卵管情况）、既往监测排卵史、手术史等。

四、超声数据采集

（一）采集内容

1. 子宫大小、位置（前位、后位、平位）及形态。
2. 子宫内膜形态及厚度,了解有无息肉、增生、粘连等。
3. 卵巢大小,卵泡的数目、形态、大小、内部回声等。
4. 附件及盆腔合并的病灶（肌瘤、腺肌瘤、卵巢囊肿、输卵管积水、盆腔积液等）。
5. 直肠子宫陷凹有无积液。
6. 检查顺序为子宫、卵巢、双侧附件区、直肠子宫陷凹。
具体测量方法及正常值见第二章第三节。

（二）质量控制

1. 排卵监测是一个连续的过程,在一个周期内往往需要多次监测,为了减少操作人员误差,建议一个周期内的卵泡监测尽量由同一个医生完成。若无法做到由同一个医生持续监测,规范化的测量是保障测量准确性、减少人员之间测量误差的重要方法。

2. 在卵泡测量过程中,应合理选择测量切面。自然周期状态下,绝大多数患者仅有一个优势卵泡生长,在测量时应尽量调整卵泡至圆形或类圆形,取显像清晰、形态饱满、周边无异常挤压时测量,测量径线为最长径线和与其垂直的一条径线。若卵巢内有卵巢囊肿等占位性病变,卵泡可能受到病变组织的挤压而形态不规则,检查者调整探头仍不能至圆形或类圆形时,可取其面积最大为测量切面。常见的不同形态卵泡测量径线可参考图 4-2-1~ 图 4-2-7。测量不规则形状的卵泡时，不可取对角线测量，以免造成测量值偏大（图 4-2-8 ）。

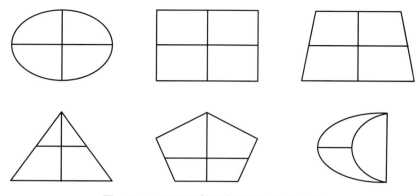

图 4-2-1　不同形态卵泡测量径线示意图

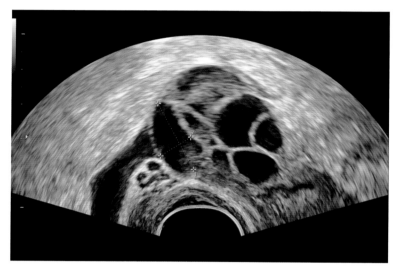

图 4-2-2　椭圆形卵泡测量

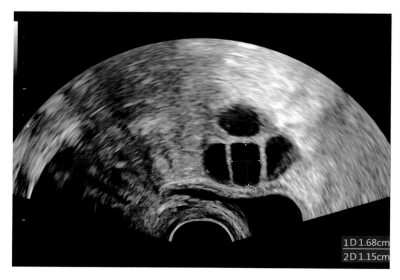

图 4-2-3　长方形卵泡测量

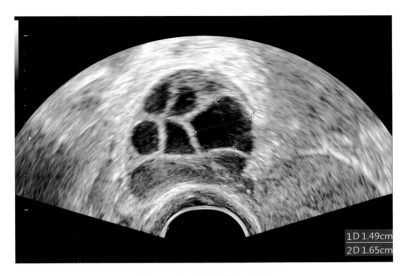

图 4-2-4 梯形卵泡测量

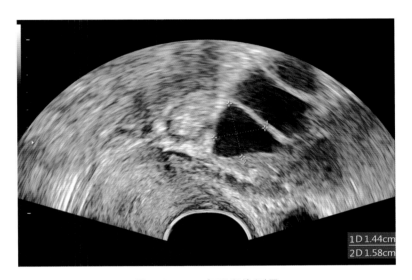

图 4-2-5 三角形卵泡测量

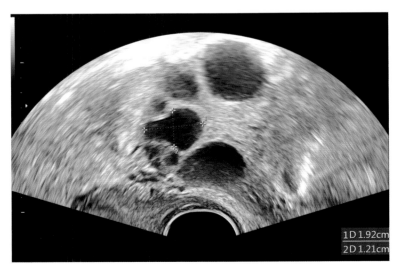

图 4-2-6 五边形卵泡测量

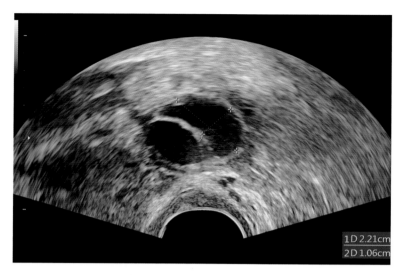

图 4-2-7　月牙形卵泡测量

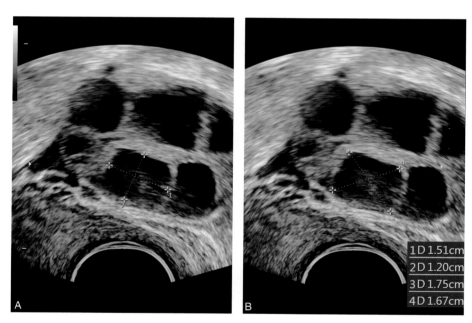

图 4-2-8　对角线测量造成测量值偏大

A. 垂直径线测量值 15.1mm×12.0mm；B. 对角线测量值 17.5mm×16.7mm

3. 测量时轻压探头固定卵泡位置,不可用力过度以免压瘪卵泡造成测量值偏小(图 4-2-9)。测量时游标压卵泡内壁测量 2 条相互垂直的径线(图 4-2-10),记录结果可记录两条径线数值的平均值,也可分别记录两条径线数值,若卵泡内有异常回声时,需额外标注。

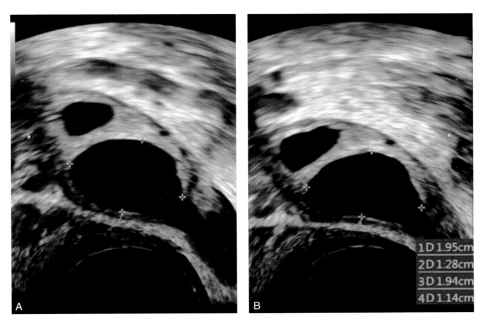

图 4-2-9　用力过度压瘪卵泡造成测量值偏小

A. 正常力度下卵泡形态,测量值为 19.5mm×12.8mm;B. 探头用力过度,卵泡被压瘪,测量值为 19.4mm×11.4mm,造成测量值偏小

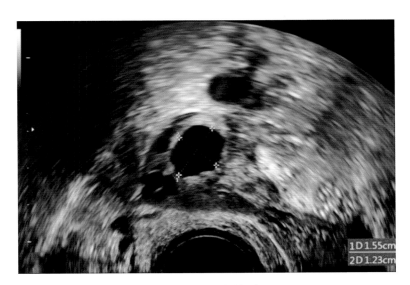

图 4-2-10　卵泡的测量
游标压卵泡内壁,测量两条相互垂直的径线

4. 子宫内膜的测量方法见第二章第四节。测量内膜时,需标明内膜有无异常情况:如内膜异常回声(图 4-2-11)、内膜回声中断(图 4-2-12)、肌瘤压迫内膜(图 4-2-13)、宫腔分离等。出现宫腔分离时,应分别测量前层内膜和后层内膜厚度及测量宫腔分离宽度(图 4-2-14),并标注分离部位:如宫腔上段分离(图 4-2-15)、下段分离(图 4-2-16)、全段分离(图 4-2-17)等。

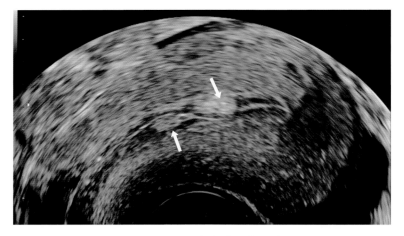

图 4-2-11　子宫内膜异常回声
箭示息肉

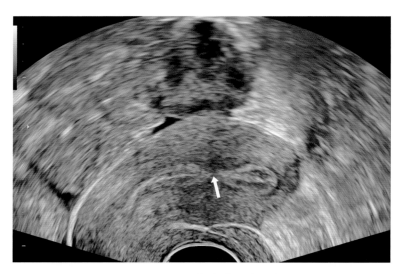

图 4-2-12　子宫内膜回声中断
箭示宫腔粘连

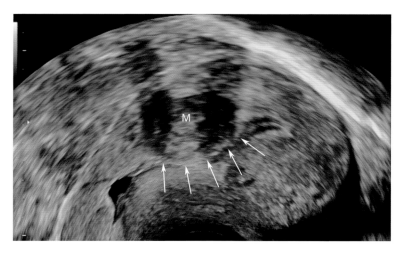

图 4-2-13　肌瘤压迫子宫内膜
M 示肌瘤,箭示内膜受压

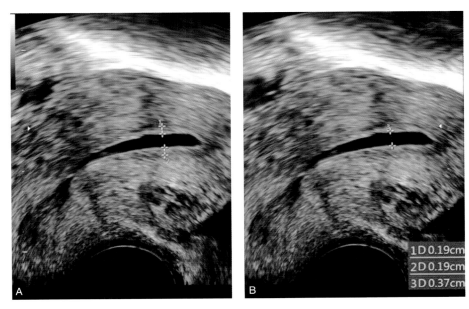

图 4-2-14　宫腔分离时内膜厚度的测量
分别测量前、后功能层内膜（A）和宫腔分离的宽度（B）

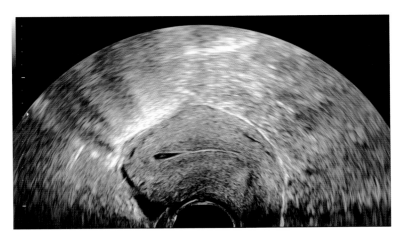

图 4-2-15　宫腔上段分离

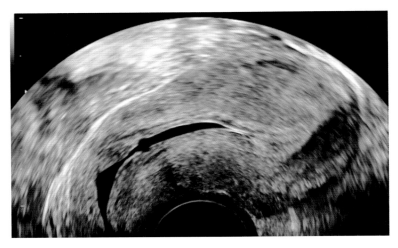

图 4-2-16　宫腔下段分离

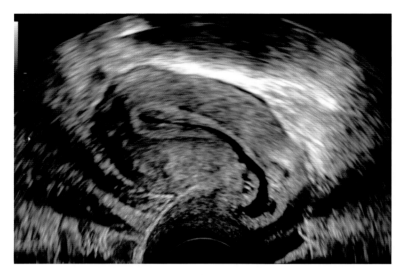

图 4-2-17　宫腔全段分离

五、卵泡生长发育规律

卵巢是女性重要的生殖内分泌器官,卵巢在形态和功能上发生周期性变化称为卵巢周期。卵泡根据其形态、功能和组织学特征分为始基卵泡(primordial follicle)、窦前卵泡(preantral follicle)、窦卵泡(antral follicle)、优势卵泡(dominant follicle)、排卵前卵泡(preovulatory follicle),见第二章第五节。

六、超声监测卵泡

监测排卵的方法包括超声监测卵泡、基础体温(basal body temperature, BBT)监测、宫颈黏液检查、血清性激素检查、阴道脱落细胞监测、尿 LH 检测等,其中最常用的为超声监测。

(一)监测流程

若月经周期规律,根据月经周期长短预估患者的大致排卵时间(下次月经的前 14d 左右),首次监测可选在预估排卵日往前 4~5d,例如月经周期 30d 的女性,首次监测可在月经第 11~12 天进行。若患者周期不规律,按照最短周期推算首次监测时间。原则"宜早不宜晚"。

(二)窦卵泡超声表现

阴道超声可探及 2mm 以上的卵泡,2~9mm 之间的卵泡可记为基础窦卵泡。超声下表现为圆形或类圆形的小无回声区,回声透亮,分布于卵巢皮质内。计数窦卵泡注意和卵巢内及卵巢旁小血管相鉴别(图 4-2-18、图 4-2-19)。窦卵泡计数的同时要关注窦卵泡是否均匀。月经周期缩短、卵巢储备下降的女性可能会出现窦卵泡不均匀的情况,甚至出现月经期的优势大卵泡。窦卵泡的均一度对于 ART 促排卵时药物的启动时机的选择有着很重要的临床指导意义。

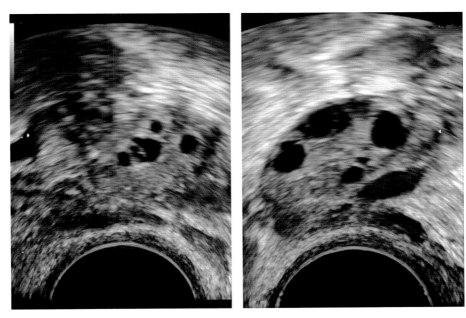

图 4-2-18　基础窦卵泡二维灰阶声像图

窦卵泡：为圆形或类圆形的细小无回声区，回声透亮，分布于卵巢皮质内

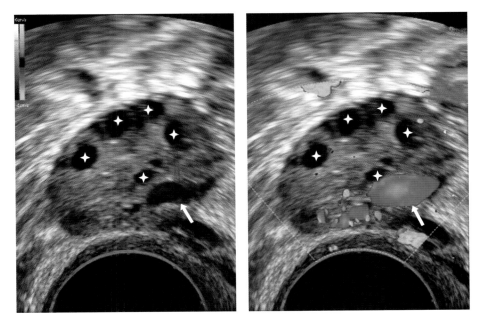

图 4-2-19　基础窦卵泡彩色多普勒声像图

彩色多普勒超声可将卵巢旁小血管与窦卵泡相鉴别，箭示卵巢旁小血管

（三）优势卵泡超声表现

当卵泡直径≥10mm 时可判定为优势卵泡，表现为位于卵巢皮质内中间或稍偏向一侧的圆形或类圆形无回声区，形态规则、饱满、内部回声透亮（图 4-2-20）。

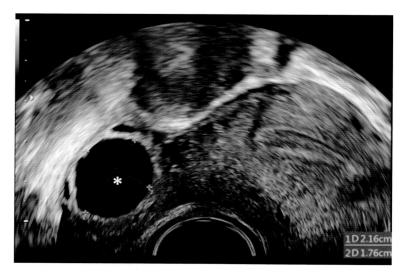

图 4-2-20　优势卵泡二维灰阶声像图

优势卵泡（＊）：卵巢皮质内中间或稍偏向一侧的圆形或类圆形无回声区，形态规则、饱满、内部回声透亮

（四）成熟卵泡超声表现

多数排卵前卵泡最大直径在 17~24mm 之间，也有部分女性卵泡可在 14~28mm 之间排卵。卵泡具体形态因人而异，大部分女性的卵泡外形饱满呈圆形或椭圆形，内壁薄而清晰（图 4-2-21）；排卵前卵泡呈圆形或类圆形，卵泡位置可移向卵巢表面，甚至一侧无卵巢组织覆盖，并向外侧突出（图 4-2-22）。约 20% 的成熟卵泡一侧内壁上探查到卵丘回声，呈高回声光点或线状突起，多在排卵前 24h 内显示，是超声监测排卵比较可靠的指标之一（图 4-2-23、图 4-2-24）。

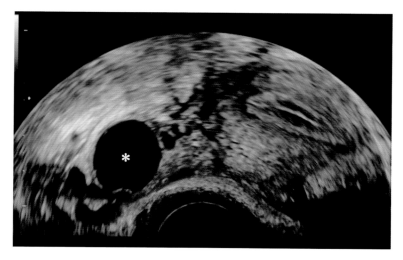

图 4-2-21　成熟卵泡二维灰阶声像图

成熟卵泡（＊）：外形饱满呈圆形或椭圆形，内壁薄而清晰

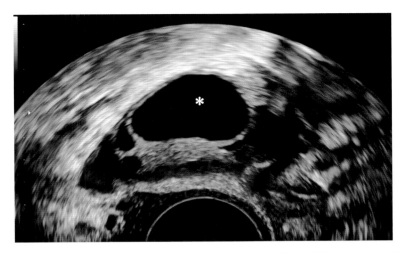

图 4-2-22　成熟卵泡(＊)移向卵巢边缘,甚至一侧无卵巢组织覆盖,并向外侧突出

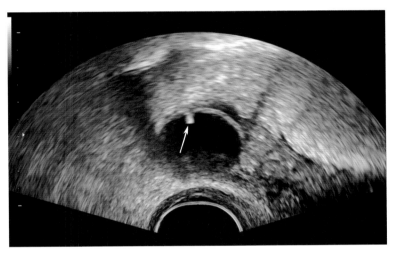

图 4-2-23　卵丘
成熟卵泡一侧内壁上探查到卵丘回声,呈高回声光点(箭)

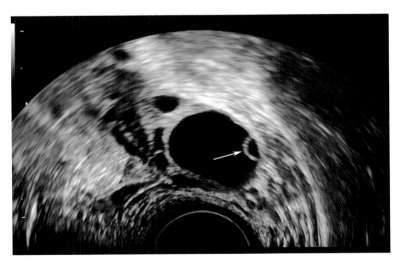

图 4-2-24　卵丘
成熟卵泡一侧内壁上探查到卵丘回声,呈线状突起(箭)

197

（五）排卵后的超声表现

排卵过程短暂,往往只有几秒至几十秒,并且无法提前精确预测具体时间,故超声很难捕捉到排卵的具体过程,只能根据一些超声征象间接推断是否已排卵。80%表现为成熟卵泡骤然消失或明显缩小,内壁塌陷,且卵泡内透声减弱,形成排卵残迹(图4-2-25、图4-2-26)。部分排卵后卵泡壁增厚或内壁塌陷,其内可见散在的高回声光点或条形分隔等黄体样改变,直肠子宫陷凹出现少量液性暗区(图4-2-27、图4-2-28)。

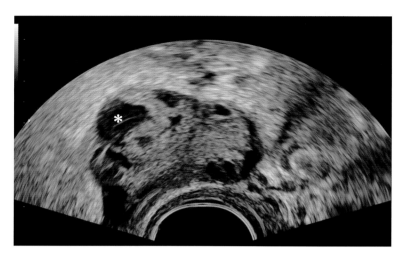

图4-2-25 排卵残迹
卵泡骤然消失或明显缩小,内壁塌陷,卵泡内透声减弱(＊)

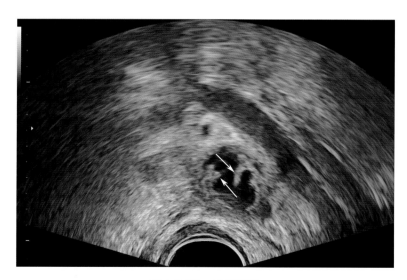

图4-2-26 排卵残迹
卵泡骤然消失或明显缩小,内壁塌陷,卵泡内透声减弱,其内可见条形分隔(箭)

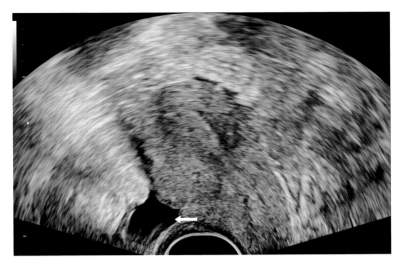

图 4-2-27 直肠子宫陷凹积液（箭）

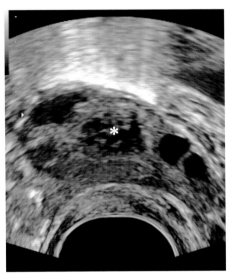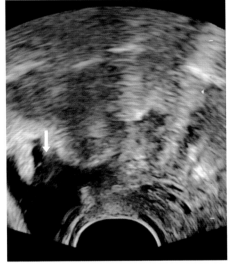

图 4-2-28 排卵残迹（＊）及直肠子宫陷凹积液（箭）

（六）黄体超声表现

排卵后卵泡壁向内塌陷，卵泡膜的结缔组织和毛细血管向颗粒层延伸，毛细血管破裂出血，卵泡腔内被血液填充后形成血体。在黄体生成素作用下颗粒细胞、卵泡膜细胞分裂增生，向血体内生长形成黄体。根据出血量及时间的不同，黄体的超声表现多样，多表现为平均直径 20~30mm 的囊性、囊实性、类实性回声。早期出血量较多时，多呈圆形或类圆形囊性回声，壁厚且内壁粗糙，囊内多呈点线状或絮状分隔，回声杂乱（图 4-2-29），注意和未破卵泡黄素化综合征的黄素化囊肿早期改变相鉴别。早期的黄素化囊肿表现为预测排卵日未见明显排卵征象，卵泡持续增大，卵泡壁增厚，内部回声透亮，有时内可见稀疏散在的细小光点（图 4-2-30）。随后黄体囊肿部分血块凝固沉积，可呈囊实性回声，内可见密集的高回声分隔（图 4-2-31）。随后血液吸收，囊实性包块缩小，囊壁明显增厚（图 4-2-32）。彩色多普勒超声显示黄体周围呈环状或半环状低阻血流信号（图 4-2-33~ 图 4-2-35）。若未妊娠，黄体萎缩转变为白体，逐渐缩小直至消失，若妊娠，则转化为妊娠黄体（图 4-2-36）。

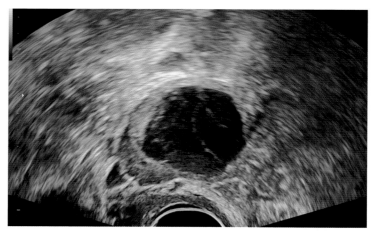

图 4-2-29　黄体二维灰阶声像图（早期）
黄体多呈圆形或类圆形囊性回声,壁厚且内壁粗糙,囊内多呈点线状或絮状分隔,回声杂乱

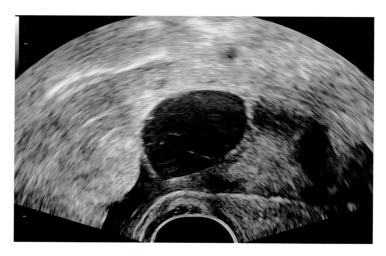

图 4-2-30　黄素化囊肿二维灰阶声像图（早期）
早期黄素化囊肿有时内可见稀疏散在的细小光点

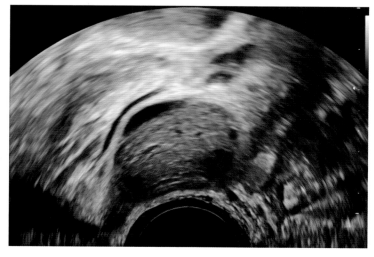

图 4-2-31　黄体二维灰阶声像图（中期）
黄体呈囊实性回声,内可见密集的高回声分隔

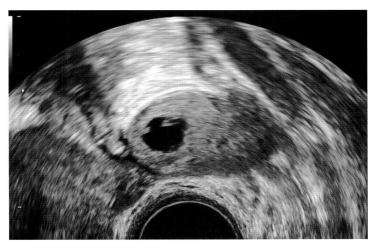

图 4-2-32 黄体二维灰阶声像图（晚期）
黄体囊实性包块缩小,囊壁明显增厚

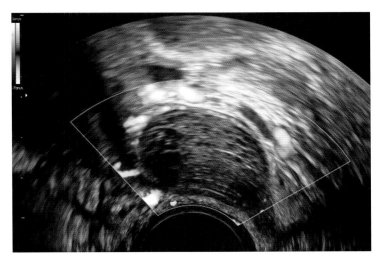

图 4-2-33 黄体多普勒声像图
黄体周边半环状血流信号

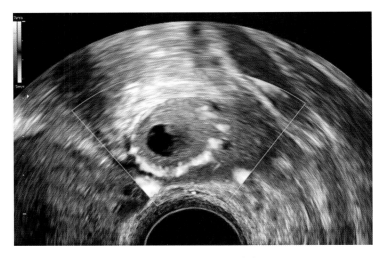

图 4-2-34 黄体多普勒声像图
黄体周边环状血流信号

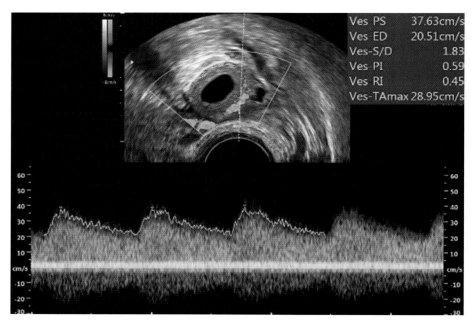

图 4-2-35　黄体多普勒声像图

黄体周边血流呈低阻力

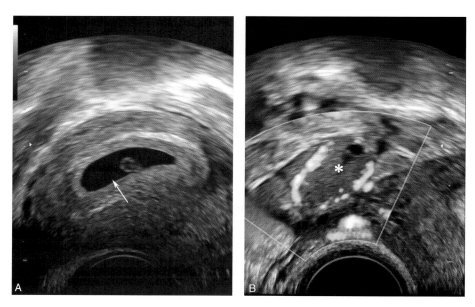

图 4-2-36　早孕伴妊娠黄体

A. 宫腔内妊娠囊（箭）；B. 卵巢内妊娠黄体（*），伴环状血流信号

七、卵泡发育异常

（一）未破卵泡黄素化综合征

　　未破卵泡黄素化综合征（luteinized unruptured follicle syndrome，LUFS）是指卵泡成熟但不破裂、卵子未排出而原位黄素化。发病机制尚不清楚，可能原因包括内分泌紊乱（如周期中 LH 高峰分泌

不足或 LH 受体缺乏等原因）、局部机械性因素（如盆腔炎性改变形成纤维粘连包裹卵巢,而使卵巢表面增厚,卵泡无法排出等原因）、医源性因素和精神心理因素等。LUFS 患者仍然有正常的月经周期,也可出现宫颈黏液的改变、双相体温、月经后半周期孕酮升高等类似正常排卵的表现。监测过程中可见:预测排卵日未见明显的排卵征象,卵泡持续增大,卵泡壁增厚,内部回声透亮,有时内可见稀疏散在的细小光点（图 4-2-30）,后逐渐形成囊实性回声的黄素化囊肿（图 4-2-37）。彩色多普勒超声显示囊肿内部无血流信号,周围呈环状或半环状低阻血流信号（图 4-2-38）。直肠子宫陷凹无积液变化。

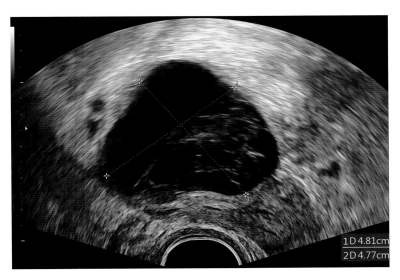

图 4-2-37　LUPS 二维灰阶声像图
黄素化囊肿:囊实性回声

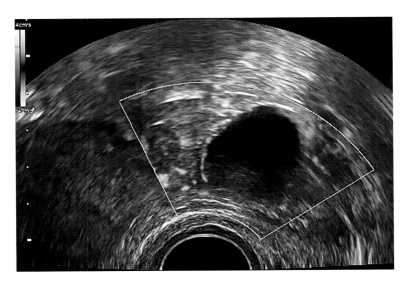

图 4-2-38　黄素化囊肿彩色多普勒声像图
彩色多普勒超声示黄素化囊肿内部无血流信号,周围呈环状或半环状
低阻血流信号

（二）小 / 大卵泡排卵

排卵时卵泡直径≤15mm 称为小卵泡排卵,直径≥25mm 称为大卵泡排卵。排卵时卵泡大小有个人差异,但绝大多数女性在 17~24mm 排卵。偶发性的小 / 大卵泡排卵或部分女性随着年龄增大、卵巢功能减退,逐步由正常大小卵泡排卵转变为小卵泡排卵,此类情况可能预示着该周期卵泡生长发育异常、卵泡不熟或过熟、质量欠佳、受精及着床概率低。若女性卵巢储备正常,连续多个周期监测排卵,均出现小 / 大卵泡排卵可能预示着该女性的卵泡生长模式固定,此类卵泡同样具有受孕能力。此种情况下医生需注意若患者进行 IVF-ET 时,在超促排卵周期中可适当提前 / 延后"扳机"时间。

（三）卵泡发育迟缓 / 停滞 / 萎缩

卵泡早期发育正常或稍慢,中后期生长速度明显减慢或者停滞,部分卵泡甚至萎缩。超声下可见卵泡形态欠饱满、张力稍差、内部回声减弱。性激素检查 E2 水平较低,动态监测 E2 上升缓慢或下降,孕酮低。此类卵泡往往质量欠佳,受孕概率低。偶发的此类现象可能跟患者的心理精神压力或改变生活方式有关,可暂不干预,动态观察。连续出现此类现象提示患者排卵障碍,建议进一步寻找病因或促排卵治疗。

（四）空卵泡综合征

空卵泡综合征(empty follicle syndrome,EFS)是指在自然周期或促排卵周期中,卵泡发育良好,大小、形态、E2 水平均正常,但经反复抽吸和冲洗仍未获得卵母细胞。在监测排卵期待自然妊娠的治疗周期中,该种疾病往往不能被发现,多数患者仅表现为不明原因不孕,在进行 IVF-ET 治疗时才能被明确诊断。EFS 的发生率为 0.045%~7%,依照其发生原因分为真性和假性两种,假性 EFS 多为体内 HCG 或 LH 相对不足导致,常见原因包括促排卵"扳机"日的绒毛膜促性腺激素(hCG)注射液保存、注射方式或注射时间错误、患者肝脏对 hCG 的敏感性强、血浆清除率高导致其不能发挥正常的生物学效应等。真性 EFS 发病机制不明,可能跟卵母细胞过早闭锁或凋亡的基因突变有关。超声对 EFS 的预测作用有限,即使在监测排卵过程中能监测到卵泡的生长发育及排卵,也不能完全排除空卵泡综合征。

（五）早卵泡期大卵泡

在早卵泡期甚至月经期就出现明显优势的大卵泡,致使该周期子宫内膜与卵泡发育不同步。超声下见早卵泡期内膜较薄,但在单侧卵巢出现一个明显大于其余卵泡的生长卵泡,形态饱满,张力好,内部回声透亮(图 4-2-39),继续监测卵泡持续生长,可正常排卵,排卵后子宫内膜厚度增长受限,上皮的增殖在排卵后 3d 停止,转化为分泌期内膜。与正常监测排卵周期相比,此时排卵对应的内膜可能偏薄。多发生于卵巢储备低下的女性中,分析原因可能是前一个月经周期黄体期内源性 E2 分泌量下降,对垂体的负反馈减弱而使得 FSH 水平提前上升,卵泡提前发育而优势化,患者可表现为月经周期缩短。偶发性的早卵泡期大卵泡发育或排卵时经期已结束,且内膜厚度≥7mm,可暂不处理,动态观察。若持续出现该现象或排卵时仍在经期,则会降低自然周期妊娠概率,建议治疗干预。

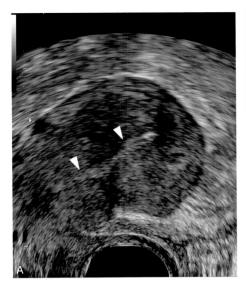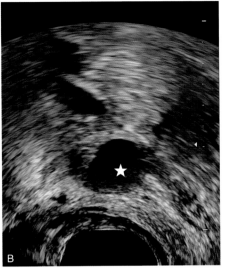

图 4-2-39　经期大卵泡

A. 月经期内膜（三角）；B. 一侧卵巢出现优势卵泡（星号）

（六）黄体功能不全

黄体功能不全（luteal phase defect，LPD）是指排卵后黄体发育不全、过早退化或萎缩不全，导致内源性孕激素分泌不足，不能维持功能性分泌期子宫内膜以供胚胎着床和生长。目前对于 LPD 尚没有完全统一的诊断标准，黄体中期血孕酮水平检测或黄体期子宫内膜活检可作为辅助检查手段之一，但不能排除误差的可能性。若患者排卵日至下次月经来潮之间天数（黄体期）<8，则需警惕 LPD。LPD 会导致月经周期缩短、经前点滴出血、受精卵植入失败等而使妊娠率下降、孕早期自然流产率升高等，可在排卵后外源性用药进行黄体支持。LPD 无特异性超声表现。

（七）多囊卵巢综合征

多囊卵巢综合征（polycystic ovary syndrome，PCOS）详见第三章第三节。

（八）卵巢储备功能减退

卵巢储备功能减退（diminished ovarian reserve，DOR）指卵巢内卵母细胞的数量减少和 / 或质量下降，同时伴有抗米勒管激素（AMH）水平降低、窦卵泡计数（AFC）减少、基础 FSH 水平升高。DOR 患者合并不孕症时，建议积极采取助孕措施，监测排卵、促排卵治疗或者辅助生殖技术，详见第二章第五节。

八、注意事项

1. 首次行自然周期排卵监测的患者，不建议进行药物干预，目的是检查患者能否在自然状态下自行排卵及排卵时卵泡大小，以诊断或排除排卵障碍相关疾病。

2. 已经诊断为未破卵泡黄素化综合征或既往有不能自发排卵病史的患者，可以在优势卵泡 ≥22mm 时进行 hCG 诱导排卵。

九、效果优化

1. 尽量在同一机型、同一放大倍数条件、同一医生操作下进行监测,尽可能减少仪器及人为误差,有利于对卵泡生长发育轨迹进行连续、直观、稳定的监测。

2. 条件许可情况下,建议超声监测由具备生殖内分泌相关基础知识的医生操作并给出后续诊疗意见,可以更直观地了解卵泡状态,避免报告描述中产生的误差。卵泡的生长速度及规律因人而异,在指导患者同房时间的时候也要根据患者卵泡生长的具体情况和既往的监测情况灵活分析,不应一概而论。

3. 报告的书写应该规范准确,应详细记录子宫位置、内膜厚度及形态、每侧卵巢卵泡具体个数、有无直肠子宫陷凹积液等。当卵泡数≤5个时,需要记录每个卵泡的大小;卵泡数>5个时,若卵泡均匀,可仅记录其中2~3个卵泡的大小,再注明余下卵泡均匀;若卵泡不均匀,需分段记录各阶段卵泡大小。当有优势卵泡出现、其余卵泡均为小卵泡时,可仅记录优势卵泡大小及位置(位于左卵巢或右卵巢)。若卵泡形态、张力或回声异常时,需要额外标注。出现监测情况与月经周期不符合,无法判断是否为卵泡时,可在记录值后备注"卵泡?囊肿?",以供其他医生参考。

卵泡监测是一个连续的过程,建议一个周期内的监测结果填写在一张表格内,标明监测日期及月经天数,表格中预留性激素结果填写处,方便医生系统记录、分析病情。

4. 自然周期连续超声监测无优势卵泡发育时可放弃本周期,下周期试行促排卵方案。

5. 伴有内分泌异常的患者需在专科医生指导下干预治疗。

6. 肥胖的女性(BMI≥28kg/m²)建议控制体重。

7. 根据患者的年龄、不孕年限、卵巢功能等情况综合分析,若完整监测排卵3~6个周期仍未孕,可建议进一步检查不孕原因或采取其他助孕方式。

(郑　瑜　徐晓燕　赵庆红　周小燕)

第三节　促排卵周期卵泡生长及卵泡监测

超声监测卵泡在促排卵过程中有着举足轻重的作用,可以动态跟踪观察卵泡的发育情况,直观获得卵泡的数目、大小、生长速度、整体均一度等重要信息,同时结合性激素水平综合判断卵巢对促排卵药物的反应性和卵泡的成熟度,以指导临床医生调整用药。此外,超声还可以动态监测子宫内膜生长情况及是否有卵巢过度刺激的征象,综合评估取卵后是否进行胚胎移植或全胚胎冷冻。

一、临床常用的促排卵药物

(一)氯米芬

氯米芬(clomiphene citrate,CC)可与内源性雌激素竞争结合下丘脑细胞内的雌激素受体,解除雌激素对下丘脑的负反馈,使下丘脑促性腺激素释放激素分泌增加,刺激垂体促性腺激素释放,诱导卵泡生长。

（二）来曲唑

来曲唑（letrozole，LE）是芳香化酶抑制剂，通过抑制雄激素转变为高浓度的雌激素，解除雌激素对下丘脑的负反馈，促性腺激素分泌增加，促进卵泡发育。

（三）促性腺激素

促性腺激素（gonadotropin，Gn）包括卵泡刺激素（FSH）、黄体生成素（LH）、人绒毛膜促性腺激素（hCG）。FSH 促进卵泡的募集、生长、发育、成熟；LH 协同 FSH 促进卵泡的生长和卵母细胞的最后成熟、触发排卵。hCG 的生物学效应与 LH 相似，可模拟 LH 峰触发排卵。

（四）促性腺激素释放激素类似物

促性腺激素释放激素类似物（gonadotropin releasing hormone analog）包括促性腺激素释放激素激动剂（gonadotropin releasing hormone agonist，GnRH-a）和促性腺激素释放激素拮抗剂（gonadotropin releasing hormone antagonist，GnRH-ant）。多用于辅助生殖技术中的超促排卵治疗。

（五）其他辅助用药

如短效口服避孕药、盐酸二甲双胍缓释片等。

二、促排卵前的准备工作

（一）制定治疗方案

结合患者的自身情况和治疗诉求综合制定治疗方案。对于性生活正常、卵巢储备好、不孕年限短、男方精液检查基本正常、除排卵障碍外无其他不孕症病因的夫妻，建议进行促排卵后指导同房，尝试自然妊娠或宫腔内人工授精治疗。而对于卵巢储备下降、不孕年限长或合并其他不孕症因素致使自然妊娠概率低下的夫妻，建议尽早进行 IVF-ET 及其衍生技术以避免错过最佳生育年龄。

（二）卵巢储备和卵巢反应性的评估

卵巢储备（ovarian reserve，OR）是指卵巢产生卵子的数量和质量的潜能，间接反映卵巢的功能。卵巢反应性（ovarian response，OR）是指卵巢对促排卵药物的反应性，体现在卵泡生长的数量和质量上。卵巢反应性分为低反应、正常反应、高反应。2011 年欧洲人类胚胎与生殖学会（ESHER）发布了卵巢低反应（poor ovarian response，POR）的博洛尼亚诊断共识标准，即满足以下 3 条中的 2 条可定义为低反应患者：①高龄（≥40 岁）或具有卵巢低反应的其他危险因素；②之前体外受精-胚胎移植（IVF-ET）周期有卵巢低反应病史（常规刺激方案获卵数≤3 个）；③卵巢储备功能检测结果异常，如窦卵泡计数（AFC）<5 个，或者抗米勒管激素（AMH）<0.5μg/L；如果年龄 <40 岁或卵巢储备功能检测正常，患者连续两个周期应用了最大剂量卵巢刺激方案仍出现 POR，也可直接诊断 POR。该共识也是国际上绝大多数有关 POR 研究普遍接受的标准。《辅助生殖促排卵药物治疗专家共识》提出，预测卵巢正常反应的指标：①年龄 <35 岁；②卵巢储备功能正常（1.0~1.4μg/L<AMH<3.5~4.0μg/L，

AFC 为 7~14 个,基础 FSH<10U/L);③既往无卵巢低反应或高反应的 IVF 周期取消史。卵巢高反应常用诊断标准为:①超促排卵周期取卵数目 >15 个或由于卵泡发育过多取消周期;②超促排卵后发生中/重度卵巢过度刺激综合征(ovarian hyperstimulation syndrome, OHSS);③超促排卵过程中检测到直径 >12~14mm 的卵泡数 >20 个;④超促排卵过程中发生 E2>5 000ng/L。卵巢高反应的常见人群为 PCOS 患者、年轻且低体重指数或既往曾发生过 OHSS 的患者。促排卵前评估卵巢储备和反应性可以帮助临床医生制定促排卵方案、预估药物剂量。

人群之间的卵巢反应性存在一定的差异,即使卵巢储备正常的女性在促排卵过程中也可能发生 POR,其机制暂不明确。因此促排卵用药前的卵巢反应性评估仅仅作为用药指导的参考,具体用药种类和剂量仍然要根据卵泡生长发育的具体情况灵活调整。

目前,并没有一项指标可以单独准确评估卵巢储备和反应性,而应综合考虑以下因素:

1. 年龄 随着女性年龄的增长,卵母细胞的数量和质量都会随之下降,当年龄≥35 岁时,下降趋势更加明显;≥40 岁时,卵巢反应不良的发生比例大大增加。此外,高龄女性卵子的纺锤体异常和非整体异常发生率明显升高,促排卵过程中的获卵数、获胚数、妊娠率下降、流产率升高。单从年龄评估卵巢储备和反应性有一定的局限性,还需要结合其他指标综合评估。

2. 基础性激素水平 月经来潮第 2~4 天测定基础性激素水平,主要指标有 FSH、E2 值。当 FSH<10U/L 提示患者有较充足的卵巢储备,FSH>12U/L 提示卵巢功能减退,≥25U/L 提示卵巢功能不全,≥40U/L 提示卵巢功能衰竭。基础 E2>80pg/ml 提示卵巢功能减退可能。性激素之间的正负反馈调节也会造成数值的波动,比如部分卵巢功能减退的女性,早卵泡期升高的 E2 水平可造成原本升高的基础 FSH 水平负反馈性下降至正常范围,而造成对结果的误判。因此单独的基础性激素水平不能准确评估卵巢情况,需结合其他指标综合评估。

3. 窦卵泡计数(antral follicle count, AFC) AFC 可以在月经周期的任何时间段检查,但优先推荐在月经来潮第 2~5 天检查,以减少优势卵泡、卵巢囊肿、黄体囊肿等对 AFC 的干扰。通过高分辨率的经阴道超声检测卵巢内的窦卵泡数(直径在 2~9mm 之间的卵泡)。女性卵巢中的卵泡数跟年龄密切相关。在 18~31 岁卵泡数最多,为最佳受孕时间,31~37 岁卵泡数量有所下降,37~45 岁急剧下降,到 51 岁卵泡数几乎为 0,这就是著名的 Faddy 曲线(图 4-3-1)。当 AFC<5~7 个时,提示该女性有 POR 风险。窦卵泡数的测定依赖于超声医生的经验,故应统一按照 AFC 操作指南执行,具体操作方法见第二章第五节。窦卵泡数在一段时间内相对稳定,检查的可重复性好,超声检查有无创性的优点,更易于被患者接受,故 AFC 检查在临床广泛应用并且有很好的临床指导意义。

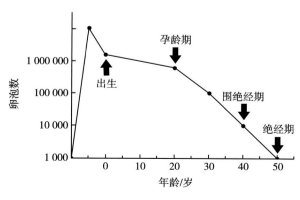

图 4-3-1 Faddy 曲线

4. 抗米勒管激素(AMH) AMH 水平降低提示卵巢储备和反应性下降,可以更早、更准确地反映卵巢储备功能下降,并且在周期内和周期间的变化不明显,可以在周期内任何时间检查,且不受激素、避孕药的影响,稳定性好。当 AMH<0.5~1.1μg/L,提示该女性有 POR 风险。

5. 既往促排卵史 是重要的参考指标,也是再次促排卵用药的重要参考依据。

6. 其他检查 如氯米芬刺激试验等。

7. 超声评估方法 见第二章第五节。

三、超声数据采集

测量方法同自然周期卵泡监测的超声数据采集（见第四章第二节）。促排卵周期中可能出现多卵泡发育，卵泡之间相互挤压，测量目标卵泡时应尽量消除其他卵泡的干扰，调整探头在目标卵泡面积最大切面时测量。若出现"套卵"情况（即一个大卵泡内壁套一个稍小卵泡），在测量外圈大卵泡时，应调整探头使内层稍小卵泡消失后再测量，以减少误差（图 4-3-2、图 4-3-3）。在 COH 周期里大卵泡数目多（图 4-3-4），医生在检查时需要仔细分辨、牢记未记录和已记录的卵泡，避免重复测量或

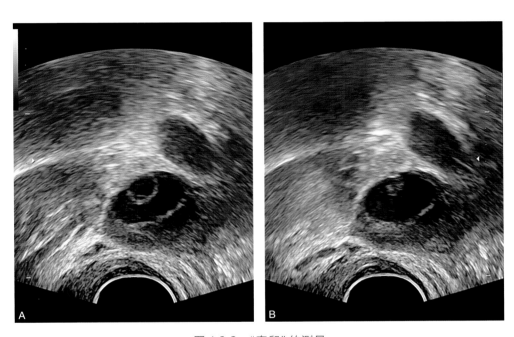

图 4-3-2　"套卵"的测量

A. 测量前，外层大卵泡套内层小卵泡；B. 调整探头使内层小卵泡消失后再测量外层大卵泡

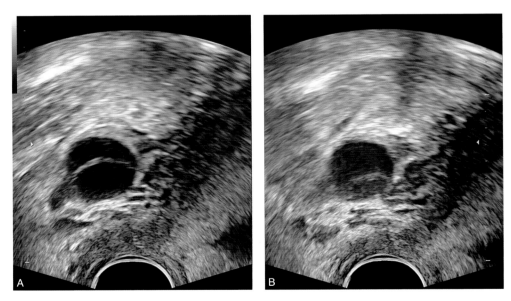

图 4-3-3　"套卵"的测量

A. 测量前，外层大卵泡套内层小卵泡；B. 调整探头使内层小卵泡消失后再测量外层大卵泡

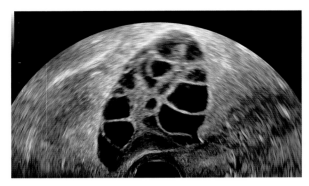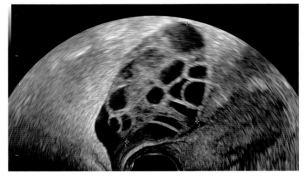

图 4-3-4　COH 周期中的多卵泡发育
二维灰阶声像图示卵巢增大,卵泡之间相互挤压,呈现各种形状的卵泡

漏测。在监测过程中还应该注意卵泡生长的均一度,卵泡的数目、大小、均一度和生长速度都是指导促排卵用药的重要指标。另外在卵泡较多时,还应密切监测卵巢体积和盆腔积液情况,询问患者是否有腹胀腹痛、尿少、胸闷等症状,指导临床医生及时调整药量,降低 OHSS 的发生风险。COH 周期中首次超声检查需详细标明子宫及附件区的异常回声,如卵巢囊肿、卵巢肿瘤、子宫肌瘤、腺肌瘤 / 腺肌症、瘢痕子宫、输卵管积液等,以便在后期的监测中随访观察。

四、选择促排卵方案

1. 下丘脑 - 垂体 - 卵巢轴功能正常的排卵障碍患者(如 PCOS 等)拟行诱导排卵(ovulation induction, OI)时,首选氯米芬(CC)或来曲唑(LE)促排卵。若单用 CC/LE 卵泡生长欠佳时,可联合使用促性腺激素(gonadotropin, Gn)类药物促排,再根据优势卵泡大小指导下次监测时间及同房时间。

2. 对于拟行体外受精 - 胚胎移植及其衍生技术的不孕症夫妇,可选择的控制性超促排卵(controlled ovarian hyperstimulation, COH)方案包括:最常用的有 GnRH 激动剂长方案、GnRH 拮抗剂方案;次常用的有 GnRH 激动剂超长方案、GnRH 激动剂短方案、GnRH 激动剂超短方案、黄体期促排方案、微刺激方案、自然周期方案、HMG 促排方案等。根据患者的卵巢储备、预估的卵巢反应性、是否有 OHSS 高危因素等综合情况选择促排卵方案。

五、卵泡的超声监测

1. 促排卵用药之前先超声检查卵巢的基础状态,了解有无卵巢囊肿等占位性病变,以便后期与生长卵泡相鉴别;检查基础卵泡的数目、大小和均一度,选择最佳的促排卵启动时机。

2. OI 周期的患者,一般在 CC/LE 停药后第 2~3 天开始首次监测,然后根据优势卵泡大小指导下次监测时间及同房时间,同自然周期卵泡监测(见第四章第二节)。OI 周期可能出现多卵泡发育,当优势卵泡≥2 个时需要告知患者多胎妊娠的可能(图 4-3-5~ 图 4-3-8)。

3. OI 周期 +IUI 时,当主导卵泡直径≥14mm 时,建议结合血清 E2、LH、P 水平预估卵泡成熟度及排卵时间,以便更准确地确定行人工授精的时机,提高妊娠率。

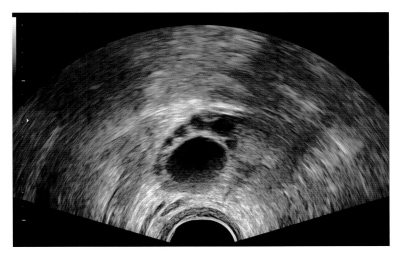

图 4-3-5　OI 中的单卵泡发育

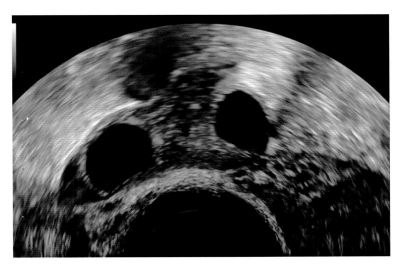

图 4-3-6　OI 中的多卵泡发育（2 个）

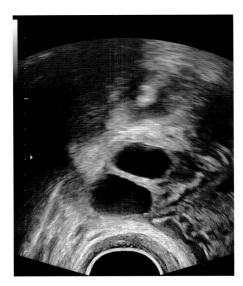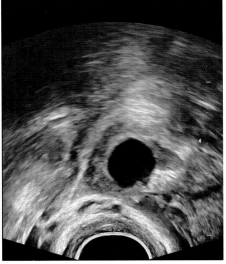

图 4-3-7　OI 中的多卵泡发育（3 个）

211

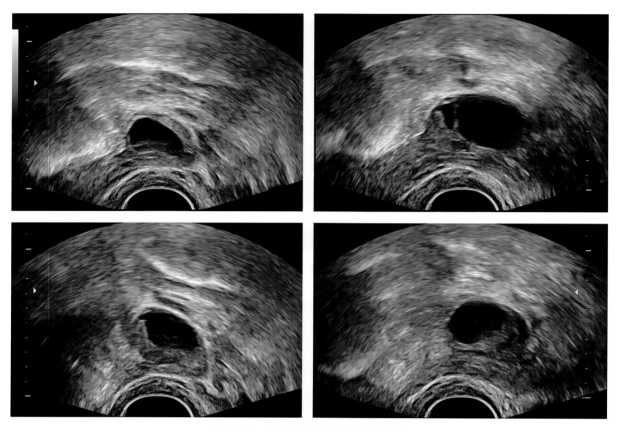

图 4-3-8 OI 中的多卵泡发育（4个）

4. COH 周期患者，一般在 Gn 首次用药后 3~5d 行超声监测，根据卵泡的生长情况和性激素水平调整药物剂量，后期监测的频率根据卵泡的发育情况而定，一般 1~3d 复查一次，卵泡越大监测频率越高，以免错过最佳 hCG "扳机" 时机。

Gn 用药前，内膜较薄，卵泡均匀，直径多在 4~6mm 之间，卵巢大小正常（图 4-3-9、图 4-3-10）。

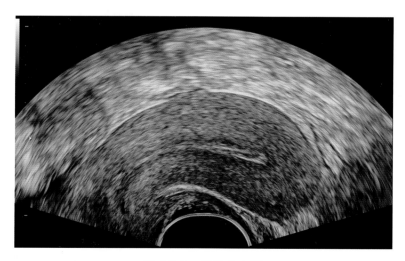

图 4-3-9 用药前内膜

内膜偏薄

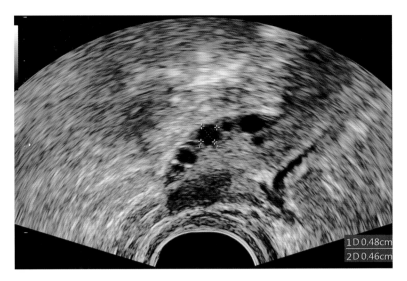

图 4-3-10　用药前卵泡
卵泡直径 4~6mm，卵巢大小正常

　　Gn 用药 4d 后，内膜厚度增加，多呈 A 型形态，卵泡生长，直径为 8~10mm，卵巢大小基本正常或稍增大（图 4-3-11、图 4-3-12）。

　　Gn 用药 7d 后，内膜厚度继续增加，多呈 A 型形态，卵泡继续生长，直径为 13~15mm，卵巢大小增加较明显（图 4-3-13、图 4-3-14）。

　　Gn 用药 9d 后，内膜厚度继续增加或不增加，多呈 A 型形态，卵泡继续生长，直径为 16~18mm，卵巢大小增加明显（图 4-3-15、图 4-3-16）。

　　Gn 用药 10d 后，内膜厚度继续增加或不增加，多呈 A 型形态，卵泡继续生长，直径为 18~21mm，卵巢大小增加明显（图 4-3-17、图 4-3-18）。此时可根据性激素水平和患者综合情况考虑扳机。

　　取卵后 3d，内膜厚度正常或稍增厚，多呈 C 形，双侧卵巢增大较明显，其内可见多个取卵后黄体样改变，部分患者可见不同程度的盆腔积液（图 4-3-19、图 4-3-20）。

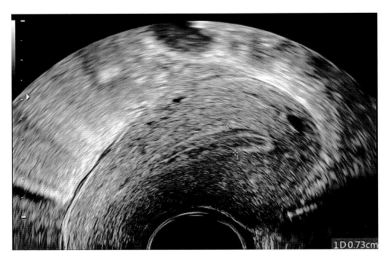

图 4-3-11　用药 4d 后内膜
内膜厚度增加，形态多呈 A 型

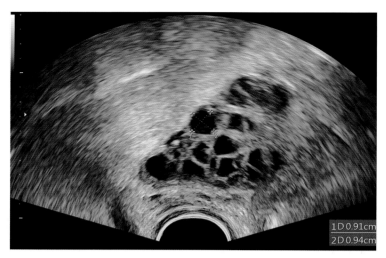

图 4-3-12　用药 4d 后卵泡

卵泡生长,直径为 8~10mm,卵巢大小基本正常或稍增大

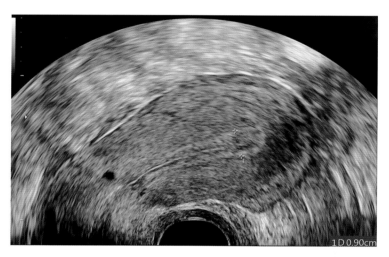

图 4-3-13　用药 7d 后内膜

内膜厚度继续增加,形态多呈 A 型

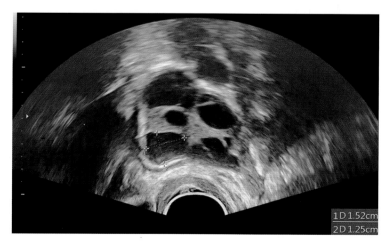

图 4-3-14　用药 7d 后卵泡

卵泡继续生长,直径为 13~15mm,卵巢大小增加较明显

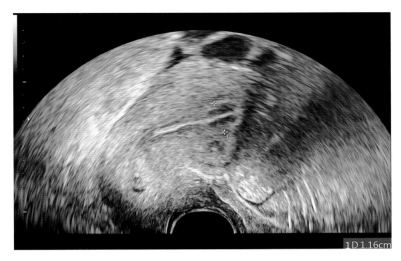

图 4-3-15　用药 9d 后内膜

内膜厚度继续增加或不增加，形态多呈 A 型

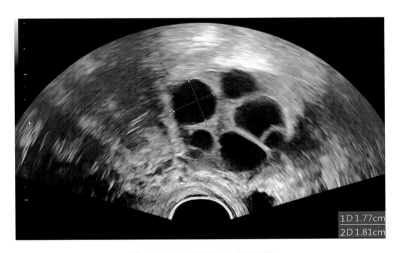

图 4-3-16　用药 9d 后卵泡

卵泡继续生长，直径为 16~18mm，卵巢大小增加明显

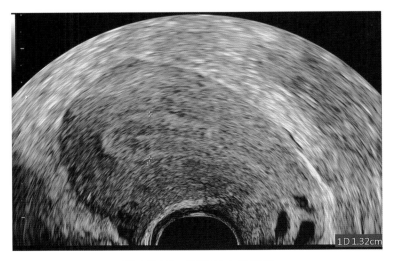

图 4-3-17　用药 10d 后内膜

内膜厚度继续增加或不增加，形态多呈 A 型

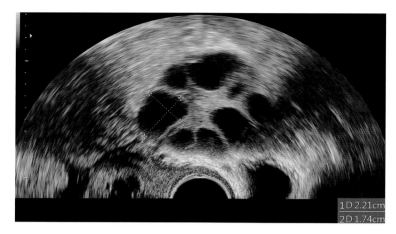

图 4-3-18 用药 10d 后卵泡

卵泡继续生长,直径为 18~21mm,卵巢大小增加明显,此时可根据性激素水平和患者综合情况考虑扳机

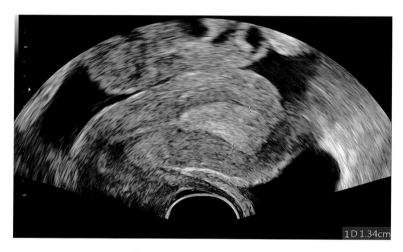

图 4-3-19 取卵后 3d 内膜

内膜厚度正常或稍增厚,形态多呈 C 形

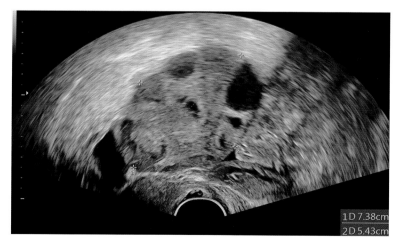

图 4-3-20 取卵后 3d 卵巢

双侧卵巢增大,见多个取卵后黄体样改变,部分患者可见不同程度的盆腔积液

5. 选择扳机时机　根据患者的年龄、主导卵泡直径、血清 E2、P 水平、Gn 用药时间、既往监测排卵情况等因素综合考虑。多数情况下当目标卵泡直径≥17~18mm 可考虑扳机,或参考既往 COH 周期的获卵数、卵母细胞成熟度、受精情况适当提前或延后扳机时机。

六、注意事项

1. CC 促排卵时,由于其抗雌激素作用,部分患者会出现子宫内膜偏薄的情况,可联合使用外源性雌激素增加内膜厚度,提高妊娠概率。

2. OI+ 指导同房 /IUI 的患者,当≥14mm 的卵泡≥4 个时,OHSS、多胎、宫内外同时妊娠风险增大,建议取消该周期。

3. 促排卵周期不能自发排卵的比例较自然周期升高,超声监测到卵泡成熟时,及时使用 hCG 扳机,避免卵泡未破裂黄素化。

4. 在 COH 周期中,若 Gn 用药之前卵巢出现囊肿,需结合激素水平综合判断;如为单纯性囊肿,可暂行观察,部分囊肿会逐渐缩小;如为功能性囊肿,可动态观察囊肿大小和激素水平,择期启动用药。Gn 启动用药前重视卵泡的均一度,如果卵泡直径相差较大,不要贸然启动,可用雌激素干预处理。若在促排卵过程中卵泡生长不均匀,大卵泡影响其余卵泡生长,可考虑穿刺大卵泡后继续促排(图 4-3-21)。

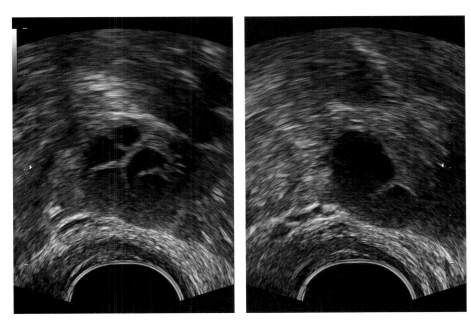

图 4-3-21　促排过程中卵泡生长不均匀
Gn 用药后,右侧图中一侧卵巢内的单个卵泡明显大于其他卵泡

5. COH 周期里,卵泡多、E2 水平高、OHSS 风险大时,应适当减少 Gn 用量,或取卵后全胚冷冻。嘱患者优质蛋白饮食、注意腹围及尿量。

（郑　瑜　徐晓燕　曾　祯　樊　瑶）

第四节　生殖超声引导下卵巢取卵术

卵巢取卵术是辅助生殖技术中至关重要的环节,早期的取卵术是通过腹腔镜进行的,不仅具有创伤性,还伴随手术和麻醉风险。自从 20 世纪 80 年代初首次报道了经阴道取卵以后,超声引导下的经阴道卵巢取卵术很快被广泛应用。与经腹或经腹腔镜取卵相比,经阴道取卵具有可视化好、取卵距离短、高质量卵母细胞回收率高、患者不适感小、重复性高、安全微创、简便有效的优点。

一、准备事项

术前 1d 开始口服抗生素预防感染。手术当日清晨向患者详细介绍手术过程,消除恐惧心理;了解患者全身体格情况及既往病史,术前 30min 肛塞双氯芬酸钠栓 50mg。

二、设备与环境

配套的实时超声显像仪、阴道超声探头、穿刺架、穿刺取卵针、妇科检查床、消毒手术包、10ml 一次性试管若干、持续负压吸引器、试管恒温装置等。

取卵手术室应该大小合适,并且在半黑暗的环境中,有利于更好地显示超声图像,同时避免光线对卵母细胞的不良影响。室温建议设置在 22~23℃。

三、操作过程

1. 嘱患者排空膀胱后进入手术室,工作人员核对患者身份信息,患者取膀胱截石位,碘棉球消毒外阴,无菌生理盐水反复冲洗外阴及阴道后,铺上消毒洞巾。

2. 全程无菌操作,阴道探头涂上耦合剂后套上一次性消毒隔离套,装上穿刺架后置入阴道。

3. 超声数据采集　将超声机焦点区域调整至目标区域,进针前系统扫描盆腔,观察卵巢大卵泡的形态和数目,与扳机日超声监测结果核对,明确目标卵泡数目和位置(图 4-4-1)。同时观察卵巢是否有异常排卵的情况,观察盆腔有无异常的液性暗区,注意识别盆腔血管,勿将血管截断面误认为卵泡。调出显示屏上的穿刺引导线,确保穿刺针在屏幕引导线的指引下。再次系统扫描卵巢,合理规划取卵进针路线,减少进针次数,避开周围其他器官(如血管、子宫、膀胱、肠管等)和卵巢内其他占位性病变(如巧克力囊肿、畸胎瘤等)。

4. 检查负压吸引器参数是否正常,穿刺针与负压吸引器连接是否正常,阴道探头轻触阴道壁,超声机穿刺引导线稳定在阴道穹窿与待穿刺卵巢之间的最短距离处,尽量避开子宫肌层、盆腔血管网,在卵泡最大平面快速准确地进针,启动负压,捻动穿刺针,直至目标卵泡完全塌陷。位于同一穿刺线上的卵泡可由浅到深一次进针完成穿刺,对于不同穿刺线上的卵泡,退针至卵巢表面,改变穿刺方向后再行穿刺。一侧卵巢穿刺结束后再继续穿刺另一侧卵巢。尽量将直径 10mm 以上的卵泡都行穿刺以增加获卵率。当针在卵泡内时,尽量减少横向动作,以免引起患者疼痛及更大的创伤。穿刺过程中术者应在视野范围内追踪针头,确保针头边缘一直在屏幕中可见(图 4-4-2)。退针时动作温和稳定,避免突然移动。针头应该在没有负压的情况下轻轻退出,以避免卵泡液突然向前流动到收集管。退针后观察 15~30s,明确无盆腔出血后再退探头。取卵术后卵巢明显变小,可见数个壁稍厚张力差的无回声或低回声区(图 4-4-3)。观察阴道穿刺点有无出血,无异常后再次消毒阴道,术毕,患者平卧休息 1~2h,无异常后方可离院。

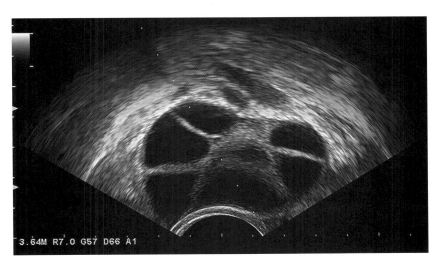

图 4-4-1　取卵前卵巢二维灰阶声像图

卵巢内可见多个成熟卵泡,调整穿刺线,合理规划取卵路径,避开周围脏器,尽量减少穿刺次数,减轻创伤

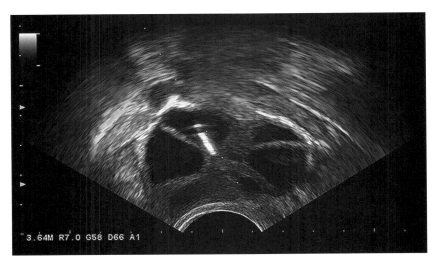

图 4-4-2　取卵中卵巢二维灰阶声像图

卵巢内线状强回声为穿刺针回声,穿刺过程中术者应在视野范围内追踪针头,确保针头边缘一直在屏幕中可见,位于同一穿刺线上的卵泡可由浅到深一次进针完成

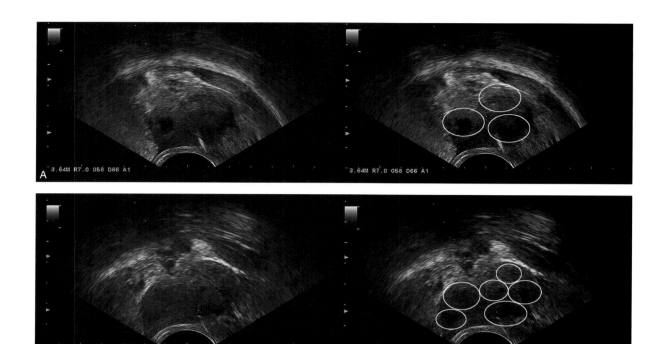

图 4-4-3　取卵后卵巢二维灰阶声像图

卵巢体积较术前明显变小,可见数个壁稍厚张力差的取卵后无回声或低回声,AB 两图示采卵后同一个卵巢的两个不同切面,图中圈示穿刺后的卵泡

四、注意事项

1. 注意保护卵泡,取卵过程中无菌无毒操作,手套选择无菌无粉手套,应避免除穿刺针和卵泡收集试管外的其他物品接触卵泡液。术前用恒温试管架预热。

2. 穿刺 3~4 个大卵泡后需与培养室工作人员确认是否获卵。如未获卵,应根据颗粒细胞情况、扳机时间、剩余卵泡个数等综合情况决定继续或暂停取卵。

3. 术中密切观察患者一般情况及生命体征。若患者发生晕厥、休克等症状,应立即组织人员就地抢救,建立静脉通道、吸氧、转送急诊病房,行下一步治疗或手术。

4. 若需过膀胱取卵,尽量争取在 1~2 次穿刺内完成,嘱患者至少一周内多饮水、勤解小便,轻微损伤绝大多数可自愈,仅少数患者需要干预和治疗。若持续出现血尿、尿潴留等情况可给予导尿、留置尿管、膀胱冲洗等治疗,若上述治疗后不能好转或出现少尿、无尿时,应及时转至泌尿外科进行专科治疗。

5. 若需过子宫取卵,应尽量避免穿刺子宫内膜以免对胚胎移植造成不良影响。若卵巢位置高,取卵困难,经权衡利弊后过子宫内膜取卵,本周期不移植。

6. 卵巢子宫内膜异位囊肿有时易与卵泡混淆,若误穿子宫内膜异位囊肿,应立即更换穿刺针和试管,并嘱患者若出现腹痛、发热等情况及时就诊。

7. 若患者盆腔粘连严重、卵巢与肠管包裹,卵巢活动度差,取卵术中有可能误伤肠管。若取卵后患者出现发热、腹痛伴大便性状改变等症状时考虑肠管损伤可能。轻微损伤可保守治疗,嘱患者禁食、抗感染、胃肠减压、肠外营养等。严重时需转至胃肠外科进行专科治疗。

8. 取卵出血　穿刺点出血,少量出血可纱布按压止血,出血量较大时可宫颈钳短期钳夹止血或缝扎止血。出现盆腔出血时,严密观察患者生命体征,少量出血可自行止血,若发生不可控的内出血,及时建立静脉通道、吸氧,转送急诊病房,行下一步治疗或手术。

9. 若卵泡数目少,建议使用双腔取卵针,冲洗卵泡直至获卵。

(郑 瑜 徐晓燕 樊 瑶 曹 婧)

第五节　生殖超声引导下胚胎移植术

胚胎移植是将体外培养的胚胎送回母体子宫腔内的过程。取卵周期卵裂期胚胎移植一般在取卵后 3d 进行,囊胚移植在取卵后 5d 进行;复苏周期卵裂期胚胎移植一般在内膜转化后 3d 进行,囊胚移植在内膜转化后 5d 进行。

胚胎移植是辅助生殖中最重要的临床步骤之一,轻柔熟练无创的胚胎移植技术是妊娠的有力保障。超声在胚胎移植术中起到了至关重要的作用。2017 年美国生殖医学协会(ASRM)发布的胚胎移植指南中提出:胚胎移植过程中使用腹部超声引导可以提高妊娠率和活产率。经超声引导可让术者直观地看到整个移植的过程,有利于医生更加安全顺利地操作。

一、准备事项

移植前 1d,根据患者胚胎的发育情况,通知患者移植时间。嘱患者饮食注意营养均衡,保持大小便通畅。术前向夫妻双方详细解释胚胎移植的全过程,消除紧张情绪。告知患者移植胚胎个数及剩余胚胎个数等相关信息,签署移植手术同意书。嘱患者移植前适度饮水,充盈膀胱。移植前需评估发生卵巢过度刺激综合征(OHSS)的风险,若患者自诉症状较严重(如腹胀腹痛、胸闷、尿量减少等)、出现影像学改变(如卵巢明显增大、盆腔大量积液等)和/或出现实验室检查明显异常时,建议患者该周期暂不移植,全胚冷冻(OHSS 诊断及超声影像图见第四章第六节)。

二、设备与材料

实时超声显像仪及配套的经腹部探头、妇科检查床、移植软管、消毒手术包、润洗液、生理盐水等。

三、操作过程

1. 核对患者身份信息无误后,患者取膀胱截石位,生理盐水擦洗外阴,铺巾。术者戴无菌手套,窥阴器暴露宫颈,生理盐水清洗宫颈及阴道,再用润洗液洗宫颈。

2. 超声数据采集　胚胎移植术中使用的是经腹部超声,患者需提前充盈膀胱,探头涂以耦合剂后,置于患者下腹部,检查前可推动探头,排除肠气的干扰,使宫颈、宫体、宫底、内膜线充分显影。再探查子宫位置和宫颈与宫体成角处,预测胚胎放置深度。

3. 将润滑后的移植管外管经宫颈外口缓慢通过宫颈内口,固定外管等待胚胎移植(图 4-5-1)。如有困难,可在宫颈钳的牵拉下帮助移植管外管过宫颈。

4. 核对胚胎信息无误后,将含有胚胎的移植管内管置于套管中,轻柔送入宫腔,移植管顶端距离宫腔底部 5mm 以上时,轻推注射器将含有胚胎的培养液一起注入宫腔(图 4-5-2),固定注射器活塞以免胚胎回吸入移植管内。超声观察液滴的位置,移植管缓慢退出宫腔(图 4-5-3)。

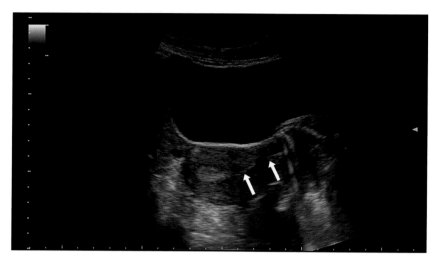

图 4-5-1　固定外管声像图

经腹部超声可见膀胱充盈,调整探头使宫颈、宫体、宫底和子宫内膜显影清晰,移植管外管经宫颈外口缓慢通过宫颈内口,箭示线状强回声为移植管声像图

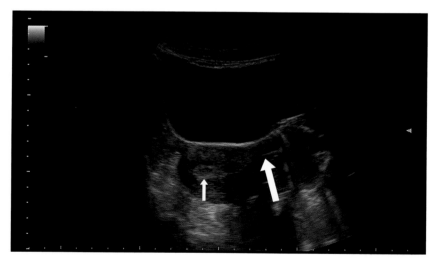

图 4-5-2　超声引导下注射胚胎培养液

经腹部超声显示移植管进入宫腔,顶端距离宫腔底部 5mm 以上,轻推注射器将含有胚胎的培养液一起注入宫腔,固定注射器活塞以免胚胎回吸入移植管内,超声观察液滴的位置,图中细箭示含有胚胎的培养液液滴声像,粗箭示移植管声像

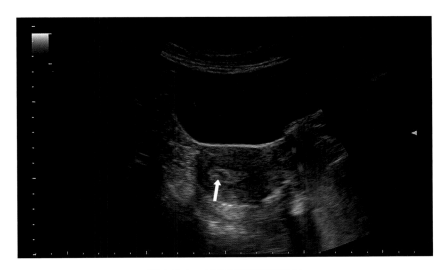

图 4-5-3 超声观察滴液位置
经腹部超声示推入胚胎后,超声观察液滴的位置,移植管缓慢退出宫腔,图中
箭示含有胚胎的液体声像图,移植管已退出宫腔

5. 擦洗阴道内残留液体,退出窥阴器。详细记录手术信息。

6. 观察移植内、外管有无血染、其顶端是否有宫颈黏液。将移植内、外管交由胚胎学家,立即在光学显微镜下检查移植内、外管有无胚胎残留。若发现残留,应立即再次移植。

7. 术后患者可静卧半小时,无明显不适即可离院。目前尚无明确证据证明移植术后静卧有利于提高胚胎植入率,但医院提供术后卧床休息区域有利于缓解患者紧张情绪,体现人文关怀。

四、注意事项

1. 告知患者术后注意休息、均衡营养、可适度活动、保持大小便通畅。术后给予黄体支持。

2. 移植禁忌证 急性生殖道感染、体温≥37.3℃、全身状况不适合妊娠者、宫腔分离、有明显卵巢过度刺激综合征的症状和体征的患者。

3. 移植困难不能成功操作时,应与患者沟通,建议取消移植、冷冻胚胎,并安排预移植或宫腔镜检查术。

（郑 瑜　徐晓燕　石 华　高 静）

第六节　促排卵后并发症

辅助生殖技术的发展为广大的不孕症夫妇带来了福音,但是技术的发展也是一把双刃剑,部分患者在治疗过程中会出现一些并发症,常见的有卵巢过度刺激综合征、多胎妊娠、取卵后卵巢蒂扭转等。严重者甚至会威胁生命,带来生理和心理巨大的负担。

一、卵巢过度刺激综合征

卵巢过度刺激综合征（ovarian hyperstimulation syndrome，OHSS）为辅助生殖技术的主要并发症之一，是人体对促排卵药物产生的过度反应，以双侧卵巢多个卵泡发育、卵巢增大、毛细血管通透性异常、异常体液和蛋白外渗进入人体第三间隙为特征而引起的一系列临床症状的综合征。OHSS 主要临床表现为卵巢囊性增大、毛细血管通透性增加、体液积聚于组织间隙，引起腹腔积液、胸腔积液，伴局部或全身水肿。COH 中卵巢内的多卵泡发育，以及血清中超生理剂量的性激素水平，都会导致 OHSS 的发生率增加。OHSS 是一种医源性疾病，其发生与患者的自身情况（如年龄、体重指数、对药物的敏感性等）、卵巢情况（如卵巢储备、卵巢反应性等）、胚胎移植情况（取卵周期胚胎移植或全胚冷冻）、是否妊娠等多种因素相关。OHSS 的总体发生率约 10%，是仅次于多胎妊娠的并发症之一。

（一）高危因素

1. 相同的卵巢储备及卵巢反应性的情况下，年轻（<35 岁）、体重较轻的患者对 Gn 的敏感性更强，更容易发生 OHSS。

2. 内源性或外源性 hCG　早发性 OHSS 与外源性 hCG 诱导排卵有关；迟发性 OHSS 与妊娠后体内内源性 hCG 升高有关。

3. 血清雌激素水平及卵泡数　扳机日血清 E2>3 500pg/ml 和／或获卵数 >24 个都是 OHSS 发生的高危因素。

4. 多囊卵巢综合征（PCOS）　PCOS 患者卵巢内小卵泡多，且体内的高胰岛素环境与 FSH 有协同作用，在 COH 过程中更容易出现多卵泡发育。

5. 抗米勒管激素（AMH）水平　有文献报道，AMH 预测 OHSS 的准确性优于年龄和体重指数，当 AMH≥3.3ng/ml 时，OHSS 发生率明显升高。

OHSS 的发病机制尚不完全清楚，且个体差异大。即使不符合上述高危因素，患者仍有可能在 COH 中发生 OHSS。

（二）病理生理

OHSS 的发生是一个多因素参与、涉及全身多个系统的复杂过程，其发生机制尚不能完全阐明，目前可以确定的是其发生依赖于体内 hCG 的浓度，且体内的 hCG 水平与疾病的严重程度呈正相关。OHSS 发生的中心环节是毛细血管通透性增加，继而导致血管内液体外渗至第三间隙，引起血液浓缩、电解质紊乱、胸腹水、肝肾功能受损等一系列临床表现，严重者出现成人呼吸窘迫综合征或循环衰竭，甚至危及生命。

（三）病情分型及分级

1. 分型　OHSS 按照其发病时间分为早发型和迟发型。

（1）早发型 OHSS：一般发生在注射 hCG 后 3~7d，多为外源性 hCG 诱发。

（2）迟发型 OHSS：一般在注射 hCG 后 12~17d，多为妊娠后内源性 hCG 上升诱发。

2. OHSS 按照严重程度可分为轻、中、重三类，传统临床上使用较多的是 Golan 分级法（表 4-6-1）。

表 4-6-1　OHSS 的 Golan 分级法

级别	轻度	中度	重度
Ⅰ	腹胀不适		
Ⅱ	Ⅰ+ 恶心、呕吐和 / 或腹泻 卵巢增大，直径 <5cm		
Ⅲ		Ⅱ+ 超声发现腹水，卵巢直径 5~12cm	
Ⅳ			Ⅲ+ 腹水 / 胸水 / 呼吸困难，卵巢直径≥12cm
Ⅴ			Ⅳ+ 低血容量改变、血液浓缩、血液黏滞度 增加、凝血异常、肾血流减少，导致少尿、 肾功能异常、低血容量休克

3. 2016 年美国生殖医学协会（American Society for Reproductive Medicine，ASRM）在预防和治疗中重度 OHSS 的相关指南中提出了最新的关于 OHSS 的严重程度分级（表 4-6-2）。

表 4-6-2　美国生殖医学协会 OHSS 的严重程度分级

严重程度	临床表现	实验室特征
轻度	轻度腹胀、腹部不适；轻度恶心和呕吐；轻度呼吸困难；腹泻； 卵巢增大	无重要变化
中度	腹部症状较轻、超声证实存在腹水	红细胞压积 >41% 白细胞 >15 × 10^9/L
重度	轻中度腹部症状；临床证实有腹水；胸腔积液；严重呼吸困难； 少尿或无尿；顽固性的恶心和 / 或呕吐	红细胞压积 >55% 白细胞 >25 × 10^9/L 肌酐清除率 <50ml/min 肌酐 >1.6mg/dL 血钠 <135mmol/L 血钾 >5mmol/L 肝酶上升
危重	低血压 / 中心静脉压；胸腔积液；体重快速增加（>1kg/24h）；晕厥；严重腹痛；静脉血栓；无尿；急性肾功能衰竭；心律失常；血栓栓塞；心包积液；大量胸水；动脉血栓形成；成人呼吸窘迫综合征；脓毒血症	上述实验室指标进一步恶化

（四）超声表现

OHSS 典型超声表现为子宫大小正常，双侧卵巢明显增大，增大程度可不一致，一般获卵数越多的卵巢体积增大越明显，重度 OHSS 卵巢直径可达 12cm 以上。卵巢内有多个大小不等的卵泡或取卵后黄体囊肿，呈多房性囊肿样改变，囊内可为透亮的无回声区，或取卵后黄体内呈絮状或条索状高回声（图 4-6-1）。常常合并盆腹腔积液，严重者可合并胸水。记录盆腔积液时需调整探头至积液最大界面，并排除子宫的干扰，若无法将积液合并在一个界面内，可记录为"子宫前方积液"和"子宫后方积液"（图 4-6-2）。彩色多普勒超声显示卵巢内多房状分隔上可见条状或分支状彩色血流信号（图 4-6-3）。

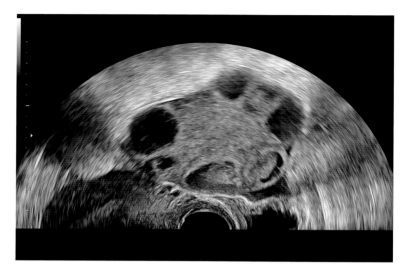

图 4-6-1　OHSS 卵巢二维灰阶声像图

卵巢体积明显增大，卵巢内有多个大小不等的卵泡或取卵后黄体囊肿，呈多房性囊肿样改变，囊内可为透亮的无回声区，或取卵后黄体内呈絮状或条索状高回声

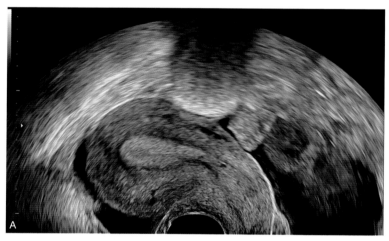

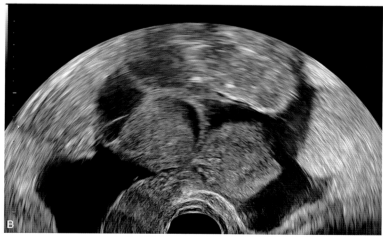

图 4-6-2　OHSS 盆腔积液声像图

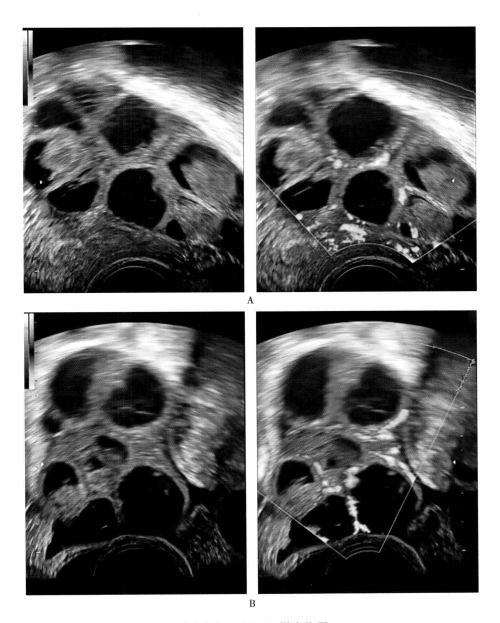

图 4-6-3 OHSS 卵巢声像图

同一卵巢不同切面(A、B)显示增大的卵巢内多房状分隔上可见条状或分支状彩色血流信号

(五)预防

OHSS 是一种医源性疾病,预防重于治疗,积极采取预防措施,是避免中重度 OHSS 最有效的方法。

1. 超促排卵方案的选择 多项研究表明使用 GnRH 拮抗剂方案比 GnRH 激动剂方案更能预防 OHSS,尤其是中重度 OHSS 的发生。

2. 扳机方式 用 GnRH 激动剂替代 hCG 扳机可以显著降低 OHSS 的发生。

3. 全胚冷冻 对于 OHSS 高风险人群或取卵后已经有 OHSS 倾向的人群,可以选择取卵周期取消移植,全胚冷冻后复苏周期再行移植术。

（六）治疗

患者一旦发生 OHSS,生殖医生需尽早诊断和治疗,以避免发生不良结局。OHSS 是一种自限性疾病,一般两周左右会自行好转,但是患者合并妊娠时,会因内源性 hCG 的升高使得病情持续,甚至加重。

1. 轻度患者的居家观察　部分取卵后患者会出现轻度的 OHSS,症状不严重,多数情况下患者可耐受。应给以居家观察的患者心理安慰和精神鼓励,嘱咐患者避免剧烈运动或突然改变体位,防止增大的卵巢扭转;优质蛋白饮食,密切关注腹围及尿量;若症状持续无好转甚至加重,出现少尿、无尿、胸闷、呼吸困难、腹围迅速增大等症状时,应及时就医。

2. 中重度患者的住院治疗　中重度患者建议入院治疗,在医生指导下密切观察各项体征和指标,积极干预,避免病情进一步加重。

二、多胎妊娠

多胎妊娠是指一次妊娠同时有两个或两个以上的胎儿。自然状态下多胎的发生率不到 3%。在辅助生殖技术中,为了提高单个移植周期的妊娠率,部分患者会一次移植两个甚至三个胚胎,多胎率明显上升。1998 年世界协作研究组报道,欧洲、亚洲、澳洲的 ART 双胎率为 25%~27%,2000 年美国生殖医学协会（ASMR）报道,美国 ART 中双胎率高达 30.8%。多胎妊娠对母婴都有一定的危险性,生殖医生须严格控制多胚胎移植的指征,坚决杜绝不符合指征的多胚胎移植。

（一）超声特征

见第五章第二节。

（二）预防策略

1. 严格把握促排卵药使用指征,坚决杜绝以多胎为目的的促排卵治疗。谨慎选择药物剂量,在 OI 周期中尽量诱导单卵泡发育,当有 3 枚以上直径≥14mm 卵泡时,需告知患者取消周期,禁止同房及宫腔内人工授精操作。

2. 重视宣教。在拟行 ART 的患者中积极宣教单胚胎移植及单胎妊娠的优势,普及多胎妊娠的风险和并发症知识。

3. 当出现三胎及三胎以上妊娠时,密切关注胎儿的发育情况,合理选择减胎手术时机,规范操作减胎手术,密切监测减胎术后母胎情况。

4. 选择性单胚胎移植策略　2018 年中华医学会生殖医学分会发布了《关于胚胎移植数目的中国专家共识》,给出了以下 5 条建议:

（1）我国原卫生部 2003 年制定的《人类辅助生殖技术规范》根据当时辅助生殖技术条件与水准,对每周期胚胎移植数目有所限定。IVF-ET 经过十余年的进展和完善,胚胎植入率、临床妊娠率和活产率均显著提高,多胎妊娠也相应增多,建议进一步减少胚胎移植数目,以降低多胎妊娠,规避母婴风险。

（2）对于胚胎移植数目,需由医生与患者夫妇进行充分沟通,告知多胎妊娠的母婴风险及预防的重要性并签订知情同意书。

（3）在辅助生殖助孕过程中减少移植胚胎数目是降低多胎妊娠的最有效措施,无论任何年龄、移植周期次数,建议每周期胚胎移植数目均≤2枚。

（4）通过选择性单胚胎移植（eSET）策略,持续关注减少多胎妊娠。存在以下情况时建议eSET,包括卵裂期胚胎或囊胚:

1）第1次移植,没有明显影响妊娠因素的患者。

2）子宫因素不宜双胎妊娠者,例如瘢痕子宫、子宫畸形或矫形手术后、子宫颈机能不全或既往有双胎妊娠/流产/早产等不良孕产史者。

3）全身状况不适宜双胎妊娠者,例如全身性疾病未得到有效控制,以及身高<150cm、体重<40kg等。

4）经过PGD/PGS（PGS:胚胎植入前遗传学筛查,preimplantation genetic screening）检测获得可移植胚胎者。

5）经卵子捐赠的受卵者胚胎移植周期。

（5）在基本不影响胚胎着床率与累积妊娠率的基础上,减少胚胎移植数目,通过一个阶段努力及临床实践,争取尽早将我国IVF-ET的多胎率降低至20%以下。

（三）宫内外复合妊娠

多胎妊娠的一类特殊情况,即宫内妊娠和异位妊娠同时发生。超声下同时可见宫内妊娠和异位妊娠的影像学特征。

1. 宫内外复合妊娠超声声像图特征 见第五章第二节

2. 注意事项 宫内外同时妊娠发生率较低,在ART中发生率不到1%,但可能引起严重后果。若患者移植胚胎数>1个,或OI周期有2个及以上的卵泡排卵,都有可能并发宫内外复合妊娠。临床治疗原则取决于宫内妊娠的情况,当宫内妊娠发育不良需终止妊娠时,治疗方法同常规胚胎停育和宫外妊娠治疗方法。当宫内妊娠胎儿存活时,治疗原则是"保宫内舍宫外",具体治疗措施取决于异位妊娠的部位、包块大小、是否破裂出血、患者基本情况等。

（四）超声引导下的多胎妊娠减胎术

三胎及以上妊娠易发生早产、妊娠期高血压、前置胎盘、胎膜早破等严重的妊娠合并症,而且新生儿缺血缺氧性脑病、低出生体重儿的发生率亦明显上升,严重危及母儿安全。对于三胎及以上妊娠建议进行阴道超声介导下的选择性减胎术,见第六章第三节。

三、卵巢蒂扭转

在ART中,促排卵药物的使用使卵巢内多卵泡发育,卵巢明显增大,卵巢围绕其血管蒂易发生部分或完全扭转,伴有静脉流出和动脉流入的梗阻,表现为患者突然出现下腹剧痛,疼痛呈间歇性或持续性。合并妊娠或OHSS也会使卵巢蒂扭转的发生率增加。有研究提出:OHSS患者卵巢蒂扭转的发生率为0.8%~7.5%,若合并妊娠则会增加至16%;非妊娠的OHSS患者卵巢蒂扭转的发生率约为2.3%。多数卵巢蒂扭转发生在妊娠的前2个月,少数发生在妊娠第3个月。卵巢血管蒂内主要有动脉、静脉和淋巴管,卵巢蒂扭转首先会导致静脉和淋巴回流受阻,导致卵巢弥漫性水肿增大,随后可出现动脉受阻,会导致卵巢缺血,长时间扭转会导致卵巢坏死和不孕。由于卵巢蒂扭转没有特异性的超声特征和临床特征,临床医师需要结合患者的病史、影像学检查和临床表现综合判断,一旦高度怀疑卵巢蒂扭转,需要尽早进行诊断性腹腔镜探查,以保护卵巢功能和生育能力。

(一)超声特征

超声检查在卵巢蒂扭转的诊断中有着重要的参考价值,是推荐的首选影像学检查方式,可以快速评估卵巢的解剖结构和血流情况。IVF合并卵巢蒂扭转的病例,绝大多数为新鲜周期取卵后的患者,少部分为COH后期多卵泡发育的患者。

1. 二维超声声像图

(1)患侧卵巢体积明显增大,卵巢内有多个大小不等的卵泡或取卵后黄体囊肿,呈多房性囊肿样改变,囊内多为透亮的无回声区,部分取卵后黄体内呈絮状或条索状高回声(图4-6-4)。

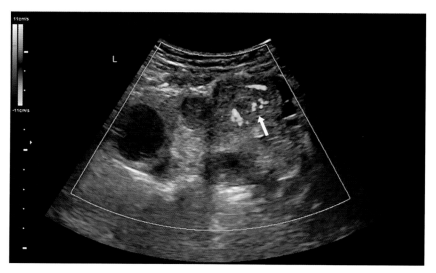

图4-6-4 卵巢蒂扭转声像图

取卵后14d,左侧卵巢增大、间质回声增强,卵巢内有多个大小不等取卵后黄体囊肿,蒂部"漩涡征"(箭)

(2)"串珠征",是由于卵巢间质淤血水肿,窦卵泡被推挤至接近卵巢包膜导致的(图4-6-5)。

(3)盆腔可见游离的液性暗区(图4-6-5)。

(4)"卵泡环征",表现为扭转的卵巢周边出现窦卵泡壁呈高回声(图4-6-6)。

2. 彩色多普勒声像图

(1)蒂部"漩涡征"(图4-6-4),表现为附件的边界不清的低回声包块,与卵巢紧邻,内呈高、低回声相间分布,当使用彩色多普勒超声观察包块内血流时,可见血管走行呈迂曲盘旋状。

(2)当卵巢蒂部分扭转或动脉灌注未受影响时,可能表现为正常多普勒血流供应;当完全扭转动脉灌注减少时,多普勒血流减少或缺失。因此,CDFI探及患侧卵巢血流的明显减少或缺失可作为判断附件扭转的可靠指标之一,但是超声显示为正常卵巢血流的患者,并不能排除附件扭转。当卵巢明显增大时,其位置上升至腹腔或靠近腹壁时,经阴道超声无法清晰显示卵巢及其内部血流信号,此时,经腹部超声可以更好地评估卵巢及其内部血流情况。有研究提出,最终确诊为附件扭转的患者约60%在超声下卵巢的血流信号表现正常,因此多普勒超声虽特异性高,但敏感性较低,并且依赖于超声医生的经验和技术水平,因此推荐二维超声和彩色多普勒超声联合诊断。

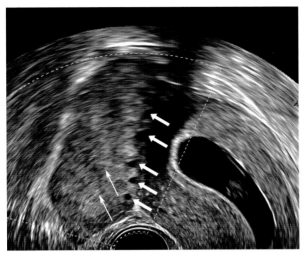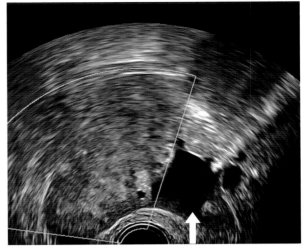

图 4-6-5　卵巢蒂扭转"串珠征"

患侧卵巢体积明显增大,卵巢间质淤血水肿,窦卵泡被推挤至接近卵巢包膜导致的"串珠征"(细箭);CDFI 示卵巢内血流显著减少,盆腔可见游离液性暗区(粗箭)

(二)临床表现及治疗

　　卵巢蒂扭转多表现为改变体位后突发的下腹部剧烈疼痛,单侧多见,伴恶心呕吐及肛门坠胀感,夜间发作多见,部分患者伴有发热症状。若只有部分扭转,症状会稍减轻,表现为间歇性的腹痛,有时可自行缓解,但易反复发作。卵巢蒂扭转的鉴别诊断在合并 OHSS 和 / 或妊娠时会更加困难,因为腹痛及恶心呕吐等症状在 OHSS 和异位妊娠时也会出现。鉴别诊断除了妇科急腹症之外,还应与阑尾炎、肾绞痛、泌尿系统结石、梗阻性肠道疾病等其他内外科急症相鉴别。

　　卵巢发生蒂扭转后,其缺血坏死的可能性随着时间的增加而增加,导致卵巢功能受损,严重者可合并腹膜炎、脓毒血症、附件萎缩坏死甚至功能丧失等并发症。临床应该做到早发现、早诊断、早治疗,及时的处理能挽救和保护卵巢功能且不影响后续妊娠。美国妇产科医师学会(ACOG)建议一旦怀疑卵巢蒂扭转,应及时行诊断性腹腔镜检

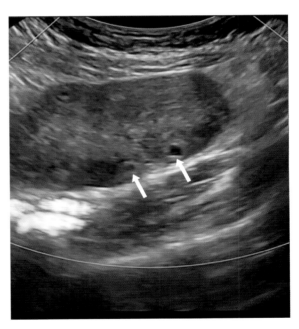

图 4-6-6　卵巢蒂扭转"卵泡环征"

胚胎移植后 45d,患侧卵巢体积明显增大,卵巢间质淤血水肿,箭示"卵泡环征",CDFI 示卵巢内血流缺失

查,以保护卵巢功能和生育能力。有研究表明,腹腔镜手术对于妊娠或非妊娠的妇女均是安全的,而且接受腹腔镜手术的妊娠女性,住院时间更短、卵巢功能损伤更小。术中应尽量保留卵巢,术后要重视对妊娠患者的保胎。

（三）预防

ART 中的卵巢蒂扭转是一种严重的医源性疾病,临床中预防重于治疗。在促排卵过程中有卵巢明显增大、OHSS、妊娠、便秘等高危因素的女性应反复告知其注意事项,包括禁止剧烈运动、改变体位动作缓慢、保持大便通畅、优质蛋白饮食、保持饮水量等。

（郑　瑜　杨宜红　徐晓燕　周小燕）

参 考 文 献

［1］贺木兰,孙晓溪.辅助生殖技术子代安全性及对策思考［J］.中华生殖与避孕杂志,2019,39（10）:838-843.

［2］中国医师协会生殖医学专业委员会.基于单次促排卵周期的累积分娩/活产率专家共识［J/OL］.中华生殖与避孕杂志,2018（12）:963-968.

［3］Mak W, Kondapalli LA, Celia G, et al. Natural cycle IVF reduces the risk of low birthweight infants compared with conventional stimulated IVF［J］. Human reproduction（Oxford, England）, 2016, 31: 789-794.

［4］Scholten I, Chambers GM, van Loendersloot L, et al. Impact of assisted reproductive technology on the incidence of multiple-gestation infants: a population perspective［J］. Fertil Steril, 2015, 103（1）: 179-183.

［5］Dunietz GL, Holzman C, McKane P, et al. Assisted reproductive technology and the risk of preterm birth among primiparas［J］. Fertil Steril, 2015, 103（4）: 974-979.

［6］Hayashi M, Nakai A, Satoh S, et al. Adverse obstetric and perinatal outcomes of singleton pregnancies may be related to maternal factors associated with infertility rather than the type of assisted reproductive technology procedure used［J］. Fertil Steril, 2012, 98（4）: 922-928.

［7］Williams CL, Bunch KJ, Stiller CA, et al. Cancer risk among children born after assisted conception［J］. N Engl J Med, 2013, 369（19）: 1819-1827.

［8］胡琳莉,孙莹璞.中国辅助生殖技术发展历程和现状［J］.生殖医学杂志,2019,28（10）:1113-1114.

［9］谢幸,孔北华.妇产科学［M］.9版.北京:人民卫生出版社,2018.

［10］陈智毅.生殖超声诊断学［M］.北京:科学出版社,2018.

［11］罗丽兰.不孕与不育［M］.2版.北京:人民卫生出版社,2009.

［12］Bashir ST, Baerwald AR, Gastal MO, et al. Follicle growth and endocrine dynamics in women with spontaneous luteinized unruptured follicles versus ovulation［J］. Human reproduction（Oxford, England）, 2018, 33: 1130-1140.

［13］Revelli A, Carosso A, Grassi G, et al. Empty follicle syndrome revisited: definition, incidence, aetiology, early diagnosis and treatment［J］. Reproductive biomedicine online, 2017, 35: 132-138.

［14］Practice Committee of the American Society for Reproductive Medicine. Current clinical irrelevance of luteal phase deficiency：a committee opinion［J］．Fertility and sterility，2015，103：e27-32.

［15］ Practice Committee of the American Society for Reproductive Medicine. Role of metformin for ovulation induction in infertile patients with polycystic ovary syndrome（PCOS）：a guideline［J］. Fertility and sterility，2017，108：426-441.

［16］ Belenkaia LV，Lazareva LM，Walker W，et al. Criteria，phenotypes and prevalence of polycystic ovary syndrome［J］. Minerva ginecologica，2019，71：211-223.

［17］武学清，孔蕊，田莉，等．卵巢低反应专家共识［J］．生殖与避孕，2015，35（2）：71-79.

［18］ Ferranretti AP，La Marca A，Fauster BC，et al. ESHRE working group on poor ovarian respone definition. ESHRE consensus on the definition of 'poor response' to ovarian stimulation for in vitro fertilization：the Bologna criteria［J］. Hum Reprod，2011，26（7）：1616-1624.

［19］ Boza A，Oguz SY，Misirlioglu S，et al. Utilization of the Bologna criteria：a promise unfulfilled？ A review of published and unpublished/ongoing trials［J］. Fertility and sterility，2018，109：104-109.

［20］乔杰，马彩虹，刘嘉茵，等．辅助生殖促排卵药物治疗专家共识［J］．生殖与避孕，2015，35（4）：211-223.

［21］邵敬於．人类诱发排卵［M］．上海：复旦大学出版社，2006.

［22］ Faddy MJ，Gosden RG，Gougeon A，et al. Accelerated disappearance of ovarian follicles in mid-life：implications for forecasting menopause［J］. Human reproduction（Oxford，England），1992，7：1342-1346.

［23］ Coelho Neto MA，Ludwin A，Borrell A，et al. Counting ovarian antral follicles by ultrasound：a practical guide［J］. Ultrasound in obstetrics & gynecology：the official journal of the International Society of Ultrasound in Obstetrics and Gynecology，2018，51：10-20.

［24］ Practice Committee of the American Society for Reproductive Medicine. Testing and interpreting measures of ovarian reserve：a committee opinion［J］. Fertility and sterility，2015，103：e9-e17.

［25］ Practice Committee of the American Society for Reproductive Medicine. Performing the embryo transfer：a guideline［J］. Fertility and sterility，2017，107：882-896.

［26］ Nastri CO，Teixeira DM，Moroni RM，et al. Ovarian hyperstimulation syndrome：pathophysiology，staging，prediction and prevention［J］. Ultrasound in obstetrics & gynecology：the official journal of the International Society of Ultrasound in Obstetrics and Gynecology，2015，45：377-393.

［27］ Practice Committee of the American Society for Reproductive Medicine. Prevention and treatment of moderate and severe ovarian hyperstimulation syndrome：a guideline［J］. Fertility and sterility，2016，106：1634-1647.

［28］ Fatemi HM，Garcia-Velasco J. Avoiding ovarian hyperstimulation syndrome with the use of gonadotropin-releasing hormone agonist trigger［J］. Fertility and sterility，2015，103：870-873.

［29］ Khalil A，Rodgers M，Baschat A，et al. ISUOG Practice Guidelines：role of ultrasound in twin pregnancy［J］. Ultrasound in obstetrics & gynecology：the official journal of the International Society of Ultrasound in Obstetrics and Gynecology，2016，47：247-263.

［30］孙贻娟，黄国宁，孙海翔，等．关于胚胎移植数目的中国专家共识［J］．生殖医学杂志，2018，27（10）：940-945.

［31］张敏,周启昌,文烈明,等.漩涡征及滤泡环征诊断早期卵巢扭转［J］.中国医学影像技术,2015,31(4):590-592.

［32］Bronstein M,Pandya S,Snyder C,et al. A Meta-analysis of B-Mode Ultrasound,Doppler Ultrasound,and Computed Tomography to diagnose pediatric ovarian torsion［J］. European Journal of Pediatric Surgery,2015,25(1):82-86.

［33］袁航,张师前,赵霞,等.女性附件扭转治疗的中国专家共识(2020年版)［J］.实用妇产科杂志,2020,36(11):822-826.

［34］Berkkanoglu M,Coetzee K,Bulut H,et al. Risk of ovarian torsion is reduced in GnRH agonist triggered freeze-all cycles:a retrospective cohort study［J］. Journal of obstetrics and gynaecology:the journal of the Institute of Obstetrics and Gynaecology,2019,39:212-217.

［35］张丽,刘晓群,石彬.未破裂卵泡黄素化综合征发病机制及诊疗进展［J］.生殖医学杂志,2012,21(4):395-399.

［36］Bolomini G,Moruzzi MC,Moro F,et al. Repeat twisting of ovary in young woman with ribbon-like contralateral ovary and absence of contralateral Fallopian tube［J］. Ultrasound Obstet Gynecol,2021,58(3):491-492.

第五章

辅助生殖医学技术的
临床结局及超声诊断

辅助生殖技术临床结局主要有生化妊娠、胚胎种植失败、临床妊娠。血清人绒毛膜促性腺激素（β-hCG）浓度的测定和超声检查已成为临床上常用的早期妊娠诊断方法，对于临床妊娠需进行超声检查确定是否为宫内妊娠、胚胎是否存活、是否为多胎妊娠等。

血清 β-hCG 定量检测是诊断早期妊娠的重要检查手段。受精卵滋养细胞层形成（受精后第 6日）时，开始分泌微量 β-hCG，受精 10d 后能在母体血液中检出；受精卵植入一周内，血清 β-hCG 水平从 5IU/L 上升至 50IU/L，植入后 14d 上升至 100IU/L 左右。正常妊娠前 6 周，血清 β-hCG 浓度36~48h 增长一倍；妊娠 6 周后，血清 β-hCG 水平达到 6 000~10 000IU/L，随后其上升速度开始减慢，于妊娠 8~10 周时达到峰值。β-hCG 的 48h 翻倍比值大于 2 时对正常妊娠预测的敏感度可达到 77.2%，特异度可达到 95.8%；但单次 β-hCG 的检测数值不能将正常宫内妊娠与异位妊娠、胚胎停育区别开来，因此，目前一般通过多次观察 β-hCG 的数值及其翻倍速度来预测早期胚胎宫内发育情况。

辅助生殖技术中，一般在胚胎移植后第 12 天进行血清 β-hCG 的检测，以确定是否妊娠。对于 β-hCG<300IU/L 的患者则需要进行动态监测 β-hCG 值的变化；β-hCG 阳性患者在胚胎移植后 30d 常规进行经阴道超声检查以确定是否宫内妊娠及胚胎是否存活；此时超声检查发现宫内妊娠囊后则不再需要进行 β-hCG 的检测，如果宫内外均未发现妊娠组织，则需要进行 β-hCG 的连续定量监测和至少一次的超声检查。

早期妊娠是指妊娠第 14 周以前的阶段，即从妊娠开始到妊娠第 13^{+6} 周。超声是妊娠期最常用的一种影像学检查方法。在早期妊娠阶段，超声的主要检查内容如下：明确是否宫内妊娠、确定胚胎是否存活、推算孕周、确定胚胎数目，如为多胎妊娠，则需要判断绒毛膜性和羊膜性；在孕 11~13^{+6}周，规范化超声不仅可以观察评估与胎儿染色体异常相关的指标，如胎儿颈后透明层厚度（nuchal translucency，NT）、鼻骨是否缺失、三尖瓣是否反流、静脉导管 a 波是否反向或消失，还可以结合孕妇血清学指标进行胎儿染色体异常风险评估和高危妊娠风险预测，同时还可发现胎儿严重结构畸形，将胎儿异常的检出时间窗提前，减轻对孕妇和家庭的伤害。

孕早期超声检查方法主要有经腹部超声和经阴道超声两种方法，经腹部超声检查需要患者充盈膀胱，而且容易受到患者腹壁皮下脂肪厚度及瘢痕等不利因素的影响，对于妊娠囊较小者不易观察；过度充盈膀胱时可能引发先兆流产患者宫缩的发生而增加流产的风险，因此不推荐经腹部超声。文献报道经阴道超声检查不会增加阴道出血及流产的风险。随着借助辅助生殖技术受孕的人群增加，宫内妊娠合并异位妊娠的发生率明显提高。孕早期采用经阴道超声对盆腔全面扫查，不仅能评估宫内妊娠囊的情况，同时亦能对附件包块精准识别，是诊断各种类型异位妊娠的首要辅助检查手段。因此，在早期妊娠阶段，经阴道超声是首选的检查方法。面对接受辅助生殖技术的孕妇，我们应对盆腔进行更为全面仔细的扫查，以减少多胎妊娠及异位妊娠的漏诊。

（石　华　柯丹丹　赵　胜　刘　一）

第一节　正常早期妊娠超声诊断

一、正常早期妊娠超声声像

1. **妊娠囊（gestational sac，GS）**　妊娠囊是妊娠最早观察到的宫内结构，经阴道超声最早在孕 4.5~5 周时发现，直径为 2~3mm，以每天约 1.13mm 的速度增长，妊娠囊对宫内妊娠（intrauterine

pregnancy, IUP）的诊断具有 97.6% 的特异性。发现妊娠囊后应观察妊娠囊的位置、大小、数目、形态。超声声像图上妊娠囊表现为圆形或椭圆形无回声区,在伴有子宫收缩、宫腔粘连等情况时,妊娠囊形态可呈不规则形。妊娠囊的无回声区是绒毛膜腔,无回声区周围环状高回声是绒毛膜组织和邻近的少量蜕膜组织（图 5-1-1）。妊娠 5~8 周,妊娠囊周围的高回声绒毛形成内环,外周有一蜕膜形成的低回声外环,称为双环征或双蜕膜囊征（double decidual sac sign, DDSS）（图 5-1-2）,约 60% 的妊娠囊有此征象。此外,蜕膜内征（intradecidual sign）也是反映早期妊娠的一个征象,表现为偏于宫腔一侧的小妊娠囊。妊娠囊、双蜕膜囊征和蜕膜内征的出现均提示了早期宫内妊娠的可能,但它们的准确性不如卵黄囊。

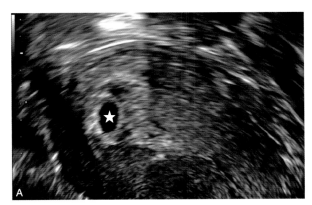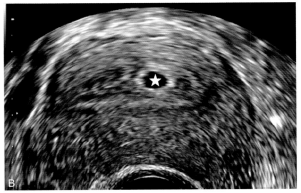

图 5-1-1　妊娠初期妊娠囊二维灰阶声像图
A. 子宫纵切面显示孕囊（星号）; B. 子宫横切面显示孕囊（星号）

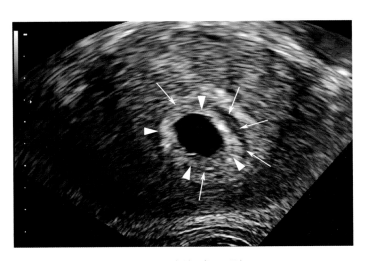

图 5-1-2　妊娠囊双环征
二维灰阶声像图,三角示内环,箭示外环

2. 卵黄囊（yolk sac）　卵黄囊是妊娠囊内第一个观察到的解剖结构。卵黄囊的出现是确定妊娠的标志。卵黄囊直径 3~5mm,经阴道超声可在孕 5~6 周时观察到;经腹部超声,在孕 6~7 周时才能观察到。

卵黄囊表现为圆形或类圆形结构（图 5-1-3）,中间为无回声区,边界清晰,透声性好。早期卵黄囊紧贴在胚胎上,随孕龄增加,卵黄囊逐渐与胚胎分开,以一条细带状结构与胚胎脐部相连,本身则游离在胚外体腔内(图 5-1-4、图 5-1-5)。妊娠约 10 周时,卵黄囊开始萎缩,大多数卵黄囊在妊娠 14 周后完全消失。孕早期,超声观察到卵黄囊过大或过小均提示妊娠结局不良。

3. 胚胎和胎心搏动 在妊娠早期,胚胎(embryo)在超声上表现为卵黄囊一侧的点状高回声,紧贴卵黄囊(图 5-1-6)。妊娠 6 周左右,胚胎长度与卵黄囊径线基本相等,随后胚胎长度超过卵黄囊(图 5-1-7)。经阴道超声最早在妊娠 37d、胚胎长 2mm 时可观察到心管搏动(heart beat),但 5%~10% 的患者在胚胎长 2~4mm 时心管搏动不明显;正常妊娠 6 周、胚胎长 5mm 左右时,经阴道超声一般能探查到心管搏动。妊娠 10 周前称为胚胎,这是主要器官分化发育的时期,也是胎儿畸形发生最敏感的时期;妊娠 10 周开始到 40 周是胎儿期,是各器官组织的生长与进一步分化阶段;在早孕末期,经阴道超声已能观察到大部分结构,如颅脑、心脏、肾脏、脊柱、肢体。

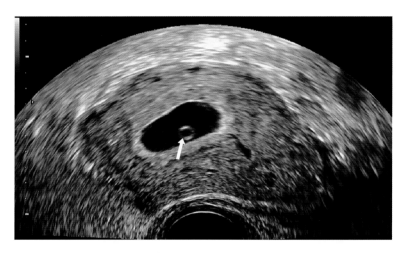

图 5-1-3 圆形无回声结构的卵黄囊(箭)二维灰阶声像图

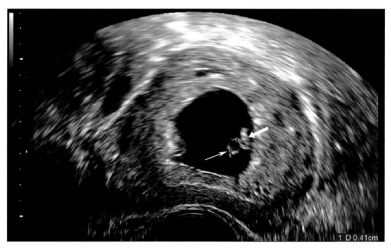

图 5-1-4 卵黄囊二维灰阶声像图
卵黄囊与胚芽相贴,直径 0.41cm(细箭示卵黄囊;粗箭示胚胎)

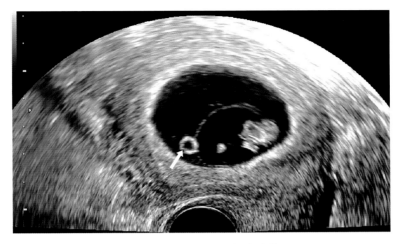

图 5-1-5　卵黄囊二维灰阶声像图

卵黄囊（箭）与胚胎分离，游离在胚外体腔

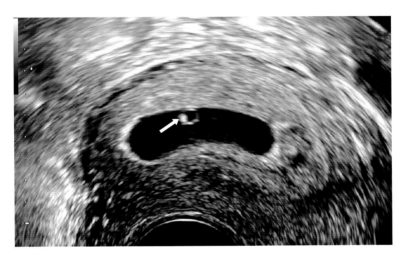

图 5-1-6　贴在卵黄囊上的胚胎（箭）二维灰阶声像图

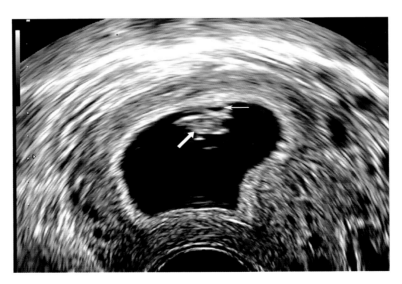

图 5-1-7　胚胎长度超过卵黄囊

细箭示卵黄囊，粗箭示胚芽

4. 羊膜（amniotic sac）　羊膜是妊娠囊内的另一个重要结构,胎儿位于羊膜腔中。早孕初期,羊膜往往紧贴胚胎,且羊膜很薄（厚0.02~0.05mm）,因此超声不容易观察到。随着妊娠的进展,羊膜囊逐渐增大,经阴道超声及在相对高的增益条件下,在妊娠7~8周时可以观察到羊膜（图5-1-8）。羊膜腔增大的速度快于绒毛膜腔,随着妊娠的发展,羊膜腔逐渐与绒毛膜腔靠近并融合,羊膜与绒毛膜之间的胚外体腔逐渐变小至消失;一般在妊娠16周后羊膜腔和绒毛膜腔完全融合。

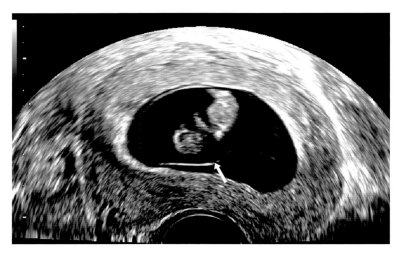

图5-1-8　羊膜（箭）二维灰阶声像图

5. 胎盘（placenta）　妊娠8周后胎盘开始发育,包绕妊娠囊的环状高回声开始变得不对称,以后发育成胎盘的部位开始逐渐增厚（图5-1-9）;到妊娠10~12周,超声就能显示明显的胎盘声像（图5-1-10）。随着孕周增加,胎盘逐渐增厚。

6. 脐带（umbilical cord）　脐带内含有两条动脉及一条静脉,以及血管周围的华通胶。脐带一端与胎儿腹壁脐孔相连,一端与胎盘相连（图5-1-11）。在11~13[+6]周应用彩色多普勒超声能观察到膀胱两侧的脐动脉。

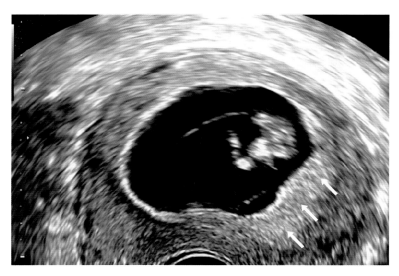

图5-1-9　早孕初期胎盘开始形成
早孕初期,妊娠囊周围高回声局灶性增厚,即胎盘（箭）开始形成

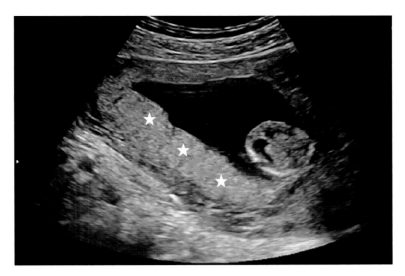

图 5-1-10　早孕末期胎盘(星号)二维灰阶声像图

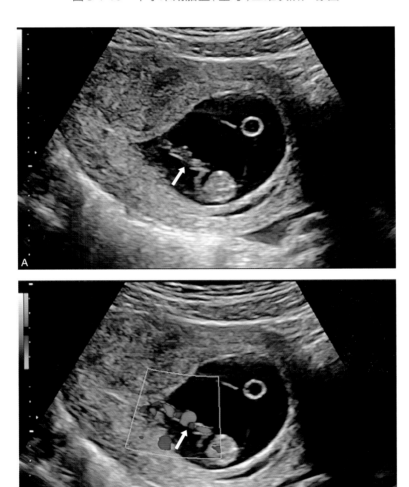

图 5-1-11　孕早期脐带声像图

A. 二维灰阶声像图;B. 彩色多普勒声像图,箭示孕早期脐带一端与
胎儿腹部相连,一端与胎盘相连

二、推算孕龄

临床上计算孕龄主要有三种方法：一是胎龄，从受精开始至胎儿由子宫内娩出的时间，约 38 周，这一方法多用于胚胎学；二是妊娠龄，从受精前 14d 至胎儿从子宫内娩出的时间，约 40 周，相当于胎龄加 14d；三是月经龄，从末次月经的第一天算起，不考虑排卵或妊娠日期，对于月经周期 28d 的妇女来说，月经龄即妊娠龄。

目前，妊娠龄作为孕龄是国内外公认的标准。凡月经周期 28d 左右，孕早期超声显示胚胎大小与相应的孕龄相符，则可以月经龄作为妊娠龄。对于月经周期不规则、末次月经不详的妇女，临床上需要结合孕早期超声来判断孕龄。孕早期估测妊娠龄主要通过妊娠囊平均直径和胚胎冠 - 臀长（crown-rump length，CRL），目前普遍认为，冠 - 臀长是孕早期估测孕龄最为可靠的方法。

1. 根据妊娠囊大小计算孕龄　测量妊娠囊的上下径、左右径和前后径（图 5-1-12），求出妊娠囊的平均直径（单位为 mm），比较常用的公式是：妊娠囊的平均直径（mm）+30= 孕龄（天）。但是，由于妊娠囊会受到子宫肌层收缩、宫腔粘连或子宫肌瘤挤压等影响，因此，通过这个公式计算得出的孕龄会出现一定的偏差，该指标只在胚胎出现前用于孕龄评估。

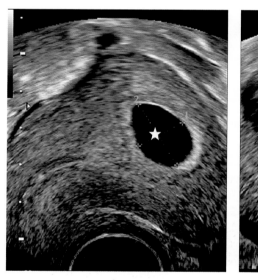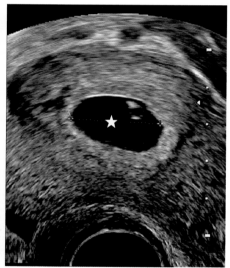

图 5-1-12　妊娠囊二维灰阶声像图
星号示上下径（1）、前后径（2 示纵切面）和左右径（3 示横切面）

2. 根据胚胎冠 - 臀长计算孕龄　早期妊娠时，冠 - 臀长与孕龄有很好的相关性。当超声观察到胚胎时，测量其冠 - 臀长是推算孕龄最准确的方法。冠 - 臀长是指从胚胎的头部测量至臀部，不包括卵黄囊或肢体，在正中矢状切面上进行测量（图 5-1-13、图 5-1-14）。

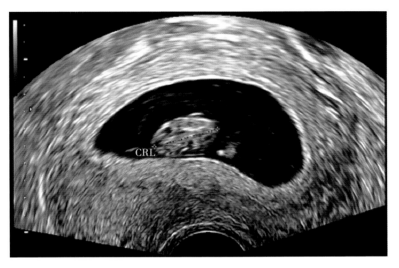

图 5-1-13　孕 6~9 周不易区分头部和臀部，测量胚胎最大长径，
仍然被认为是冠 - 臀长

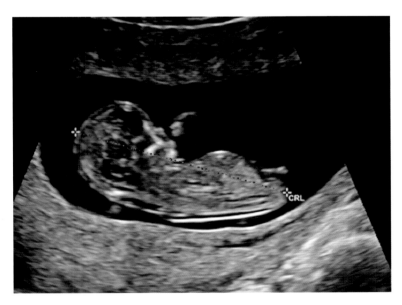

图 5-1-14　胎儿正中矢状切面上测量冠 - 臀长，颈部处于自然状态

　　孕早期一旦用正确方法确定孕龄，则后期不应通过超声检查测量指标再重新评估孕龄修改预产期。

（柯丹丹　何　娟　赵　胜　陈　敏）

第二节　异常妊娠的超声诊断

一、流产

【定义】

胚胎或胎儿在子宫内尚未具有生存能力而妊娠终止，称为流产。欧洲人类生殖与胚胎学（ESHRE）指南将妊娠 24 周前的妊娠丢失定义为流产；世界卫生组织（WHO）把妊娠小于 20 周，胎儿体重小于 500g 而妊娠终止者称为流产；但 2020 年我国相关专家共识建议将妊娠小于 28 周、胎儿体重小于 1 000g 而妊娠终止者称为流产。对于生化妊娠是否纳入流产范围内进行管理国际上尚未形成共识，ESHRE 指南也并未提及生化妊娠，美国生殖医学协会（American Society for Reproductive Medicine，ASRM）则指出将生化妊娠从流产定义中排除；我国专家共识则认为生化妊娠也是妊娠失败的一种表现形式，属于妊娠丢失的范畴，应纳入流产进行管理。

流产可分为自然流产和人工流产两种，其中自然流产是一种常见的妊娠并发症，在 ART 妊娠和自然妊娠中的发生率分别约 30%、10%。妊娠 12 周前终止者为早期流产，妊娠 12 周至不足 28 周终止者为晚期流产。早期流产被定义为妊娠 12^{+6} 周前无法存活的宫内妊娠，包括空妊娠囊和妊娠囊内有胚胎/胎儿，但无心管搏动。

【病因及发病机制】

流产病因复杂，包括胚胎因素、遗传因素、母体因素、免疫因素、感染因素、环境因素等，此外，仍有部分流产病因不明。胚胎染色体异常是早期流产的最常见病因，夫妻双方及胚胎染色体异常以及基因多态性、基因突变等遗传因素均可导致流产。

【病理特点】

早期胚胎发育异常主要分为两类，一类是全胚发育异常，即生长结构障碍，包括无胚胎、结节状胚、圆柱状胚和发育阻滞胚；另一类是特殊发育缺陷，以神经管畸形、肢体发育缺陷等最为常见。其他还可见压缩胎儿、纸样胎儿、肉样胎块、胎儿钙化后形成的石胎、浸软胎儿、脐带异常等病理表现。

【临床表现】

阴道出血和腹痛是早期流产最常见的症状，极易与月经推迟后出血相混淆，致使流产未被察觉，多数患者没有明显的特殊不适。

【临床类型与超声检查】

临床流产是指超声检查或组织学证实先前存在宫内妊娠，随后妊娠失败，流产从开始发展到终结经历一系列过程，根据其发生的不同阶段可分为先兆流产、难免流产、不全流产、完全流产及过期流产五种临床类型。

1. 先兆流产　指妊娠 28 周前，先出现少量的阴道流血、继而出现阵发性下腹痛或腰痛；妇科检查宫口未开，胎膜完整，无妊娠物排出，子宫大小与孕周相符。经过休息和治疗后，临床症状消失，可继续妊娠，若症状加重，如阴道出血增多或腹痛加剧，先兆流产的患者最终发展为难免流产。阴道出血量越多、孕周越小，发展成难免流产的风险越高。

先兆流产是自然流产的第一临床阶段，20%~25% 的孕妇在早期妊娠时可能会出现先兆流产的症状。根据发生孕周的不同,可分为早期先兆流产和晚期先兆流产。

（1）先兆流产的超声表现:大部分先兆流产患者无明显异常的超声表现,部分患者可出现宫腔积液,宫腔积液在超声上表现为宫腔内、妊娠囊周围的无回声液性暗区,部分可伴有点状、絮状回声（图 5-2-1）。

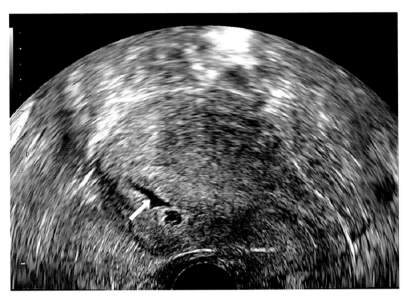

图 5-2-1　妊娠早期宫腔积液(箭)二维灰阶声像图

妊娠期宫腔积液可能是先兆流产或习惯性流产的一种表现。妊娠早期宫腔积液产生的原因多考虑早期妊娠时孕妇体内激素水平改变而出现的生理性宫腔积液。

随着妊娠进展,妊娠期生理性宫腔积液会慢慢消失,不会对胚胎造成一定的影响,多表现为早期妊娠患者仅在超声检查时发现宫腔积液,而患者不伴有腹痛或阴道出血;但如果积液在宫腔内不能被吸收,将会对胚胎的正常发育造成负面影响。随着宫腔积液逐渐增多,可能使妊娠囊从附着处分离,进而导致流产。对于早期妊娠宫腔积液同时伴有阴道出血或腹痛的患者,临床上常常进行黄体酮保胎治疗;对于早期妊娠单纯性宫腔积液不伴有腹痛或阴道出血患者的临床处理,存在一定的争议。

（2）先兆流产的临床表现:先兆流产患者的临床症状表现为少量的阴道出血,经过休息及对症治疗后,症状多会消失并可继续妊娠,若症状不能缓解,甚至加重,可出现不良妊娠结局,如胚胎停育、难免流产等。

（3）胚胎停育:胚胎停育是指胚胎在宫腔内着床后不能正常生长而停止发育的现象,是妊娠早期胚胎或胎儿死亡,超声表现为空的或枯萎的妊娠囊、没有胎心的胚胎或胎儿。多数患者胚胎停育后无明显症状,仅在超声检查时发现,而部分患者可出现妊娠反应消失、阴道出血、异物排出等症状。

诊断胚胎停育的唯一结论性标准就是有组织学检查证实的妊娠组织自子宫内排出或在子宫内发现妊娠残留组织,且先前有子宫内妊娠囊存在的超声检查证据。孕早期胚胎停育的超声诊断主要是结合末次月经,通过观察妊娠囊（GS）、卵黄囊（YS）、冠 - 臀长（CRL）和心率（HR）等超声参数进行评估和诊断。

1）妊娠囊：胚胎停育最早的征象是妊娠囊发育异常。有时虽然妊娠囊内胚胎已死亡，但是在激素水平的作用下，妊娠囊仍可继续缓慢生长，但其增长速度每天不足 7mm，预示着胚胎发育不良。研究报告显示，妊娠囊平均直径为 16~24mm 时，经阴道超声可以观察到卵黄囊和胚芽；目前普遍接受的早期胚胎停育的标准是：经阴道超声检查妊娠囊平均直径达到 25mm 仍未发现胚胎存在（图 5-2-2），可诊断为胚胎停育，其特异性和阳性预测率可达到 100%。当妊娠囊平均直径为 16~24mm 时仍无胚芽者应高度怀疑为枯萎孕囊，但不能确诊为胚胎停育，需在 1 周后复查。此外，妊娠囊变形（图 5-2-3）、张力低，妊娠囊周围有积血时，妊娠出现不良结局的风险增高。

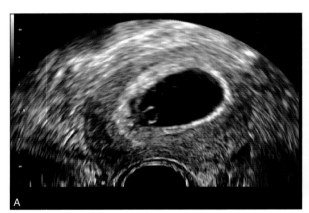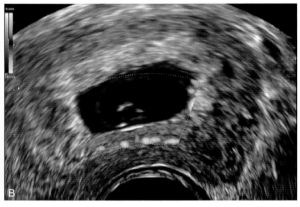

图 5-2-2　胚胎停育妊娠囊声像图
A. 二维灰阶声像图；B. 彩色多普勒声像图。妊娠囊平均直径 >25mm，未观察到胚胎

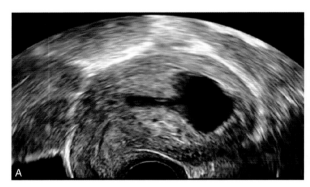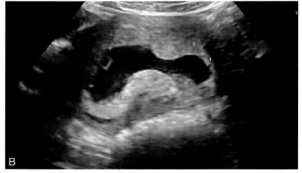

图 5-2-3　变形妊娠囊二维灰阶声像图
A. 经阴道超声显示孕囊形态不规则；B. 经腹部超声显示孕囊形态不规则

2）卵黄囊：卵黄囊的大小和形态异常预示着妊娠结局不良。超声声像图显示卵黄囊缺如、过大（>10mm）、过小（<3mm）、形状不规则或具有退行性改变（钙化或透明度降低）等（图 5-2-4~图 5-2-7），均提示妊娠结局不良。卵黄囊过大，早期妊娠失败多发生在妊娠 10 周内；卵黄囊过小，妊娠失败多发生在妊娠 10 周后，其病因学未知。Rowling SE、Tongsong T 等研究证实当妊娠囊平均直径 >13mm 而没有看到卵黄囊时，早期妊娠失败的预测敏感性和阳性率均达到了 100%。Khaled 等研究发现卵黄囊直径 <1mm 可以预测妊娠异常结局，而且当卵黄囊与妊娠囊直径的比值 <0.2 时，其对妊娠不良结局预测的敏感性和特异性达到了 100%。

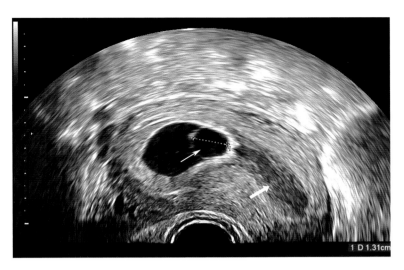

图 5-2-4　卵黄囊过大二维灰阶声像图
细箭示卵黄囊,直径 1.31cm,粗箭示宫腔积液

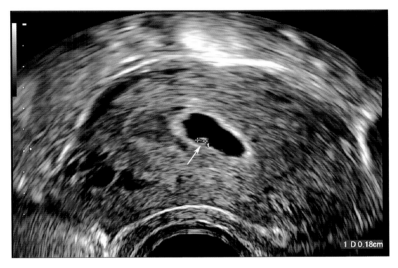

图 5-2-5　卵黄囊过小二维灰阶声像图
箭示卵黄囊,直径 0.18cm

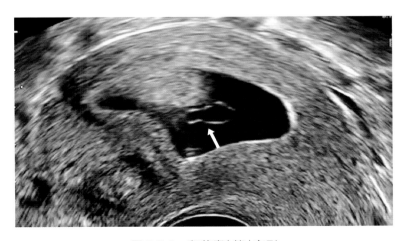

图 5-2-6　卵黄囊(箭)变形

247

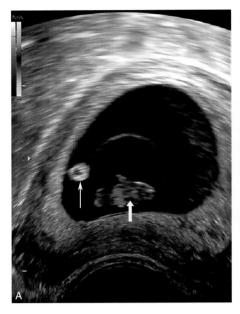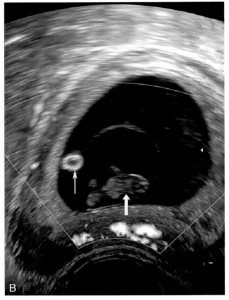

图 5-2-7　卵黄囊钙化，胚胎无心管搏动

A. 二维灰阶声像图显示钙化的卵巢囊和胚胎；B. 彩色多普勒声像图显示胚胎无胎
心搏动。细箭示钙化的卵黄囊；粗箭示胚胎

3）胚胎及胎心搏动：胎心搏动是证明胚胎存活的最早标志，胎心搏动出现后又消失，是判断胚胎停育的最直接征象。超声诊断胚胎停育，有严格的诊断标准。美国超声波影像学家协会会议（SRU）诊断胚胎停育的超声标准（表 5-2-1）仍以胚胎长达到 7mm 时未见胎心搏动为诊断标准，但加拿大妇产科学会诊断胚胎停育的新超声标准（阴道超声，表 5-2-2）和美国妇产科学会诊断胚胎停育的新超声标准（阴道超声，表 5-2-3）则是以胚胎长为 5mm 时无胎心搏动为诊断标准，然而有在胚

表 5-2-1　美国超声波影像学家协会诊断胚胎停育的超声标准

1. 冠 - 臀长度至少为 7mm，无心跳

2. 平均孕囊直径至少 25mm，无胚胎

3. 超声检查没有卵黄囊的孕囊，2 周后仍然没有发现有心脏搏动的胚胎

4. 超声检查有卵黄囊的孕囊至少 11d 后，没有发现有心脏搏动的胚胎

注：只有在超声检查满足以上任何一个标准的情况下才能诊断胚胎停育。

表 5-2-2　加拿大妇产科学会诊断胚胎停育的超声标准（阴超下）

1. >5mm 的胚芽没有心跳

2. 妊娠囊平均直径 >8mm，未见卵黄囊

3. 妊娠囊平均直径 >16mm，未见胚芽

表 5-2-3　美国妇产科学会诊断胚胎停育的超声标准（阴超下）

1. 冠 - 臀长 >5.3mm、无胎心活动

2. 妊娠囊平均直径 >21mm（无论有无卵黄囊，无胚芽）

3. 妊娠囊初次检查时无卵黄囊和胚芽，7d 或更长时间以后仍未见卵黄囊或胚芽

胎长为 5mm 未见胎心,但在随后的检查中可出现心跳的研究报道。因此,有学者对于胚胎长约 5mm 作为临界值提出质疑,仅有少量样本研究显示胚胎长为 5mm 无胎心可诊断为胚胎停育,特异性低、假阳性率高。目前普遍接受胚胎停育的胚胎长临界值是胚胎长为 7mm 而未见胎心搏动。

除上述超声征象外,胚胎心率减慢也预示着妊娠结局不良。在早期妊娠中,胚胎心率是逐渐增快的,在妊娠 6 周时胎心率平均 110 次 /min,到妊娠 7 周时,胎心率已经逐渐增至 140 次 /min 以上,至妊娠 9 周时可达 180 次 /min;随后胎心率逐渐减缓,至妊娠 14 周时约 140 次 /min。缓慢的胚胎心脏运动可能与自然流产有关,是预测早期流产的指标之一,胎心率越慢,预后越差。文献报道,当胎心率 <80 次 /min 时,妊娠失败的风险为 100%;当胎心率 <100 次 /min 时,则有较高风险的妊娠失败率。

此外,表 5-2-4 中超声检查结果可怀疑胚胎停育,但不能明确诊断为胚胎停育。

表 5-2-4　怀疑胚胎停育的诊断标准

1. 冠 - 臀长 <7mm,无胎心搏动
2. 平均孕囊直径 16~24mm,无胚胎
3. 超声检查孕囊内没有卵黄囊,7~13d 后未发现有胎心搏动的胚胎
4. 超声检查有卵黄囊的孕囊 7~10d 后,没有发现有胎心搏动的胚胎
5. 末次月经后推迟至少 6 周没有发现胚胎
6. 空羊膜囊与卵黄囊相邻,羊膜囊内未见胚胎
7. 卵黄囊增大,直径 >7mm
8. 平均孕囊直径和冠 - 臀长之差 <5mm

注:当怀疑胚胎停育时,应于前次超声检查结束后 7~10d 再复查阴道超声,以评估妊娠是否可以持续。

4)妊娠囊和冠 - 臀长:有研究者提出将妊娠囊的平均直径(mGSD)和冠 - 臀长(CRL)作为评估早期妊娠失败标准的超声参数。较小的 CRL 和 mGSD 均可能是早期妊娠失败的独立预测因子。CRL 较小时(小于均值的 2 倍标准差),可能与小于适龄儿结局有关,mGSD 小于第 59 百分位数时,可能与染色体异常相关。研究显示,CRL 与 mGSD 之间的差异可作为预测早期妊娠失败的潜在因子,当 mGSD-CRL≥15mm 时的流产率仅为 7.1%,而当 mGSD-CRL<5mm 时,早期流产率可高达 94%,mGSD-CRL<10mm 时,流产率为 59.5%。但尚有研究显示在 IVF 妊娠患者中,当 mGSD-CRL<5mm 时,其早期妊娠失败率为 43.7%,引起这种差异的原因可能是研究的胚胎胎龄不同。

5)空羊膜囊征:空羊膜囊征(图 5-2-8)是指超声检查妊娠囊内有羊膜囊存在,而无存活的胚

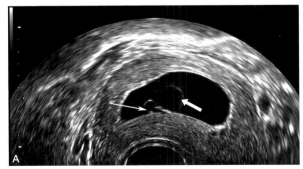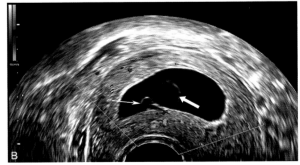

图 5-2-8　空羊膜囊征

A. 二维灰阶声像图显示空羊膜囊征;B. 空羊膜囊征的彩色多普勒声像图。粗箭示空羊膜囊;细箭示卵黄囊

胎。空羊膜囊征的出现预示着妊娠结局不良。2021年的一项前瞻性队列大样本研究也显示超声检查发现没有胚胎或没有存活胚胎的羊膜囊(空羊膜囊征)是早期妊娠失败的可靠迹象,其阳性预测值达到了100%。而单绒毛膜双胎中,有将第二个卵黄囊误认为羊膜囊的风险,与卵黄囊相比,羊膜囊更大,膜更薄,这有助于避免空羊膜囊征的诊断。

6)绒毛膜隆起:绒毛膜隆起是底蜕膜面绒毛膜向妊娠囊内局部的不规则突起,该征象于2006年由Harris等人首次提出,在早期妊娠中发生率约0.15%,是孕早期流产的原因之一,在无其他导致流产的危险因素时,其出现会导致流产率翻倍。有研究者提出蜕膜化的子宫内膜的广泛坏死可能是绒毛膜隆起发生的潜在机制,但其确切的发病机制不明。超声检查是诊断绒毛膜隆起的主要影像学方式,最常见的超声声像图表现为单个或多个突向妊娠囊内的隆起,中央呈低回声,周边呈高回声或整体呈高回声,彩色多普勒超声多显示无血流信号分布(图5-2-9)。

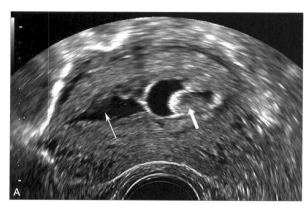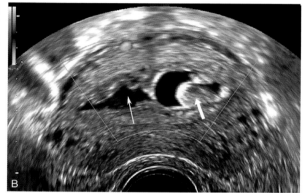

图5-2-9　绒毛膜隆起并宫腔积液

A. 二维灰阶声像图显示绒毛膜隆起并宫腔积液;B. 彩色多普勒声像图显示绒毛膜隆起无血流信号分布。粗箭示绒毛膜隆起;细箭示宫腔积液

Wax等学者研究发现绒毛膜隆起可能与胎儿非整倍体的风险增加有关,应重点关注;Silva等报道妊娠早期绒毛膜隆起的出现会使患者的不良妊娠结局发生率成倍增加,这可能是由于绒毛膜隆起引起胎盘功能不全,进而导致与胎盘异常相关疾病的发生。绒毛膜隆起的平均直径与妊娠结局无明显相关,绒毛膜隆起的数目与妊娠结局密切相关。

目前没有针对绒毛膜隆起的具体管理或指南,也尚不清楚干预治疗是否可以降低受影响患者的流产风险;在文献报道的各种病例中,无论有无绒毛膜隆起,均根据最初的临床表现和超声检查进行治疗。随着妊娠的进展,绒毛膜隆起可能会演变或消失,但是由于流产的发生率较高,建议在妊娠前三个月密切跟进、连续超声检查,以观察绒毛膜隆起的演变并监测妊娠进展。

7)绒毛膜下血肿:绒毛膜下血肿是指绒毛膜与底蜕膜分离、出血,血液积聚在绒毛膜与蜕膜之间,进而形成血肿,发生率可达到1.7%~28.3%,在早孕中约占3.1%,是孕早期常见的超声异常和最常见的出血原因。绒毛膜下血肿的发生早期可能与叶状绒毛膜侵入子宫底蜕膜有关,后期可能与胎盘边缘静脉窦剥离出血有关。绒毛膜下血肿是基于超声检查的一项诊断,与早期妊娠失败有关,其超声声像图表现为绒毛膜与底蜕膜之间不规则形或月牙形低或无回声区,血肿回声与出血时间相关(图5-2-10)。Pedersen等人发现绒毛膜下血肿与9%的流产率有关,年龄超过35岁或妊娠周数小于8周时出现绒毛膜下血肿,流产的风险会相应增加。早前有研究指出绒毛膜下出血面积的增大会导致早期流产的风险升高,但尚有研究提出,当形成血肿的同时又伴有阴道出血时,不能依据血肿的大小来估测整体的出血量,尚不能证实绒毛膜下血肿是导致妊娠流产的独立危险因素。尽管存在很多差异,但大量研究表明较小的血肿几乎不增加流产的风险。

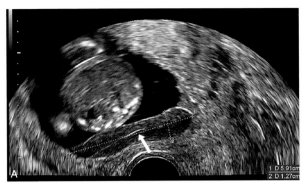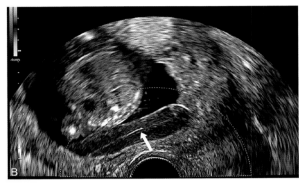

图 5-2-10　绒毛膜下血肿

A. 二维灰阶声像图显示绒毛膜下血肿(箭);B. 彩色多普勒声像图显示绒毛膜下血肿(箭)无血流信号分布

2. **难免流产**　难免流产是指不可避免的流产,多由先兆流产发展而来,但阴道流血更多,阵发性腹痛更加剧烈,或出现阴道流水(胎膜破裂),再进一步发展为不全流产或完全流产。

3. **不全流产**　不全流产用于描述临床情况,常发生于妊娠 8 周后,胎盘正在发育或已形成,流产时胎儿及胎盘部分排出,尚有部分仍残留在子宫内,子宫不能很好收缩,以致阴道流血甚多。经阴道超声检查可显示宫腔内有异常组织回声、宫腔下段至宫颈管内或宫颈管内有异常妊娠组织回声,结合前次超声检查确诊为宫内妊娠即可诊断为不全流产。

4. **完全流产**　完全流产的诊断基于临床情况,在有阳性妊娠试验史和阴道流血伴随组织排出的患者中发生,诊断时发现宫颈口闭合。经阴道超声检查,可以看到宫腔内未见明显异常组织回声,结合前次超声检查确诊为宫内妊娠即可诊断。但是仅根据超声检查结果往往不能排除异位妊娠,需要结合临床病史。

5. **过期流产**　过期流产又称为稽留流产,是指胚胎或胎儿已死亡未能及时排出宫腔而长时间滞留于宫腔内,可有先兆流产迹象。超声检查,可发现宫腔内形态不规则的妊娠囊,囊内常无正常胚胎或未探及胎心搏动的胚胎 / 胎儿,有时妊娠囊显示不清,宫腔内仅见残存的机化妊娠组织。

【相关检查】

1. **妊娠试验**　血 β-hCG 定量检测也有助于胚胎停育的诊断。《妇产科学》第 9 版指出:妊娠 7~8d 时,β-hCG>5IU/L;妊娠 30d 时,β-hCG>100IU/L;妊娠 40d 时,β-hCG>2 000IU/L;若 48h 内血 β-hCG 增长速度低于 66%,或增长速度呈平台或下降趋势,则提示妊娠预后不良;若 β-hCG 持续维持在低水平,间隔 2~3 日无成倍上升,则应高度怀疑异位妊娠。

2. **孕激素测定**　检测血清孕酮水平,能协助判断妊娠预后。早孕初期,孕酮由妊娠黄体产生;胎盘出现后,孕酮则由胎盘产生。孕酮水平相对稳定,与孕周无相关性,当孕酮浓度≤5ng/ml 时表明妊娠存活率很小,胚胎停育或异位妊娠可能性大。

【鉴别诊断】

1. **异位妊娠**　异位妊娠与胚胎停育患者的临床表现均有停经史、伴或不伴有不规则阴道出血,超声检查有助于诊断异位妊娠。超声检查在输卵管、卵巢等宫腔外部位看到妊娠囊或胎心搏动存在即可确诊;或是结合临床症状、体征等,在宫腔外的部位看到包块时也可诊断。

2. 葡萄胎　葡萄胎与胚胎停育患者的临床表现相似,均有停经史、伴或不伴有不规则阴道出血。葡萄胎是妊娠滋养细胞疾病,由绒毛滋养细胞不规则增生、间质水肿所致。对于葡萄胎及胚胎停育可通过以下几点来鉴别:

(1)宫腔内有无局限的水泡样组织。

(2)水泡样组织在形态学上的不同,对于葡萄胎,声像图上表现为宫腔内充满不均匀密集状或条索状回声,呈"落雪状",水泡的囊壁较薄,与周围组织有着清晰可辨的分界线;胚胎停育则较少出现水泡样组织,偶有出现,其水泡较稀疏,囊壁在超声下显影不清晰。

(3)葡萄胎患者的血 β-hCG 浓度通常处于较高水平,而胚胎停育患者血 β-hCG 测值较低且翻倍速度缓慢或呈下降趋势。

3. 功能失调性子宫出血　胚胎停育患者有停经史,部分患者可出现阴道出血和腹痛,而功能失调性子宫出血常发生于青春期或围绝经期,无停经史,临床上表现为无规律地子宫出血,血量时多时少,或突然增多。当患者出现阴道出血时,首先应通过妊娠试验来鉴别,妊娠试验阳性者,应结合超声评估是否为宫内妊娠或异位妊娠,宫内妊娠时需对正常妊娠和胚胎停育予以鉴别,如妊娠试验为阴性,则可能为功能失调性子宫出血。

【临床意义】

1. 确诊"胚胎停育"后通常会有相应的临床处理。如果妊娠组织在子宫内停留太久没有处理,采用药物流产时不容易完全排净,如果组织长期残留在子宫里,会引发宫内感染,损伤子宫内膜,继而引发宫腔粘连、输卵管堵塞等,导致不孕。

2. 流产后应仔细检查胚胎、绒毛等相关妊娠组织,对肉眼无法判断者可送病理检查,以明确胚胎停育原因。

3. 反复胚胎停育,免疫因素可能性大,孕妇往往自身免疫系统功能过强,在胚胎及附属物的诱导下,引发自身免疫反应。此时,应该在风湿免疫科及产科专家指导下,共同制定一套合理的治疗方案,做好孕前检查。

4. 染色体异常夫妇应于孕前进行遗传咨询,确定是否可以妊娠;妇科检查、子宫输卵管造影及宫腔镜检查明确子宫有无畸形与病变,有无宫颈内口松弛等。宫颈内口松弛者应在妊娠前或于孕12~18 周行宫颈内口环扎术,术后定期随访。

(柯丹丹　何娟　石华　陈敏)

二、异位妊娠

受精卵在子宫体腔以外着床称为异位妊娠。异位妊娠是妇产科最常见的急腹症之一,是早期妊娠孕妇死亡的主要原因。在自然受孕人群中,异位妊娠的发生率约为 2%,但在通过人类辅助生殖技术(ART)受孕的人群中,异位妊娠的发生率明显增高,为 2.1%~11%。

根据受精卵着床部位,异位妊娠可为输卵管妊娠,也可为宫角妊娠、卵巢妊娠、宫颈妊娠、腹腔妊娠(图 5-2-11),异位妊娠主要为输卵管妊娠(占 95%),近几年由于国内剖宫产率较高,剖宫产瘢痕部位妊娠的发生率也呈上升趋势。此外,随着辅助生殖技术的应用,复合妊娠的发生率也在增高。

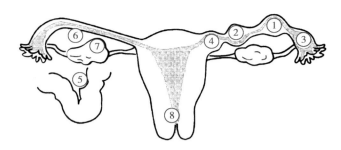

图 5-2-11 异位妊娠的发生部位
①输卵管壶腹部妊娠;②输卵管峡部妊娠;③输卵管伞部
妊娠;④输卵管间质部妊娠;⑤腹腔妊娠;⑥阔韧带妊娠;
⑦卵巢妊娠;⑧宫颈妊娠

应用辅助生殖技术后发生异位妊娠的原因目前尚不清楚,有研究表明其可能与输卵管因素、盆腔手术史、移植前子宫内膜厚度、移植胚胎数目、超激素环境等相关,其中输卵管因素为主要因素。

辅助生殖技术完成 2 周后,行血 β-hCG 检测,结合 β-hCG 动态变化、超声检查、停经史 / 胚胎移植史、腹痛、阴道流血、宫颈举痛或摇摆痛等考虑为异位妊娠可能。

（一）输卵管妊娠

【定义】

受精卵着床于输卵管任意部位,称为输卵管妊娠。输卵管妊娠最常见于壶腹部,其次为峡部、伞部、间质部。

【病因及发病机制】

1. **输卵管炎症** 是输卵管妊娠最主要的病因,可为输卵管黏膜炎和输卵管周围炎。输卵管炎症可引起输卵管管腔变窄、输卵管周围粘连,最终导致受精卵在输卵管内运行受阻而在该处着床,导致输卵管妊娠的发生。

2. **输卵管既往妊娠史及手术史** 既往有异位妊娠病史的女性,无论是手术治疗还是药物治疗,其复发风险均增加,有过 1 次异位妊娠病史者,其重复异位妊娠概率约为 10%;有过 2 次以上异位妊娠病史者,则再发的风险增加至 25% 以上。

3. **输卵管自身发育不良或功能异常** 输卵管过长、肌层发育差、黏膜纤毛缺乏、输卵管憩室或输卵管有副伞等均可导致输卵管妊娠的发生。输卵管功能受雌孕激素的调节,激素水平的失衡,也会影响受精卵的正常运行。

4. **辅助生殖技术的运用** 随着辅助生殖技术的广泛运用,输卵管妊娠发生率增加。

5. **避孕失败** 宫内节育器避孕失败及口服避孕药失败,导致异位妊娠的发生概率增加。

6. **其他** 如子宫或卵巢肿瘤压迫输卵管,影响输卵管正常功能,受精卵运行受阻。输卵管子宫内膜异位症可增加受精卵着床于输卵管的可能性。

【临床表现】

1. **症状** 典型症状为停经、腹痛与阴道流血,即异位妊娠三联征。

（1）停经:患者多有停经史,但有部分患者无停经史,将阴道的不规则流血误认为是月经,或月经过期仅数日而不认为是停经。

（2）腹痛:是输卵管妊娠的主要症状,可表现为一侧下腹部隐痛或者酸胀感,当输卵管妊娠破裂时,突感一侧下腹部撕裂样疼痛,常伴有恶心呕吐,可出现肛门坠胀感。

（3）阴道流血:占 60%~80%。常为不规则阴道流血,流血量一般不超过月经量,色暗红或深褐色,少数患者阴道流血量多,类似月经量。

（4）其他表现:当腹腔内出血及剧烈腹痛时,会出现与阴道流血量不成正比的晕厥或失血性休克的表现。

此外,在输卵管妊娠早期、未发生流产或破裂时,可无明显临床表现,通过超声检查才可确诊。

2. 体征

（1）一般情况:当腹腔内出血不多时,血压可代偿性轻度升高;当腹腔出血较多时,可出现面色苍白、脉搏快而细弱、心率增快和血压下降等休克表现。通常体温正常,休克时体温略低,腹腔内血液吸收时体温略升高,但不超过 38℃。

（2）腹部检查:下腹部有明显压痛和反跳痛,尤其是患侧。出血较多时,可出现移动性浊音。

（3）妇科检查:阴道内可有少许血液,子宫可略大略软,可出现阴道后穹窿饱满、触痛、宫颈举痛或摇摆痛;内出血较多时,子宫有漂浮感。

【输卵管妊娠结局】

输卵管妊娠结局有输卵管妊娠破裂（图 5-2-12）、输卵管妊娠流产、输卵管妊娠胚胎停止发育并吸收、陈旧性宫外孕、继发性腹腔妊娠。由于输卵管肌层血管丰富,当发生输卵管妊娠破裂时,可发生大量腹腔内出血,患者出现失血性休克。

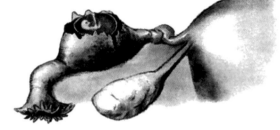

图 5-2-12　输卵管妊娠破裂示意图

【超声检查】

1. 常见输卵管妊娠的超声表现　子宫宫腔内偶尔可见假妊娠囊（由蜕膜管型及血液组成）、附件区包块、子宫直肠陷窝或者盆腹腔积液。当患者宫内未见孕囊时,应首先在有黄体侧的附件区进行扫查,当没有探及包块时,再于对侧附件区进行仔细扫查以发现包块。

根据异位妊娠的超声图像特点,可将输卵管妊娠分为未破裂型、流产型、破裂型、陈旧型 4 型。

（1）未破裂型:附件区可见类妊娠囊的环状高回声,内为小液性暗区,又称 Donut 征,无回声内有时可见卵黄囊、胚胎;彩色多普勒超声在包块周边常可探及条状或者点状血流信号;若胚胎存活,可观察到胎心搏动,显示小囊内有闪烁的血流信号（图 5-2-13、图 5-2-14）。

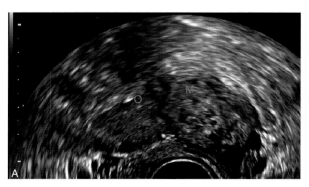

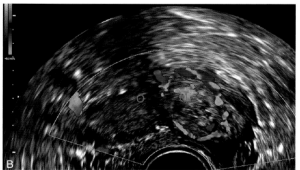

图 5-2-13　未破裂型输卵管妊娠超声图像

A. 二维灰阶声像图,卵巢旁一不均质回声包块;B. 彩色多普勒声像图,不均质回声包块内可见较丰富血流信号。O:卵巢,M:包块

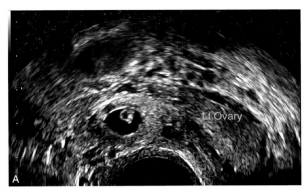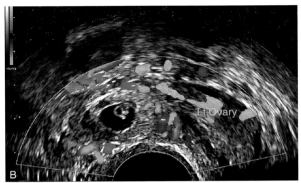

图 5-2-14 未破裂型输卵管妊娠超声图像

A. 二维灰阶声像图,左侧卵巢(Lt.Ovary)旁的环状高回声包块,内可见卵黄囊及胚胎回声;B. 彩色多普勒声像图,环状高回声包块周边可见条状血流信号,小囊内有闪烁的血流信号

(2)流产型:宫旁可见边界不清的不规则小包块,包块内部呈不均质高回声和液性暗区,周围包绕不等量暗区,盆腔内可见少量液性暗区。彩色多普勒超声在包块周边可探及条状或者点状血流信号,有时无法探及血流信号(图 5-2-15)。

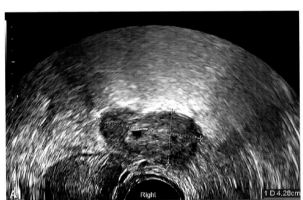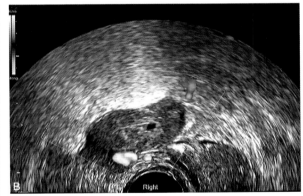

图 5-2-15 流产型输卵管妊娠超声图像

A. 二维灰阶声像图,卵巢旁一不均质回声包块,内有小液性暗区;B. 彩色多普勒声像图,不均质包块内显示少许血流信号

(3)破裂型:宫旁包块较大,无明显边界,内部回声杂乱,多难分辨妊娠结构,偶可在包块内见妊娠囊,盆腹腔内可见大量液性暗区。彩色多普勒超声显示不规则包块内散在点状血流信号,周围有时可探及条状或者点状血流信号,有时探不到血流信号(图 5-2-16)。

(4)陈旧型:陈旧型宫外孕是指输卵管妊娠流产或破裂后,经反复内出血病情渐趋稳定,此时胚胎死亡,绒毛退化,内出血停止,腹痛减轻或者消失,但所形成的血肿逐渐机化变硬,且与周围组织及器官粘连。附件区见边界不清的不规则实性包块,包块内部呈不均质中等或高回声,可有少量盆腔积液。彩色多普勒超声显示包块内血流信号不丰富,有时无法探及血流信号(图 5-2-17)。

2. 输卵管间质部妊娠的超声表现 间质部妊娠是输卵管妊娠的一种特殊形式,属于不常见类型的异位妊娠。输卵管间质部是输卵管潜行于子宫壁的部分,管腔最窄;同时由于其周围肌层较厚,血运丰富,一旦破裂,犹如子宫破裂,症状极严重,往往在短时间内出现低血容量休克症状。

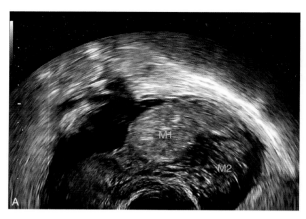
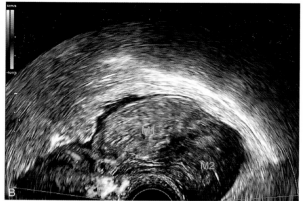

图 5-2-16　破裂型输卵管妊娠超声图像

A. 二维灰阶声像图,宫旁见一不均质回声包块,内部回声杂乱,周边可见较多液性暗区包绕;B. 彩色多普勒声像图,不均质包块内可见条状血流信号。M1:妊娠包块,M2:血凝块

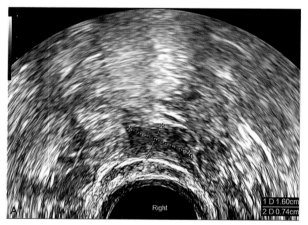
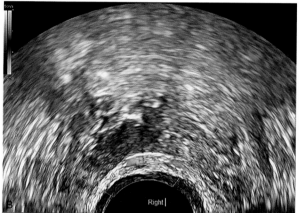

图 5-2-17　陈旧型输卵管妊娠超声图像

A. 二维灰阶声像图,附件区见边界欠清的实性包块;B. 彩色多普勒声像图,实性包块内无明显血流信号,周边见少许血流信号

　　根据间质部妊娠的超声图像特点可以分为孕囊型和不均质包块型。超声表现为紧邻子宫角部上外侧处可见不均质包块 / 妊娠囊样回声(图 5-2-18A、图 5-2-19A),妊娠囊内有时可见卵黄囊 / 胚

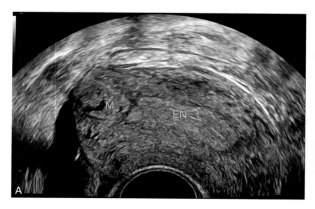
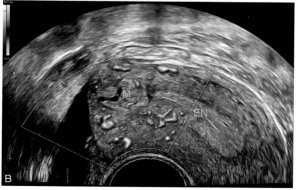

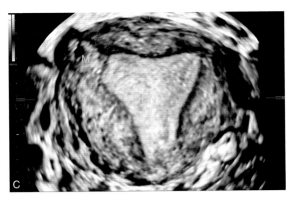

图 5-2-18　间质部妊娠声像图

A. 二维灰阶声像图,右侧输卵管间质部一不均质包块,与子宫内膜不相连;B. 彩色多普勒声像图,右侧输卵管间质部不均质包块内条状血流信号;C. 三维超声声像图,宫腔内无妊娠囊结构,右侧输卵管间质部一不均质包块,与宫腔不相连,右侧宫角部稍向外膨隆。EN:内膜,M:包块

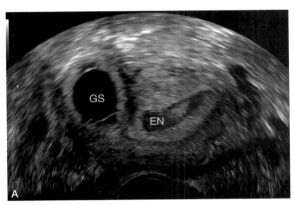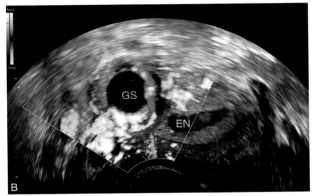

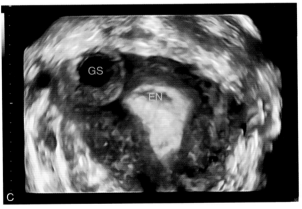

图 5-2-19　间质部妊娠声像图

A. 二维灰阶声像图,右侧输卵管间质部内一妊娠囊结构,与宫腔不相连;B. 彩色多普勒声像图,妊娠囊周边可见丰富环状血流信号;C. 三维超声声像图,宫腔内未见明显妊娠囊回声,右侧输卵管间质部内可见一妊娠囊样回声,向外膨隆,与宫腔不相通。EN:内膜,GS:妊娠囊

胎 / 胎心声像(图 5-2-20A、B)。不均质包块 / 妊娠囊可沿着宫角方向向外突起,与宫腔不相通,与子宫内膜不相连,故在三维超声成像时,可清晰显示对称的两侧宫角(图 5-2-18C、图 5-2-19C、图 5-2-20C)。输卵管间质部周围肌层较厚,血运丰富,彩色多普勒超声可在不均质包块 / 妊娠囊周边探及条状或丰富血流信号(图 5-2-18B、图 5-2-19B、图 5-2-20B)。

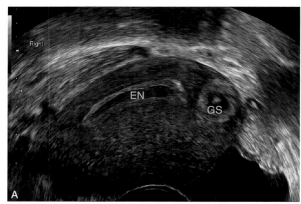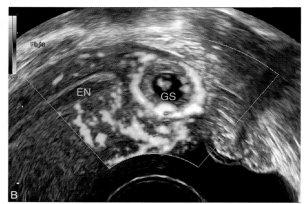

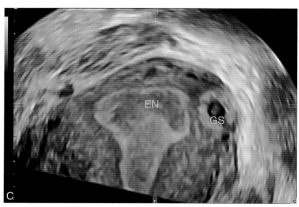

图 5-2-20　间质部妊娠声像图

A. 二维灰阶声像图,左侧输卵管间质部内一妊娠囊,内有胚胎回声,妊娠囊与宫腔不相连;B. 彩色多普勒声像图,妊娠囊周边环状丰富血流信号,囊内胚胎可见血流信号;C. 三维超声声像图,宫腔内无妊娠囊回声,左侧输卵管间质部内可见一妊娠囊回声,稍向外膨隆,与宫腔不相通。GS:妊娠囊,EN:内膜

【治疗】

1. 期待治疗　hCG 临界值(discriminatory zone)即血 β-hCG 有意义的区间值,是指当血 β-hCG 达到 1 500~2 000mIU/mL 时,原则上可以通过阴道超声发现宫内的妊娠。但 2018 年美国输卵管妊娠指南上指明,如果血 hCG 超声临界值用于异位妊娠的诊断,则该值应该予以提高至 3 500mIU/mL,以避免存在潜在误诊以及可能的正常宫内妊娠。

若血 β-hCG 值超过 hCG 临界值,宫腔内未见明显孕囊回声,宫腔外未见明显包块回声,可提示为无活力妊娠(宫内妊娠流产或异位妊娠),需在 48h 后复查血 β-hCG 及阴道超声。在 48h 后复查,血 β-hCG 值增加约 50%,考虑宫内妊娠的可能为 99%,当血 β-hCG 值增加低于 50% 或未见明显变化时,考虑异位妊娠的可能性大,但有 20% 的异位妊娠的患者血 β-hCG 在 48h 内增加明显高于 50%,此时需要考虑停止期待治疗,使用药物治疗或手术治疗进行干预。然而,当血 β-hCG 下降至少 15%~30% 时,不管是宫内还是宫外妊娠,同时,患者无临床症状、血流动力学稳定,都可以继续期待治疗,每周复查血 β-hCG 值,直至阴性。

初次检查时,血 β-hCG 值低于 hCG 临界值,48h 后需复查血 β-hCG 值。当血 β-hCG 值一直呈下降趋势,不管是宫内还是宫外妊娠,都可以继续期待治疗,每周复查血 β-hCG 值,直至阴性。当血 β-hCG 值明显增高时,须联合阴道超声检查,若宫内可见妊娠囊,考虑宫内妊娠;若附件区探及包块,则需停止期待治疗,予以手术或药物治疗。若宫内未见妊娠囊,宫外未探及异常包块,考虑异位妊娠可能性大,也需停止期待治疗。

此外,不管初次检查血 β-hCG 值多少,宫腔内未见明显妊娠囊时,1 个星期后血 β-hCG 下降 <15% 时,也需要停止期待治疗,需手术治疗或者药物治疗。

2. 药物治疗　当患者血 β-hCG<1 500mIU/mL、无急性剧烈腹痛及出血、生命体征平稳时,可运用甲氨蝶呤(MTX)进行治疗,当附件区包块 >3.5cm、孕囊内出现原始胎心搏动、腹腔内出血、孕酮水平高以及初始血 β-hCG 值高、血 β-hCG 水平快速上升时(间隔48h上升超过50%),可能会导致药物治疗失败。有专家指出,当初始血 β-hCG 值高于 2 000mIU/mL 时,建议患者接受手术治疗而非药物治疗。在 MTX 治疗后 4~7d 内,血 β-hCG 应该下降至少 15%,若低于这个值,则考虑治疗失败,需要额外予以 MTX 治疗或进行手术干预。

3. 手术治疗　选择通过腹腔镜手术或者传统开腹手术行输卵管切除或输卵管成形术。腹腔镜手术较传统开腹手术而言,具有出血量少、住院时间短、术后恢复更快等优点,但当患者血流动力学不稳定且无法快速进行腹腔镜手术时,传统开腹手术仍然是首选治疗方法。

(曹　婧　徐晓燕　赵庆红　柯丹丹　毕书琴)

(二)宫角妊娠

【定义】

宫角妊娠是指胚胎种植在子宫腔内的宫角部位,是子宫特殊部位妊娠,目前认为这种妊娠是宫内妊娠的一种。因宫角妊娠可导致子宫破裂、孕妇大出血等不良结局,故需引起重视。研究报道宫角妊娠占所有妊娠的 1/76 000。在辅助生殖技术后发生宫角妊娠的概率约为 1/3 600。

【病因及发病机制】

宫角妊娠可能由于子宫肌瘤的机械压迫、宫腔粘连、盆腔炎症及盆腔手术史、辅助生殖技术的应用、输卵管病变、子宫内膜异位症、黄体功能不足等导致受精卵运行受阻,到达宫角部后不能继续向宫腔中间移动,从而种植在宫角。

【分型】

根据孕囊生长趋势,宫角妊娠可分为两型。

Ⅰ型:孕囊绝大部分在宫腔内生长,宫角部外突不明显,子宫角部肌层破裂风险低,妊娠或可至中晚期。

Ⅱ型:孕囊主要向宫角外生长,宫角部明显外突,子宫角部肌层破裂和大出血风险高。

【预后】

宫角妊娠一般有三种预后:

1. 妊娠囊逐渐向宫腔内生长,最终占满宫腔,预后尚可,可继续妊娠甚至自然分娩。

2. 胚胎发育不良,自然流产。

3. 妊娠囊继续向宫角生长,宫角部肌层逐渐变薄,最终导致子宫破裂及孕妇大出血等情况的发生。

【临床表现】

宫角妊娠的临床表现与输卵管妊娠相似,主要症状有停经、伴或不伴阴道流血,宫角破裂时可出现剧烈腹痛及休克症状。

【超声检查】

1. Ⅰ型宫角妊娠的超声表现（图5-2-21）

（1）子宫增大,子宫肌层完整,妊娠囊位于一侧宫角内。

（2）妊娠囊大部分位于一侧宫腔内并有蜕膜包绕,小部分被宫角肌层包绕,且宫角最薄处肌层厚度>5mm,该侧宫角没有明显外突。

（3）可见正常输卵管间质部结构。

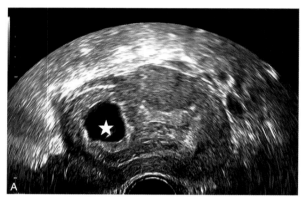
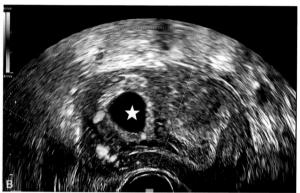
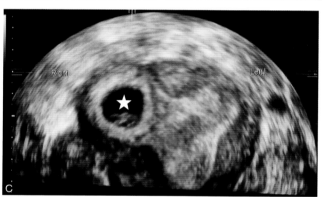

图5-2-21 Ⅰ型宫角妊娠声像图

A. 二维灰阶声像图,妊娠囊位于右侧宫角部,妊娠囊内可见卵黄囊及胚胎,周边可见正常蜕膜及子宫肌层;
B. 彩色多普勒声像图,妊娠囊周边可见条状血流信号;C. 三维超声声像图,右侧宫角处一妊娠囊回声,右侧宫角略向外突起(星号示孕囊)

2. Ⅱ型宫角妊娠的超声表现（图5-2-22）

（1）子宫增大,子宫肌层完整,妊娠囊位于一侧宫角内。

（2）宫腔大部分空虚,妊娠囊小部分位于宫腔内并有蜕膜包绕,大部分被子宫肌层包绕且宫角肌层厚度仍>5mm,该侧宫角明显向外突起,严重者患侧宫角向外膨隆极明显,似与宫体分离。

（3）输卵管间质部可见,但不具备输卵管间质线征(interstitial line sign),即从子宫内膜外侧角穿过肌层到达异位妊娠囊或出血性肿块的细回声线,被认为是代表输卵管近端管腔,是输卵管间质部妊娠罕见但相对特异的影像学表现。

宫角妊娠未破裂前,妊娠囊血供正常,彩色多普勒超声可在妊娠囊周边探及条状血流信号,若胚胎存活,可探及心管搏动闪烁信号。

经阴道三维超声成像可显示妊娠囊大小、与宫腔的关系、突向宫腔外的程度等。此外,利用经阴

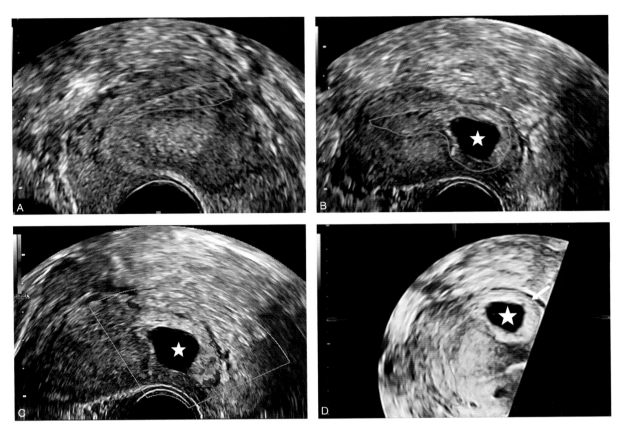

图 5-2-22 Ⅱ型宫角妊娠声像图

A. 子宫矢状切面二维灰阶声像图,宫腔(蓝色线内)内未见妊娠囊回声;B. 子宫横切面二维灰阶声像图,妊娠囊位于左侧宫角处;C. 彩色多普勒声像图,妊娠囊周边见血流信号;D. 三维超声声像图,妊娠囊位于子宫左侧宫角,左侧角部膨大,明显向外突起,妊娠囊周边可见子宫肌层包绕(蓝色线内示宫腔,星号示孕囊,箭示孕囊外侧肌层)

道三维超声可对妊娠囊进行动态化观察,以便临床识别高危妊娠并适时干预,避免子宫破裂等危及患者生命安全情况的发生。

【鉴别诊断】

宫角妊娠需与输卵管间质部妊娠相鉴别:宫角妊娠的妊娠囊与宫腔相通,被蜕膜和肌层包绕,而输卵管间质部妊娠的妊娠囊与宫腔不相通,无蜕膜包绕,妊娠囊与宫腔之间可见明显界限。

【治疗】

1. Ⅰ型宫角妊娠 Ⅰ型宫角妊娠时,部分患者或可妊娠至足月并经阴道分娩,但部分患者仍有较高的流产风险和子宫角破裂的风险。若患者要求继续妊娠,告知可能发生的风险,另需定期复查超声,监测妊娠囊生长趋势,注意是否存在胎盘植入或早剥,必要时尽早终止妊娠。若患者要求终止妊娠,可行超声引导下负压吸引术或药物流产。若清宫术中发现有较多妊娠组织位于宫角导致无法清除,或发生宫角穿孔,可行腹腔镜下清宫术及宫角修补术。宫腔镜多用于Ⅰ型宫角妊娠清宫术后部分胚物残留或伴有部分胎盘植入时。

2. Ⅱ型宫角妊娠 Ⅱ型宫角妊娠时,仅有部分妊娠囊位于宫腔内,且常常伴有胎盘植入,需宫腔镜或腹腔镜辅助,必要时开腹手术。当妊娠囊较小或胚胎停止发育时,可在超声引导下行"定点清除式"负压吸宫术,必要时在腹腔镜引导下清宫。当有部分组织残留在宫角近输卵管开口处,若患者出血少且无明显腹痛,无明显腹腔积血,残留物直径不超过 3cm,可按输卵管异位妊娠进行保守治疗。腹腔镜手术治疗宫角妊娠多见于以下情况:①妊娠囊造成宫角明显突起,难以经阴道及宫腔内处理,可采用腹腔镜下宫角切开取胚术;但妊娠 12 周以上的宫角妊娠患者,因大出血风险大,建议行开腹手术。②腹腔镜引导下行负压吸宫术或宫腔镜手术,一旦术中出现宫角处穿孔,立即行手术修补。

(吴 媛 徐晓燕 曹 婧 方 桂 毕书琴)

(三)宫颈妊娠

【定义】

受精卵着床和发育在宫颈管内,称之为宫颈妊娠。

【病因及发病机制】

宫颈妊娠的发生可能与以下因素有关:

(1)受精卵游走速度过快或发育迟缓,子宫内膜纤毛运动亢进或子宫肌肉异常收缩。

(2)宫腔操作如人流术、剖宫产、宫腔镜手术等导致子宫内膜损伤、瘢痕形成、粘连。

(3)子宫畸形、子宫发育不良等。

(4)激素水平失衡。

(5)辅助生殖技术的应用,特别是 IVF-ET 的广泛应用使宫颈妊娠的发病率升高。

(6)避孕失败,包括宫内节育器避孕失败及口服避孕药失败,发生异位妊娠的概率增加。

【临床表现】

1. 症状

(1)停经:患者多有停经史,还有部分患者无停经史,将阴道的不规则流血误认为是月经,或月经过期仅数日不认为是停经。

(2)阴道流血:为无痛性阴道流血或血性分泌物,流血量由少到多,也可为间歇性阴道大量流血。

2. 体征 早期可能无明显表现,晚期可能在妇科检查时见宫颈显著膨大呈桶状,变软变形,呈蓝紫色,宫颈外口扩张边缘很薄,宫颈内口闭合,子宫体大小正常或稍大。当出血较多时,在宫颈外口处可见胚胎组织,易与难免流产及不全流产相混淆。

【超声检查】

宫颈妊娠的超声表现为子宫内膜出现蜕膜反应,宫腔内未见明显妊娠囊样回声,在宫颈管内可见妊娠囊回声,有时可见卵黄囊、胚芽及原始心管搏动。

彩色多普勒超声检查表现为妊娠囊周围条状血流信号,仔细检查可见血流信号来源于宫颈组织(图 5-2-23)。

【鉴别诊断】

宫颈妊娠需与难免流产鉴别:难免流产,孕妇多有阴道流血病史,流血量多较大,超声检查妊娠囊多变形且张力低,彩色多普勒超声显示妊娠囊周边无血流信号,这是鉴别要点,但在检查过程中要排除因孕囊周边液体流动而产生血流多普勒信号的假象。

【治疗】

目前,关于宫颈妊娠的治疗无统一标准,主要的治疗方法包括清宫术、药物联合清宫术、子宫动脉栓塞联合清宫术等。药物通常为甲氨蝶呤或米非司酮等。

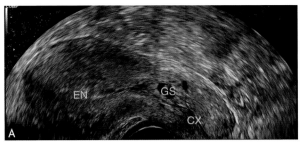
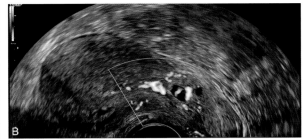
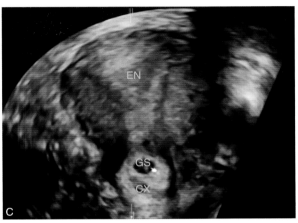

图 5-2-23 宫颈妊娠声像图

A. 二维灰阶声像图,宫颈管内宫颈内口下方见一妊娠囊,内可见胚胎回声;B. 彩色多普勒声像图,宫颈管内妊娠囊周边及其内的胚胎回声均可见血流信号;C. 三维超声声像图,宫腔内无妊娠囊,宫颈管内一妊娠囊回声。CX:宫颈,GS:妊娠囊,EN:内膜

（曹 婧 徐晓燕 赵庆红 杨宜红）

（四）卵巢妊娠

【定义】

受精卵着床和发育在卵巢组织内,称为卵巢妊娠,分为原发性卵巢妊娠和继发性卵巢妊娠。

【病因及发病机制】

卵巢妊娠发生率较低,卵巢妊娠的发生与宫内节育器的放置、盆腔炎、子宫内膜异位症、宫腔内环境不良等有关,也有研究指出辅助生殖技术对卵巢妊娠的发生有一定的影响,其中 IVF-ET 治疗后卵巢妊娠占宫外孕的比例为 6%,明显高于自然受孕人群。其可能的因素有卵巢及输卵管相关功能障碍、卵巢白膜炎性改变等。

【临床表现】

卵巢妊娠的临床表现与输卵管妊娠极其相似,主要症状为停经、腹痛及阴道流血。卵巢妊娠绝大部分在早期破裂,破裂后可引起腹腔内大量出血,甚至休克。

【超声检查】

卵巢妊娠的超声表现可根据妊娠囊着床部位、有无破裂及声像图特点,分为妊娠囊型、不均质包块型及破裂型三种。

1. 妊娠囊型 在卵巢表面或内部可见妊娠囊样回声,部分内可见卵黄囊、胚芽及原始心管搏动（图 5-2-24）。

263

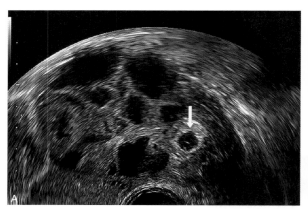
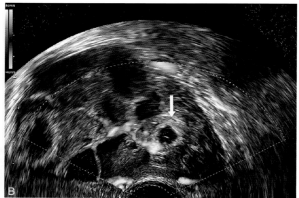

图 5-2-24　妊娠囊型卵巢妊娠声像图（控制性超促排卵后）

A. 二维灰阶声像图,增大的卵巢内可见一妊娠囊(箭)回声,内可见卵黄囊;B. 彩色多普勒声像图,增大的卵巢内的妊娠囊(箭)周边可见较丰富彩色血流信号

2. 不均质包块型　回声欠均匀,与卵巢分界欠清(图 5-2-25)。

3. 破裂型　包块为一混合性包块,形态欠规则,周边可见血凝块回声,有时可在包块中见到卵黄囊,包块内可见较多血流信号,子宫直肠陷窝或者盆腹腔可见积液(图 5-2-26)。

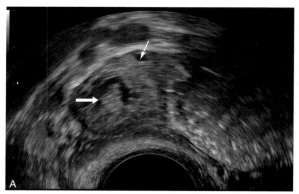
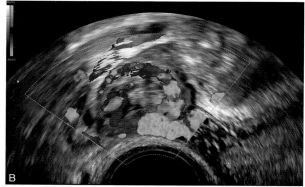

图 5-2-25　不均质包块型卵巢妊娠声像图

A. 二维灰阶声像图,卵巢内可见一不均质包块(粗箭),包块周边可见卵泡(细箭)回声 / 卵巢组织回声;B. 彩色多普勒声像图,包块内可见丰富血流信号

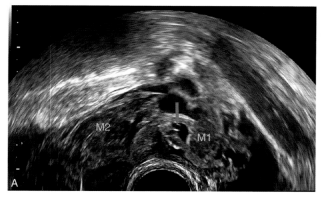
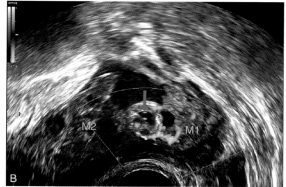

图 5-2-26　破裂型卵巢妊娠声像图

A. 二维灰阶声像图,不均质包块内可见卵黄囊,周边可见回声杂乱的血凝块;B. 彩色多普勒声像图,妊娠包块内可见较多血流信号。M1:妊娠包块,M2:血凝块,箭:卵黄囊

卵巢妊娠未破裂前,彩色多普勒超声在包块内可探及条状丰富血流信号;若发生流产或破裂,有时难以探及血流信号。

卵巢妊娠的术前诊断非常困难。1878年,Spiegelberg提出了卵巢妊娠诊断标准:①当一侧出现附件包块时,受累附件区的输卵管与卵巢分界完全清晰,即输卵管正常;②妊娠囊通过卵巢固有韧带连于子宫;③妊娠囊位于卵巢组织内;④妊娠囊壁周围可见明显的卵巢组织。2002年,Sergent etal提出了卵巢妊娠新诊断:①血清β-hCG≥1 000IU/L,经阴道超声检查,宫腔内未见明显妊娠囊;②手术探查中,可见患侧卵巢出血,绒毛可见,或出现非典型囊肿;③正常的输卵管结构;④卵巢手术后,血清β-hCG值恢复正常。在手术前,卵巢妊娠经常误诊为破裂型输卵管妊娠、黄体囊肿、卵巢出血性囊肿、卵巢子宫内膜异位囊肿等,尤其是输卵管妊娠。

【鉴别诊断】

1. **输卵管妊娠** 当输卵管妊娠包块与周边卵巢、韧带等无明显粘连或包裹时,可通过对包块进行加压或者嘱患者深呼吸从而使卵巢与包块发生相对运动,予以区别,此外,有研究表明,在卵巢妊娠中,血清β-hCG的值要高于输卵管妊娠患者的β-hCG值。当输卵管包块破裂或输卵管与卵巢粘连时,则输卵管妊娠与卵巢妊娠难以区别与鉴别诊断。

2. **卵巢囊肿、妊娠黄体** 卵巢妊娠时包块一般壁厚,周边可探及条状血流信号,而卵巢囊肿多壁薄,周边通常较少探及血流信号;卵巢妊娠与妊娠黄体较难鉴别,通常情况下,卵巢妊娠组织回声高于卵巢组织,而妊娠黄体组织回声则低于卵巢组织,若能在疑似包块内发现卵黄囊甚至胚胎,可协助诊断。

3. **卵巢肿瘤** 实验室尿或血β-hCG检测可协助鉴别诊断。

【治疗】

因卵巢缺乏肌性组织保护以及血管十分丰富,易发生破裂出血,可最终导致患者失去患侧卵巢进而影响生育能力,故在早期通过超声诊断及手术治疗卵巢妊娠有重大的作用。近年来,随着阴道超声及腹腔镜的广泛应用,卵巢妊娠诊断率不断提高,给腹腔镜手术及药物治疗提供了时机。当卵巢妊娠未破裂时,可行腹腔镜手术,既能明确诊断,又损伤小、恢复快,最大限度保留生育能力。此外,卵巢妊娠发生破裂后,需急诊手术,手术时尽量保留正常的卵巢及输卵管。

(曹 婧 徐晓燕 吴 媛 石 华)

(五)剖宫产术后子宫瘢痕妊娠

【定义】

剖宫产术后子宫瘢痕妊娠(cesarean scar pregnancy,CSP)是指受精卵着床于剖宫产子宫切口瘢痕处的一种异位妊娠,仅限于孕早期(≤12周)。该妊娠如不进行处理,当妊娠囊继续向瘢痕内生长时,可能会发生子宫破裂。CSP可以造成清宫手术中及术后难以控制的大出血、子宫穿孔、周围器官损伤,甚至子宫切除等。

【病因及发病机制】

目前子宫瘢痕妊娠病因不清,可能由于剖宫产后子宫切口感染、愈合不良等导致瘢痕部位有微小裂孔,当受精卵运行过快或者发育迟缓,其穿透并种植于微小裂孔,导致CSP的发生。

【临床表现】

孕早期无特异性的临床表现,或仅有类似先兆流产的表现,如阴道少量流血、轻微下腹痛等。

【超声检查】

超声检查是目前诊断CSP最简单、经济、方便的方法,是诊断CSP首选辅助检查的方式。目前运用较多的超声诊断子宫瘢痕妊娠的标准为：①子宫宫腔及宫颈管内未见明显妊娠囊，宫颈管呈闭合状态；②胎盘和 / 或孕囊着床于子宫原切口瘢痕处，胚胎或胎芽和 / 或卵黄囊出现，可见或不可见心管搏动；③在孕早期（≤8 周）妊娠囊呈三角形，伸入子宫瘢痕处的肌层内，在 8 周以后，妊娠囊形状可变圆或者椭圆形；④在妊娠囊及膀胱壁之间，肌层变薄至 1~3mm 甚至肌层消失；⑤多普勒超声在妊娠囊周边可探及丰富血流信号，多普勒超声提示高速低阻动脉血流频谱（图 5-2-27~ 图 5-2-30 ）。

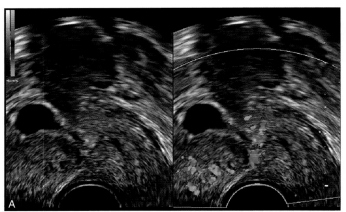
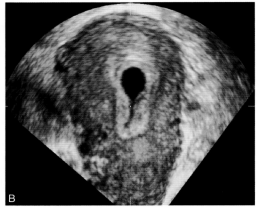

图 5-2-27　Ⅰ型子宫瘢痕妊娠超声声像图

A. 二维灰阶及彩色多普勒声像图，妊娠囊大部分位于宫腔内，少部分绒毛组织着床于子宫瘢痕处，妊娠囊明显被拉长，子宫前壁妊娠囊与膀胱间肌层厚度 >3mm，瘢痕处可见条状血流信号；B. 三维超声声像图，妊娠囊大部分位于宫腔内，少部分绒毛组织着床于子宫瘢痕处，妊娠囊明显被拉长

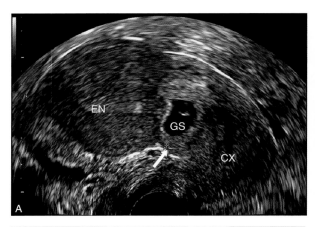
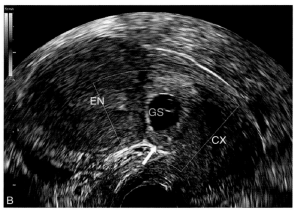
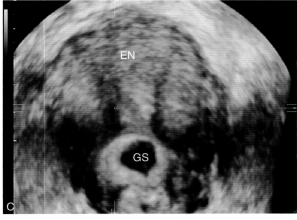

图 5-2-28　Ⅱ型子宫瘢痕妊娠超声声像图

A. 二维灰阶声像图，妊娠囊部分着床于子宫瘢痕处，部分位于宫腔内，妊娠囊明显变形、拉长，内可见胚胎，子宫前壁妊娠囊与膀胱间肌层变薄，厚度≤3mm；B. 彩色多普勒声像图，瘢痕处可见血流信号；C. 三维超声声像图，妊娠囊部分着床于子宫瘢痕处，部分位于宫腔内，妊娠囊明显变形、拉长，子宫前壁妊娠囊与膀胱间肌层明显变薄。

GS：妊娠囊，EN：宫腔，CX：宫颈，箭：子宫瘢痕处

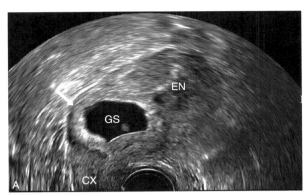
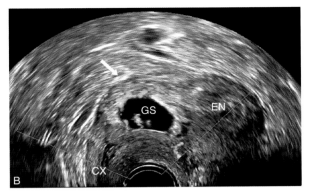
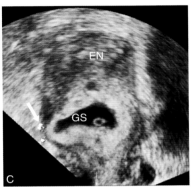

图 5-2-29　Ⅲ型子宫瘢痕妊娠超声声像图

A. 二维灰阶声像图,子宫前壁下段瘢痕处一妊娠囊,略向外突起,妊娠囊与膀胱间肌层变薄,厚度 <3mm;
B. 彩色多普勒声像图,瘢痕处可见条状血流信号,胚胎有胎心搏动;C. 三维超声声像图,子宫前壁下段瘢痕处一妊娠囊,向外突起,妊娠囊与膀胱间肌层变薄,厚度 <3mm。GS:妊娠囊,EN:宫腔,CX:宫颈,箭:子宫瘢痕处

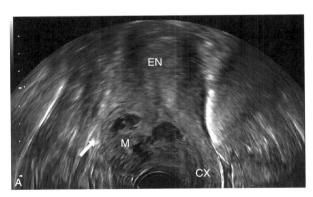
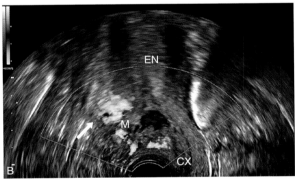

图 5-2-30　Ⅲ型子宫瘢痕妊娠包块型超声声像图

A. 二维灰阶声像图,子宫下段瘢痕处的混合回声包块,包块向膀胱方向隆起;包块与膀胱间子宫肌层缺失;
B. 彩色多普勒声像图,包块内见较多血流信号。M:包块,EN:宫腔,CX:宫颈,箭示浆膜层完整,未见明显肌层回声

　　中华医学会颁布的专家共识中,根据超声检查显示的着床于子宫前壁瘢痕处的妊娠囊着床位置、子宫前壁妊娠囊与膀胱间子宫肌层的厚度(以 3mm 为界限区分)将瘢痕妊娠进行分型(表 5-2-5)。

表 5-2-5　子宫瘢痕妊娠分型

	Ⅰ型	Ⅱ型	Ⅲ型
妊娠囊着床位置	部分着床于子宫瘢痕处，部分或者大部分位于宫腔内，妊娠囊明显变形、拉长	部分着床于子宫瘢痕处，部分或者大部分位于宫腔内，妊娠囊明显变形、拉长	妊娠囊完全着床于子宫瘢痕处肌层并向膀胱方向外突，宫腔及宫颈管内空虚
子宫前壁妊娠囊与膀胱间肌层厚度	肌层变薄，厚度 >3mm	肌层变薄，厚度 ≤3mm	肌层变薄甚至缺失，厚度 ≤3mm
CDFI	瘢痕处可见滋养层血流频谱	瘢痕处可见滋养层血流频谱	瘢痕处可见滋养层血流频谱

此外，Ⅲ型中还有 1 种特殊超声表现的 CSP——包块型（图 5-2-30），其声像图的特点：①位于子宫下段瘢痕处的混合回声（呈囊实性）包块，有时呈类实性；包块向膀胱方向隆起；②包块与膀胱间子宫肌层明显变薄、甚或缺失；③CDFI：包块周边见较丰富的血流信号，可为低阻血流，少数也可仅见少许血流信号或无血流信号。包块型多见于 CSP 流产后（如药物流产后或负压吸引术后）子宫瘢痕处妊娠物残留并出血。

2018 年，Lin 等提出了妊娠囊植入肌层深度的概念，将 CSP 分为 4 型。Ⅰ型，妊娠囊嵌入的深度小于肌层厚度的一半；Ⅱ型，妊娠囊嵌入的深度大于肌层厚度的一半以上；Ⅲ型，妊娠囊从肌层及浆膜中突出；Ⅳ型，妊娠囊在原剖宫产瘢痕处形成一不规则包块，周边见较丰富的血流信号。该方法对瘢痕处肌层厚度进行比例区分，操作性更强，但未表明妊娠囊生长方向及血流情况，故也有一定的局限性。

2021 年在母胎医学学会关于胎盘植入性疾病（placenta accrete spectrum disorders，PAS）标记定义和超声检查方法相关共识中提及了剖宫产术后子宫瘢痕妊娠的新分型方法，该分型方法主要依赖于两个重要的虚拟线：宫腔线（uterine cavity line，USL）以及浆膜线（serosal line，SL）。根据妊娠囊着床位置与宫腔线的关系以及妊娠囊是否越过浆膜线膨出于宫颈或子宫浆膜层轮廓外，CSP 可分为 3 型：Ⅰ型——妊娠囊大部分穿过宫腔或宫颈管（即宫腔线）；Ⅱ型——孕囊大部分植入子宫肌层，妊娠囊未穿过宫腔线及浆膜线；Ⅲ型——妊娠囊未穿过宫腔线，但穿过了浆膜线。CSP 分型不是固定不变的，会随着妊娠进展而改变。随着时间的推移，妊娠囊大部分位于肌层内且不穿过浆膜线的 CSP 可能进展到任何其他类型的 CSP。该共识同时提出彩色多普勒超声有助于评估滋养层的侵袭、识别 CSP、鉴别低位妊娠或流产。因此，在怀疑 CSP 时建议使用彩色多普勒超声进行检查。

【治疗及预后】

目前，子宫瘢痕妊娠的治疗有期待治疗、药物治疗、介入治疗、手术治疗及联合治疗。

1. **期待治疗**　孕早期 CSP 作为一种特殊类型的异位妊娠，诊治原则是：早诊断，早终止，早清除。一旦诊断为 CSP 应给出终止妊娠的医学建议，并尽早清除妊娠物。当诊断为 CSPⅠ型时，妊娠囊或胚胎无明显活性，患者无明显腹痛、出血等临床症状或轻微临床症状、β-hCG 值下降或者处于平台期时，可以进行期待治疗，其结局可能是自然死亡及吸收，在期待治疗过程中，需嘱患者定期就诊与随访，直至血 β-hCG 恢复至正常水平。当妊娠囊内胚胎存活时，如患者因自身原因坚决要求继续妊娠，应交待继续妊娠可能发生的风险和并发症，如前置胎盘、胎盘植入、子宫破裂等所致的产时或产后难以控制的大出血甚至子宫切除、危及生命等险恶结局，并签署知情同意书。Rac 等人通过对 39 例在孕早期诊断为瘢痕切口妊娠后继续妊娠的孕妇的研究中发现：子宫肌层厚度 <2mm 或妊娠囊突向膀胱时，需尽早清除妊娠囊，对子宫肌层厚度 >4mm 的Ⅰ型 CSP 患者，可严密监测并继续妊娠。

2. **药物治疗**　甲氨蝶呤（MTX）是在妇产科中治疗异位妊娠最常用、最有经验的药物,氯化钾、米非司酮等也是较常见的治疗子宫瘢痕妊娠的药物,其他药物如乙醇、吉非替尼、高渗性葡萄糖、血管升压素等药物的治疗无太多病例报道。目前,药物治疗子宫瘢痕妊娠的适应证有:①生命体征平稳,血常规、肝肾功能基本正常者。②不愿意或不适合手术治疗的孕早期 CSP 患者。孕周越小,β-hCG 值越低,成功率越高（血 β-hCG<5 000~12 000mIU/mL）。③Ⅱ型和Ⅲ型 CSP 患者在行清宫手术或 CSP 妊娠物清除手术前的预处理,可及时阻止妊娠的进一步发展,降低术中出血的风险。④手术治疗后血 β-hCG 水平下降缓慢或再次升高,不适合再次手术的患者,可采用药物保守治疗。

3. **子宫动脉栓塞**　子宫动脉栓塞是通过血管造影技术,利用明胶海绵对双侧子宫动脉主干及分支进行栓塞,可迅速阻断出血、保护子宫,同时,子宫动脉栓塞可导致妊娠囊缺血坏死,加速胚胎死亡的进程,但因子宫动脉栓塞术后会有广泛的侧支循环建立,如果不及时终止妊娠,妊娠组织可继续增长,导致再次出血,一般不推荐子宫动脉栓塞单独应用于 CSP 的治疗。《剖宫产术后子宫瘢痕妊娠诊治专家共识（2016）》提出子宫动脉栓塞适应证如下:①用于 CSP 终止妊娠的手术时或自然流产时发生大出血需要紧急止血;②Ⅱ型和Ⅲ型 CSP,包块型血液供应丰富者,手术前预处理行子宫动脉栓塞术,降低清宫手术或 CSP 妊娠物清除手术中的出血风险。

4. **手术治疗**　手术治疗的方式有清宫术、妊娠物清除术及子宫瘢痕修补术、子宫切除术。清宫手术包括:超声引导下清宫手术、宫腔镜下妊娠物清除术等。妊娠物清除术及子宫瘢痕修补术可通过开腹、腹腔镜（或联合宫腔镜）、阴道切开术等。CSP 一经诊断应立即终止妊娠,超声引导下的清宫手术适应证为 <8 周的Ⅰ型 CSP。宫腔镜手术适用于Ⅰ型 CSP,此手术方式成功率高且并发症少,有学者认为这种方法对治疗 CSP 是安全有效的,但宫腔镜下妊娠物清除术无法修复薄弱的子宫前壁瘢痕处的肌层。妊娠物清除术及子宫瘢痕修补术适应证为Ⅱ型和Ⅲ型 CSP 特别是Ⅲ型中的包块型,子宫前壁瘢痕处肌层菲薄,血流丰富,有再生育要求并希望同时修补子宫缺损的患者。

（曹　婧　徐晓燕　石　华　樊　瑶）

（六）特殊少见部位异位妊娠

特殊部位的异位妊娠由于临床表现及超声诊断不典型,常早期诊断不明确,易出现误诊,延误治疗。目前,特殊部位的异位妊娠包括子宫肌壁间妊娠、腹腔妊娠、阔韧带妊娠。

1. **肌壁间妊娠**

【定义】

子宫肌壁间妊娠（intramural pregnancy,IMP）为受精卵在子宫肌层着床,其周围均有肌层包绕,与宫腔不相通。

【病因及发病机制】

子宫肌壁间妊娠的发病机制不明,目前考虑的病因可能有:

（1）子宫手术（如剖宫产术、子宫肌瘤剔除术、子宫内膜诊刮术等）导致内膜损伤。

（2）妊娠合并腺肌症时,妊娠囊随着异位的子宫内膜窦道植入子宫肌层内。

（3）子宫浆膜层炎症:因炎症致使部分浆膜层受到破坏,形成局部缺陷,妊娠囊进入并着床于肌层。

（4）也可能是在体外受精-胚胎移植时,移植发生困难,将胚胎植入子宫肌层。

【临床表现】

孕早期无特异性的临床表现,或仅有类似先兆流产的表现,如阴道少量流血、轻微下腹痛等。

【超声检查】

由于肌壁间妊娠是一种罕见的异位妊娠,其诊断尚无统一标准。根据声像图特点,肌壁间妊娠可分为 3 种类型:

(1)妊娠囊型(图 5-2-31):在子宫肌层内可见妊娠囊。妊娠囊呈"双环征",有的可见到卵黄囊、胚芽或胚胎,可见或未见胎心搏动。

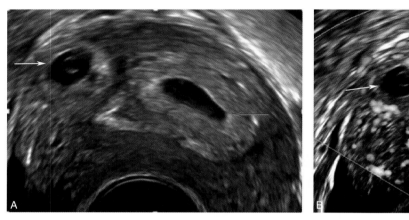
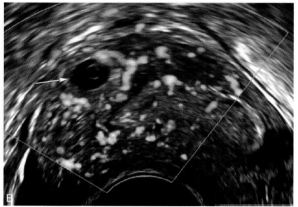
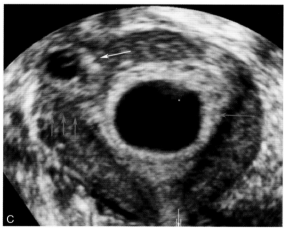

图 5-2-31　妊娠囊型肌壁间妊娠超声声像图

A. 二维灰阶声像图,宫腔内可见一妊娠囊,同时,在子宫右侧肌壁内也可见一妊娠囊,妊娠囊内有卵黄囊,该妊娠囊与宫腔不相通;B. 彩色多普勒声像图,在子宫肌层内妊娠囊周边可见丰富血流信号;C. 三维超声声像图,展示子宫肌层内的妊娠囊与子宫宫腔及输卵管间质部的关系。白箭:肌壁间妊娠囊;红箭:宫腔内妊娠囊;绿箭:右侧宫角部及输卵管间质部

(2)包块型:以混合回声为主,内可见不规则的液性暗区。此两种类型肌壁间妊娠的妊娠囊周围可见肌层环绕。与子宫腔不连通,独立于内膜外,彩色多普勒超声显示孕囊周边肌层或包块内血流丰富。

(3)破裂型:以腹腔积血为主要表现。盆腹腔内可见大量的液性暗区,内透声较差,而肌层内的局部病灶常难以显示。

另外,根据妊娠囊与肌层的关系,可分为部分肌壁间妊娠和完全肌壁间妊娠(图 5-2-32):

(1)部分肌壁间妊娠:滋养层突破子宫内膜 - 肌层交界处。

(2)完全肌壁间妊娠:滋养层局限于子宫肌层。

2013 年,国际妇产超声协会提出了肌壁间妊娠的超声诊断标准:

（1）妊娠囊或者包块位于宫颈内口以上,两侧输卵管间质部之间。

（2）细胞滋养层突破子宫内膜 - 子宫肌层交界处（部分性肌壁间妊娠）或者局限于子宫肌层（完全性肌壁间妊娠）（图 5-2-32）。

（3）在滋养细胞周围缺乏蜕膜反应。

（4）彩色多普勒超声显示滋养层周围丰富的血流信号（图 5-2-31C）。

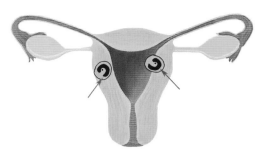

图 5-2-32　肌壁间妊娠分型
红箭示完全肌壁间妊娠,蓝箭示部分肌壁间妊娠

Kucera 等人认为 MRI 对子宫肌壁间妊娠的诊断准确性高,且具有无创性,可作为该种异位妊娠诊断的"金标准"。故肌壁间妊娠的超声和 MRI 联合检查对孕早期子宫肌层妊娠的诊断有重要的作用。

【治疗】

未破裂型子宫肌壁间妊娠的治疗有药物治疗、手术切除、子宫动脉栓塞、全身或局部给药（甲氨蝶呤、米非司酮、氯化钾等）等。

2. 腹腔妊娠

【定义】

腹腔妊娠是指胚胎或胎儿位于输卵管、卵巢及阔韧带以外的腹腔内,可种植于网膜、脾、肝脏、膈肌、肠管、肾脏周围、胰腺下方、腹主动脉表面、下腔静脉等。

腹腔妊娠分为原发性和继发性,继发性相对多见,原发性罕见。继发性腹腔妊娠多发生于输卵管妊娠破裂或流产到腹腔,输卵管部位可无或有少量绒毛生长,多伴有阴道流血,偶尔可见于子宫破裂后,胚胎落入腹腔。原发性腹腔妊娠指受精卵直接着床于腹膜、肠系膜等处。原发性腹腔妊娠诊断标准为:双侧卵巢及输卵管未见明显异常包块回声;子宫未形成腹膜瘘;妊娠只存在于腹腔内,无输卵管妊娠的可能。腹腔妊娠临床症状多样,无特异性,但仍以剧烈腹痛为主要表现。

【临床表现】

腹腔妊娠时,血 β-hCG 也升高,这对腹腔妊娠的诊断无明显意义,但其在术后下降的情况为术后随访和预后提供重要依据。

【诊断及治疗】

超声检查是腹腔妊娠的首选影像学检查方法。但因腹腔妊娠位置多变,声窗条件差,难以确诊,而 MRI 检查可清晰显示胎儿与子宫、附件、腹腔脏器的解剖关系,可鉴别诊断原发性和继发性腹腔妊娠及其他异位妊娠。在腹腔妊娠中,可出现存活胎儿,故 MRI 可辅助确定治疗方案及手术时机。

当孕周小于 28 周且胎儿存活时,孕妇坚持保胎,可行保守治疗,但需密切观察胎儿及孕妇情况。对孕周大于 28 周的存活胎儿,建议及时手术。当胎儿在宫内死亡,应紧急手术,尽快取出胎儿,降低弥散性血管内凝血的风险。

3. 阔韧带妊娠

【定义】

阔韧带妊娠是指妊娠囊在阔韧带两叶之间生长发育。

271

【临床表现】

阔韧带妊娠的临床表现与腹腔妊娠相似,表现为早期腹部隐痛,随着胎儿长大,腹痛加重。

【诊断及治疗】

超声对阔韧带妊娠难以诊断,可通过 MRI 检查予以诊断。对于阔韧带妊娠,开腹手术是最佳的治疗选择。

（曹　婧　徐晓燕　王琳琳　黄　佳）

（七）复合妊娠

【定义】

复合妊娠（heterotopic pregnancy, HP）是指同时发生在 2 个或 2 个以上种植部位的妊娠,包括宫内妊娠合并异位妊娠和多部位异位妊娠,其中宫内妊娠合并异位妊娠最常见。自然妊娠中复合妊娠的发生率约 1/30 000,随着辅助生殖技术的运用,复合妊娠的发生率上升为 0.5%~1%。

【病因及发病机制】

复合妊娠的发生原因可能有:输卵管因素（输卵管炎症、输卵管既往妊娠史或手术史、输卵管自身发育不良等）、辅助生殖技术的应用、既往剖宫产史、盆腔炎症、盆腔手术史等。约 80% 的复合妊娠发生在输卵管,其次是宫角、宫颈、剖宫产瘢痕部位等。

【超声检查】

复合妊娠典型超声表现为:

（1）宫内妊娠:宫内见妊娠囊,内可见卵黄囊,部分可见胚芽,有的甚至可见原始心管搏动。

（2）宫外妊娠

1）当发生于输卵管或者卵巢时,附件区可见一混合性包块、子宫直肠陷窝或者盆腹腔可见积液（图 5-2-33）。

2）当发生于宫角时,一侧宫角部可见一妊娠囊样回声或混合性包块,部分妊娠囊内可见胚芽及原始心管搏动,妊娠囊或混合性包块周边可见正常内膜组织及子宫肌层包绕（图 5-2-34）。

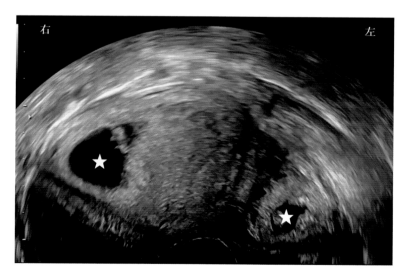

图 5-2-33　宫内妊娠合并左侧输卵管妊娠二维灰阶声像图
宫腔偏右侧及左侧附件区分别见一妊娠囊（星号）回声,其内均见胚胎回声

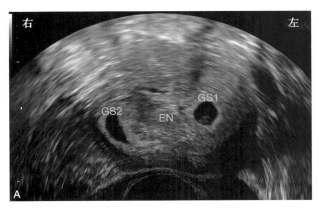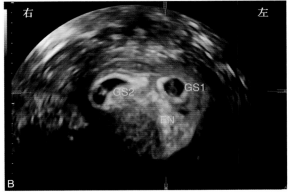

图 5-2-34 宫内妊娠合并右侧宫角妊娠超声图像

A. 二维灰阶声像图,宫腔及右侧宫角分别见一孕囊回声;B. 三维超声声像图,宫腔内可见两个妊娠囊(GS1、GS2),内均可见卵黄囊及胚胎回声,GS2 位于右侧宫角部。GS1:妊娠囊 1,GS2:妊娠囊 2,EN:内膜

3)当发生于宫颈时,在宫颈管内可见妊娠囊回声,有时可见卵黄囊、胚芽及原始心管搏动。

4)当发生于子宫瘢痕处时,宫腔及子宫瘢痕处均可见妊娠囊结构,妊娠囊抵达或者覆盖原子宫瘢痕处,子宫前壁下段肌层连续性中断,妊娠囊与膀胱壁之间肌层变薄甚至消失(图 5-2-35)。

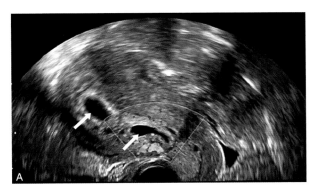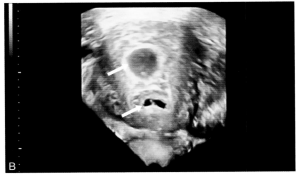

图 5-2-35 宫内妊娠合并瘢痕妊娠超声图像

A. 二维灰阶声像图,显示宫腔内可见一妊娠囊,在子宫瘢痕处可见另一妊娠囊,两者内均可见卵黄囊;B. 三维超声声像图,宫腔上段及下段分别可见妊娠囊(箭)回声

【治疗】

目前复合妊娠的治疗原则是在去除异位妊娠病灶的同时,保护好宫内妊娠,但目前治疗方法未有统一意见。主要有手术治疗、超声引导下减胎术及期待治疗。手术治疗是治疗复合妊娠的主要方法。在尽可能高保留宫内妊娠的宫颈、宫角及间质部妊娠的复合妊娠患者在病情平稳时可行超声引导下的减胎术。对于合并子宫瘢痕妊娠的复合妊娠的患者,也有超声引导下减胎术后成功分娩的病例报道。期待治疗的条件可参考单纯异位妊娠患者的期待治疗条件,但有文献指出,期待治疗的妊娠结局较差。治疗方案仍需进一步探索。

(曹 婧 徐晓燕 杨宜红 樊 瑶)

三、多胎妊娠

【定义】

多胎妊娠（multiple pregnancy）是指一次妊娠子宫宫腔内有 2 个或 2 个以上胚胎同时发育，以双胎（twins）发生率最高。随着辅助生殖技术的广泛应用及生育年龄的延迟，多胎妊娠的发生率明显增加。其中双胎妊娠最多见，本节主要讨论双胎妊娠。

【病史及临床表现】

部分双胎妊娠可有家族双胎妊娠史；患者自身月经不规律、排卵紊乱；妊娠前接受过促排卵药物或是体外受精多个胚胎移植；或是一个胚胎分裂成两个或多个。双胎妊娠孕早期可无明显异常，部分可出现恶心、呕吐等严重早孕反应，中期妊娠后腹部增大明显；孕晚期可伴有行动不便、呼吸困难等。

【机制及分类】

双胎妊娠的发生及分类：

（1）双卵双胎：约占双胎妊娠的 2/3，是由两个卵子分别受精形成两个受精卵，种植在子宫腔的不同部位，发育成两个胎儿，每个胎儿有独立的绒毛膜、羊膜和胎盘。当妊娠囊种植部位较近时，两个胎盘可融合在一起形成一个胎盘，但是胎盘内的血管是不相通的。两个胎儿间的胎膜由两层绒毛膜和两层羊膜组成，属于双绒毛膜囊双羊膜囊双胎（dichorionic diamniotic twins，DCDA twins）。

（2）单卵双胎：约占双胎妊娠的 1/3，是由一个受精卵分裂形成，分裂后每个受精卵均可形成独立的胎儿，根据分裂形成独自胚胎的时间有四种不同的类型：

1）受精后 3d 内分裂，即受精卵分裂发生在桑葚期或内细胞团时期，分裂的受精卵分别植入子宫内膜，发育成两个胎儿，每个胎儿有独立的绒毛膜、羊膜和胎盘，属于双绒毛膜囊双羊膜囊双胎（DCDA）。

2）受精后 4~7d，即受精卵分裂发生在囊胚期，内细胞团复制成两个发育中心，各自形成独立的胚胎，两个胎儿有共同的胎盘和绒毛膜囊，有独立的羊膜囊，属于单绒毛膜囊双羊膜囊双胎（monochorionic diamniotic twins，MCDA twins）。

3）受精后第 9 天开始分裂，此时羊膜已经形成，两个胎儿共用一个胎盘和一个羊膜，属于单绒毛膜单羊膜囊双胎（monochorionic monoamniotic twins，MCMA twins）。

4）受精后第 12 天开始分裂，即受精卵分裂发生在胚盘分裂期，导致形成不同形式的联体双胎（conjoined twins）。

【超声检查】

1. 双胎绒毛膜性和羊膜性的判断　绒毛膜性与妊娠结局明显相关，单绒毛膜囊双胎妊娠胎儿结构畸形和并发症的发病率较双绒毛膜囊双胎妊娠明显增高，因此产前准确判断绒毛膜性具有重要的临床意义。ISOUG 实践指南《超声在双胎妊娠中的应用》中指出：在孕早期（6~14 周），超声检查为双胎妊娠时，应进行绒毛膜性的判断、标明双胎相对位置并保存相关的超声图像。

（1）双绒毛膜囊双羊膜囊双胎（DCDA twins）：在早孕初期，尤其是孕周≤8 周时，通过妊娠囊计数的方法判断绒毛膜性，绒毛膜囊数目与妊娠囊数目一致。超声像图上，越早期的妊娠囊越能清晰显示（图 5-2-36、图 5-2-37）。在早孕末期，可以通过观察胎盘位置和个数来判断绒毛膜性。如果胚胎种植部位较远，在声像图上可以看到两个分开的胎盘（图 5-2-38）；如果种植部位较近，两个胎盘融合在一起形成一个胎盘，此时可通过观察"双胎峰"进行绒毛膜性的判断。在两胎盘融合处形

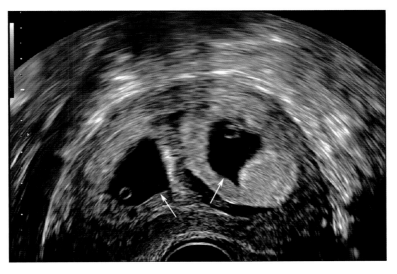

图 5-2-36　DCDA 双胎二维灰阶声像图
宫内两个妊娠囊（箭）

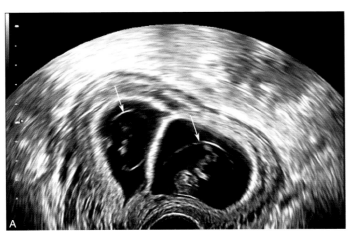

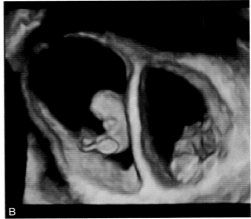

图 5-2-37　DCDA 双胎二维灰阶声像图
A. 二维灰阶声像图；B. 三维超声声像图。可见两个绒毛膜囊和两个羊膜囊。箭示羊膜

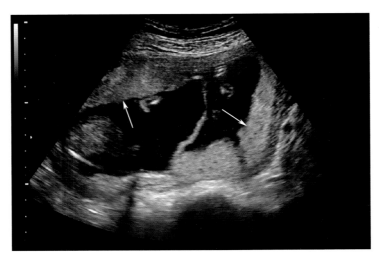

图 5-2-38　DCDA 双胎二维灰阶声像图
箭示两个胎盘

成的一隆起,称为"双胎峰"或"λ"征(图 5-2-39),由两层绒毛膜和两层羊膜共同组成,相对较厚。妊娠 14 周后,"双胎峰"表现开始不明显,因此确认绒毛膜性最好在孕 14 周前进行。

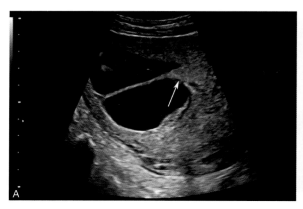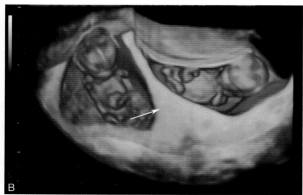

图 5-2-39　DCDA 双胎,双胎峰(箭)
A. 二维灰阶声像图;B. 三维超声声像图

（2）单绒毛膜囊双羊膜囊双胎(MCDA twins):早期声像图上仅见一个妊娠囊,随着妊娠进展,在一个妊娠囊内出现两个卵黄囊(图 5-2-40)、两个胚胎(图 5-2-41)及两个羊膜囊(图 5-2-42)。由于羊膜较薄,常常紧贴胚胎,所以一般在孕 8 周后才能清晰观察到羊膜囊。在妊娠 12 周后,羊膜腔增大并逐渐靠近绒毛膜腔,胚外体腔开始减小,至 16 周胚外体腔完全消失,此时仅能观察到羊膜分隔,而外周羊膜不再被观察到,因此判断羊膜性最好在孕 8~14 周。随着羊膜腔的增大,两个羊膜囊互相靠近紧贴,在分隔膜处形成"T"字征(图 5-2-43),仅由两层羊膜组成,比较薄。早期妊娠时,经阴道超声和适度增加图像增益可更清晰显示羊膜。

（3）单绒毛膜囊单羊膜囊双胎(monochorionic monoamniotic twins, MCMA twins):早孕初期声像图上仅见一个妊娠囊,到孕 6 周左右出现胚胎时,可见两个胚胎,此时两个胚胎距离很近,易漏诊成单胎。随着妊娠进展,羊膜囊增大,两个胚胎才分开来(图 5-2-44)。MCMA 双胎发生率极低,由于两个胎儿间无羊膜隔开,可发生脐带缠绕,导致血流受阻,易发生胎死宫内。

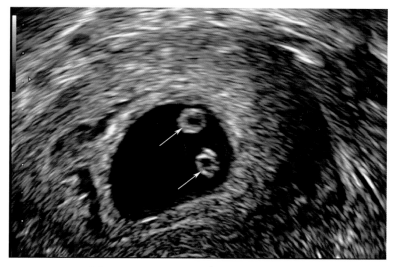

图 5-2-40　MCDA 双胎二维灰阶声像图
一个妊娠囊内可见两个卵黄囊(箭)

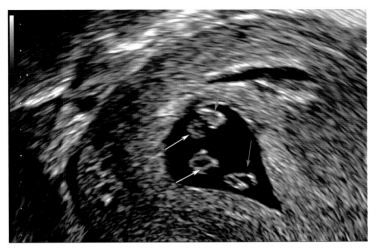

图 5-2-41　MCDA 双胎二维灰阶声像图

一个妊娠囊内有两个卵黄囊（白箭）及两个胚胎回声（蓝箭）

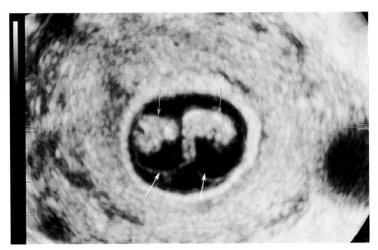

图 5-2-42　MCDA 双胎三维超声声像图

一个妊娠囊内有两个胚胎（蓝箭）及两个羊膜回声（白箭）

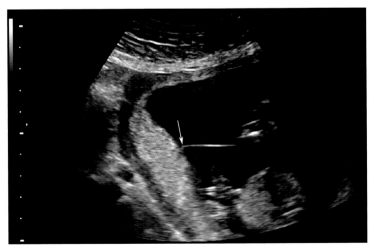

图 5-2-43　MCDA 双胎二维灰阶声像图

两个羊膜囊互相靠近紧贴，在胎盘相交处形成 "T" 字征（箭）

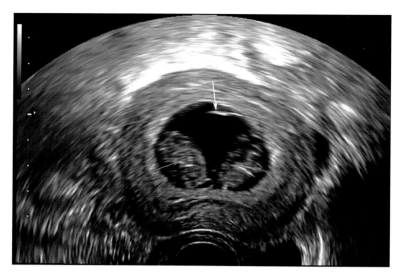

图 5-2-44　MCMA 双胎二维灰阶声像图
一个妊娠囊内可见一个羊膜囊（白箭）,两个胚胎（蓝箭）

　　孕早期（6~9 周）主要通过妊娠囊计数判断绒毛膜性。两个妊娠囊且各自有单个胚胎,提示 DCDA；一个妊娠囊内含有两个分开的羊膜腔,腔内各有一个胚胎,提示 MCDA；一个妊娠囊内仅有一个羊膜腔,腔内含有两个胚胎,提示 MCMA。孕 10~14 周,"λ"征（twin-peak sign）出现提示 DCDA,"T"字征出现提示 MCDA；两个胎儿间无分隔膜,仅有一个胎盘,提示 MCMA。中晚孕期,部分"λ"征消失,此时临床常应用胎盘位置及外生殖器等对绒毛膜性进行判定,但准确性不高。多个超声指标的联合应用可提高判断绒毛膜性和羊膜性的准确性,如果错过早期评估绒毛膜性的时间,三级转诊中心亦无法确认双胎绒毛膜性,认定为单绒毛膜囊双胎妊娠则更为安全。

　　（4）单绒毛膜囊双胎妊娠特有并发症:单绒毛膜囊双胎妊娠并发症明显多于双绒毛膜囊双羊膜囊双胎妊娠,因此,值得我们更多的关注和重视。单绒毛膜囊双胎特有的并发症表现为双胎输血综合征（twin-twin transfusion syndrome, TTTS）、无心畸胎序列综合征（又称为双胎反向动脉灌注综合征, twins reversed arterial perfusion sequence, TRAPS）、联体双胎（conjoined twins）等。

　　双胎绒毛膜性及羊膜性较单胎需要进行多次的产前超声检查和超声检测,孕早期（孕 14 周前）是产前超声诊断双胎绒毛膜性的最佳时期,诊断准确率可达 100%；孕中期（14~28 孕周）产前超声诊断双胎绒毛膜性的准确性降低,但仍然有价值；孕晚期产前超声诊断双胎绒毛膜性,只能作为一种参考。

　　2. 其他多胎妊娠　多胎妊娠以双胎妊娠多见,三胎少见,四胎以上极为罕见。自然条件下多胎妊娠的发生率为 $1:80^{n-1}$（n 为妊娠的胎儿数）,有家族性倾向,凡夫妇一方家庭中有分娩多胎者,多胎的发生率增加；辅助生殖技术中移植多枚胚胎或是孕前应用促排卵药物,均会造成多胎妊娠的增多。

　　三胎妊娠可分为双绒毛膜三羊膜囊三胎妊娠（图 5-2-45）、三绒毛膜三羊膜囊三胎妊娠（图 5-2-46）等；四胎妊娠可分为三绒毛膜四羊膜囊四胎妊娠、四绒毛膜四胎妊娠等（图 5-2-47）。多胎妊娠并发症与新生儿死亡率均高于单胎妊娠,对于多胎妊娠必须实施减胎术,严禁三胎和三胎以上妊娠分娩。

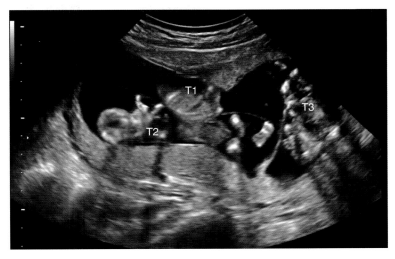

图 5-2-45　双绒毛膜三羊膜囊三胎妊娠二维灰阶声像图

T1：胚胎 1，T2：胚胎 2，T3：胚胎 3

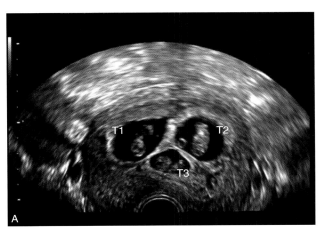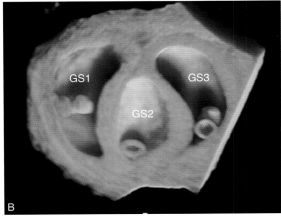

图 5-2-46　三绒毛膜三羊膜囊三胎妊娠

A. 二维灰阶声像图；B. 三维超声声像图。T1：胚胎 1，T2：胚胎 2，T3：胚胎 3；GS1：妊娠囊 1，GS2：妊娠囊 2，GS3：妊娠囊 3

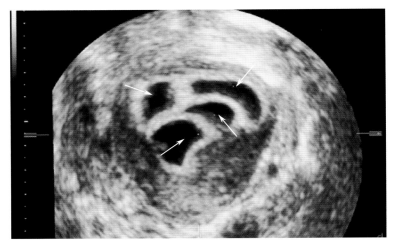

图 5-2-47　四绒毛膜四胎妊娠三维超声声像图

宫腔内见四个妊娠囊（箭）

【鉴别诊断】

1. 双胎妊娠与葡萄胎　子宫均较同孕期单胎妊娠大,二者易混淆,但双胎妊娠一般无阴道流血,葡萄胎可伴有不规则阴道出血,且葡萄胎患者的血 β-hCG 浓度通常处于较高水平,葡萄胎是妊娠滋养细胞疾病,超声声像图上表现为宫腔内充满不均匀密集状或条索状回声,呈"落雪状",水泡的囊壁较薄,与周围组织有着清晰可辨的分界线,可通过超声检查辨别二者。

2. 宫腔粘连带　宫腔粘连带是各种原因(人工流产、药物流产、宫腔镜手术、剖宫产等)造成子宫内膜损伤引起子宫前后壁粘连,超声声像图表现为连接于子宫前后壁的带状高回声。双胎妊娠超声声像图上表现为妊娠囊周围有双环征,囊内可见卵黄囊、胚胎及心管搏动等。

【临床意义】

在妊娠早期多次进行超声检查有助于识别双胎等多胎妊娠,最早在孕 7 周时即可诊断多胎妊娠。但在妊娠初期,由于胚胎发育不一致、检查间隔时间较长等产生一胎变双胎或多胎妊娠现象,或是由于子宫收缩、膀胱过度充盈或者超声棱镜伪像等因素可产生两个孕囊的伪像,此时需改变探查方向或经腹部超声改成腔内超声扫查,观察各孕囊内是否存在卵黄囊、胚芽、胎心等,如若存在可疑征象,应 1~2 周后复查,避免误诊。

多胎妊娠属于高危妊娠,孕妇本身并发症(如妊娠期糖尿病、高血压、子痫前期等)及胎儿并发症(双胎输血综合征、选择性胎儿生长发育受限、早产等)风险均比单胎妊娠增加,孕早期明确诊断有助于临床医生对孕妇进行较为完善的产前指导和孕期监测管理。

(曹　婧　徐晓燕　曾　祯　柯丹丹　石　华　陈　敏　周小燕)

第三节　不明部位妊娠

不明部位妊娠(pregnancy of unknown location, PUL)是用于描述妊娠试验呈阳性但经阴道超声(TVUS)未显示宫内妊娠或异位妊娠情况的术语,主要用于女性末次月经后前五周或受孕后三周内的任何怀孕,其发生率为 8%~10%。

PUL 是一种描述性用语,不能用作诊断,是对存在异位妊娠风险患者诊断过程中的短暂分类,且需要随访至妊娠结局明确,PUL 患者随访结果主要包括以下四种情况:①宫内妊娠;②异位妊娠(6%~20%);③生化妊娠,伴随血 β-hCG 水平持续下降至阴性,未明确妊娠的确切部位;④持续性 PUL,PUL 伴随血 β-hCG 水平的异常升高或处于稳定水平或连续 3 次 48h 间隔测量水平变化 <15%,且经阴道超声无法明确宫内外妊娠,这种情况为异位妊娠的可能性较大。

血清 β-hCG 和孕酮水平是临床上监测 PUL 且验证有效的生物标志物,但多数临床研究表明仅靠 β-hCG 水平不能预测 PUL 妊娠结局并且可能导致潜在宫内妊娠中断,结合 β-hCG 水平变化及阴道超声会大大提高预测 PUL 准确率(图 5-3-1)。

由于 PUL 的发生率和结果差异很大,为了最大程度地减少漏诊、误诊,需要多次进行阴道超声检查和连续血清 β-hCG 水平监测(图 5-3-2)并进行预期管理。

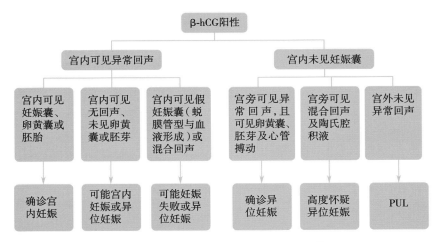

图 5-3-1　β-hCG 阳性患者管理及妊娠结局

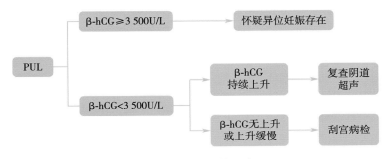

图 5-3-2　PUL 的管理流程

（柯丹丹　何　娟　赵　胜　陈　敏）

参 考 文 献

［1］ACOG Practice Bulletin No. 200：Early Pregnancy Loss. Obstet Gynecol，2018，132（5）：e197-e207.

［2］Dimitriadis E，Menkhorst E，Saito S，et al. Recurrent pregnancy loss［J］. Nature Reviews Disease Primers，2020，6（1）：98.

［3］The. Annual Capri Workshop Grouppiergiorgio.crosignani@unimi.it. Early pregnancy loss：the default outcome for fertilized human oocytes［J］. Journal of Assisted Reproduction and Genetics，2020，37（4）：1-7.

［4］Vitez S F，Forman E J，Williams Z. Preimplantation genetic diagnosis in early pregnancy loss. Semin Perinatol，2019，43（2）：116-120.

［5］Shorter J M，Atrio J M，Schreiber C A. Management of early pregnancy loss，with a focus on patient centered care. Semin Perinatol，2019，43（2）：84-94.

［6］Carusi D. Pregnancy of Unknown Location：Evaluation and Management［J］. Seminars in Perinatology，

2019, 43（2）: 95-100.

［7］ Po. L, Thomas J, Mills K, et al. Guideline No. 414: Management of Pregnancy of Unknown Location and Tubal and Nontubal Ectopic Pregnancies［J］. Journal of obstetrics and gynaecology Canada: JOGC = Journal d'obstetrique et gynecologie du Canada: JOGC, 2021, 43（5）: 614-630.

［8］ ÚT. Gomez, Pereira P P, Cabar F R, et al. Feto vivo dentro da bexiga urinária: relato de caso［J］. nstn（So Paulo）, 2019, 74: e1111.

［9］ Scibetta E W, Han C S. Ultrasound in Early Pregnancy: Viability Unknown Locations, and Ectopic Pregnancies. Obstet Gynecol Clin North Am, 2019, 46（4）: 783-795.

［10］ Marwan, Odeh, Ayat, et al. Pregnancy of Unknown Location: The Value of Frozen Section Analysis and Its Relation to Beta-hCG Levels and Endometrial Thickness.［J］. Rev Bras Ginecol Obstet, 2019, 41（3）: 142-146.

［11］ Simon W, Shnnon R, George C, Ultrasound diagnosis of ectopic pregnancy［J］. Diagnostic Ultrsound, 2011, 14（2）: 29-33.

［12］ Jurkovic D, Gruboeck K, Campbell S. Ultrasound features of normal early pregnancy development［J］. Curr Opin Obstet Gynecol, 1995, 7（6）: 493-504.

［13］ Harris R D, Corey C, Clara K, et al. The chorionic bump: a first-trimester pregnancy sonographic finding associated with a guarded prognosis［J］. J Ultrasound Med, 2006, 25（6）: 757-763.

［14］ Sepulveda W. Chorionic bump at 11 to 13 weeks' gestation: Prevalence and clinical significance［J］. Prenat Diagn, 2019, 39（6）: 471-476.

［15］ Perriera L, Reeves M F. Ultrasound criteria for diagnosis of early pregnancy failure and ectopic pregnancy［J］. Seminars in Reproductive Medicine, 2008, 26（5）: 373-382.

［16］ Bond S. American College of Obstetricians and Gynecologists releases committee opinion on estimation of due date［J］. J Midwifery Womens Health, 2015, 60（2）: 221-222.

［17］ Fuchs K M, Alton M E. Chorionicity of Multiple Gestations - ScienceDirect［J］. Obstetric Imaging: Fetal Diagnosis and Care（Second Edition）, 2018: 639-641.

［18］ Wood S L, St O R, Connors G, et al. Evaluation of the twin peak or lambda sign in determining chorionicity in multiple pregnancy［J］. Obstet Gynecol, 1996, 88（1）: 6-9.

［19］ Murugan V A, Murphy B O, Dupuis C, et al. Role of ultrasound in the evaluation of first-trimester pregnancies in the acute setting［J］. Ultrasonography, 2020, 39（2）: 178-189.

［20］ 李胜利. 胎儿畸形产前超声诊断学［M］. 北京: 人民军医出版社, 2004.

［21］ 李胜利, 谢红宁. 妇产科超声检查指南及报告书写示范（续）［J］. 中国超声医学杂志, 2007（04）: 313-319.

［22］ 李胜利, 陈秀兰. 早孕期胎儿超声筛查［J］. 中国产前诊断杂志（电子版）, 2012（03）: 23-28.

［23］ 谢红宁. 妇产科超声诊断学［M］. 北京: 人民卫生出版社, 2005.

［24］ Zhang L, Chen S, Chin C T, et al. Intelligent scanning: automated standard plane selection and biometric measurement of early gestational sac in routine ultrasound examination［J］. Med Phys, 2012, 39（8）: 5015-5027.

［25］ Salomon L J, Alfirevic Z, Bilardo C M, et al. ISUOG practice guidelines: performance of first-trimester fetal ultrasound scan［J］. Ultrasound Obstet Gynecol, 2013, 41（1）: 102-113.

［26］ Khalil A, Rodgers M, Baschat A, et al. ISUOG Practice Guidelines: role of ultrasound in twin pregnancy［J］. Ultrasound Obstet Gynecol, 2016, 47（2）: 247-263.

［27］ Odland K H, Johnsen S L, Rasmussen S, et al. The human yolk sac size reflects involvement in embryonic and fetal growth regulation［J］. Acta Obstet Gynecol Scand, 2019, 98（2）: 176-182.

［28］ Devilbiss E A, Mumford S L, Sjaarda L A, et al. Prediction of pregnancy loss by early first trimester ultrasound characteristics［J］. Am J Obstet Gynecol, 2020, 223（2）: 241-242.

［29］ Pajkrt E, Jauniaux E. First-trimester diagnosis of conjoined twins［J］. European Journal of Obstetrics & Gynecology & Reproductive Biology, 2010, 25（9）: 820-826.

［30］ Detti L, Francillon L, Christiansen M E, et al. Early pregnancy ultrasound measurements and prediction of first trimester pregnancy loss: A logistic model［J］. Scientific Reports, 2020, 10（1）: 1545.

［31］ Mian A, Gabra N I, Sharma T, et al. Conjoined twins: From conception to separation, a review［J］. Clinical Anatomy, 2017, 30（3）: 385-396.

［32］ Roethlisberger M, Strizek B, Gottschalk I, et al. First-trimester intervention in twin reversed arterial perfusion sequence［J］. Ultrasound Obstet Gynecol, 2020, 55（1）: 47-49.

［33］ Peyvandi S, Feldstein V A, Hirose S, et al. Twin-reversed arterial perfusion sequence associated with decreased fetal cerebral vascular impedance［J］. Ultrasound in Obstetrics & Gynecology the Official Journal of the International Society of Ultrasound in Obstetrics & Gynecology, 2015, 45（4）: 447-451.

［34］ Kontopoulos E, Chmait R H, Quintero R A. Twin-to-Twin Transfusion Syndrome: Definition, Staging, and Ultrasound Assessment［J］. Twin Res Hum Genet, 2016, 19（3）: 175-183.

［35］ Rousian M, Koning A H J, Oppenraaij R H F V, et al. An innovative virtual reality technique for automated human embryonic volume measurements［J］. Human Reproduction, 2010, 25（9）: 2210-2216.

［36］ 马帅, 刘禹. 腔内超声诊断宫内妊娠胚胎停止发育的价值［J］. 实用妇科内分泌杂志（电子版）, 2018, 5（08）: 39-42.

［37］ Jeve Y, Rana R, Bhide A, et al. Accuracy of first-trimester ultrasound in the diagnosis of early embryonic demise: a systematic review［J］. Ultrasound Obstet Gynecol, 2011, 38（5）: 489-496.

［38］ Angelo, Sirico, Antonio, et al. The role of first trimester fetal heart rate in the prediction of gestational diabetes: A multicenter study［J］. European journal of obstetrics, gynecology, and reproductive biology, 2019, 243: 158-161.

［39］ 刘福林, 周瑾, 张蔚, 等. 胎盘发育过程中的表观遗传学改变及其相关疾病［J］. 遗传, 2017, 39（4）: 263-275.

［40］ Heller H T, Asch E A, Durfee S M, et al. Subchorionic Hematoma: Correlation of Grading Techniques With First-Trimester Pregnancy Outcome［J］. J Ultrasound Med, 2018, 37（7）: 1725-1732.

［41］ Campion E W, Doubilet P M, Benson C B, et al. Diagnostic criteria for nonviable pregnancy early in the first trimester［J］. New England Journal of Medicine, 2013, 369（15）: 1443-1451.

［42］ Schippert C, Soergel P, Staboulidou I, et al. The risk of ectopic pregnancy following tubal reconstructive microsurgery and assisted reproductive technology procedures［J］. Arch Gynecol Obstet, 2011, 285（3）: 863-871.

［43］谢幸,孔北华,段涛. 妇产科学［M］. 第 9 版 . 北京: 人民卫生出版社, 2018.

［44］王玉东,陆琦. 输卵管妊娠诊治的中国专家共识［J］. 中国实用妇科与产科杂志, 2019, 35（07）: 780-787.

［45］ Hendriks E, Rosenberg R, Prine L. Ectopic Pregnancy: Diagnosis and Management［J］. American family physician, 2020, 101（10）: 599-606.

［46］Carusi D. Pregnancy of unknown location: Evaluation and management. Semin Perinatol, 2019, 43（2）: 95-100.

［47］任琛琛,顾向应. 宫角妊娠诊治专家共识［J］. 中国实用妇科与产科杂志, 2020, 36（4）: 329-332.

［48］ Li Y Y, Duan L Y, Chi F L, et al. Transvaginal Reduction of a Heterotopic Cornual Pregnancy with Conservation of Intrauterine Pregnancy［J］. 中国医学科学杂志: 英文版, 2019, 34（3）: 5.

［49］Zhu Q, Li C, Zhao W-H, et al. Risk factors and clinical features of ovarian pregnancy: a case-control study［J］. BMJ Open, 2014, 4（12）: e006447.

［50］Begum J, Pallavee P, Samal S. Diagnostic dilemma in ovarian pregnancy: a case series. J Clin Diagn Res, 2015, 9（4）: QR01-QR3.

［51］Zheng J H, Liu M D, Zhou X J, et al. An investigation of the time trends, risk factors, role of ultrasonic preoperative diagnosis of 79 ovarian pregnancy. Arch Gynecol Obstet, 2020, 302（4）: 899-904.

［52］王慧慧,葛玲,孙文荣,等. 卵巢妊娠的超声分型及术前超声诊断价值［J］. 中国超声医学杂志, 2020, 36（03）: 280-283.

［53］金力,陈蔚琳,周应芳. 剖宫产术后子宫瘢痕妊娠诊治专家共识（2016）［J］. 全科医学临床与教育, 2017, 15（01）: 5-9.

［54］Esther L S Y, Chew K T, Rahman R A, et al. Uterine-conserving approach in ruptured intramyometrial ectopic pregnancy. Horm Mol Biol Clin Investig, 2020, 41（2）: 10.1515.

［55］罗卓琼,周平,高峰,等. 腔内彩色多普勒超声诊断子宫肌壁间妊娠并文献回顾［J］. 南方医科大学学报, 2010, 30（10）: 2343-2345.

［56］麦慧,董天发,郭美芬,等. MRI 诊断腹腔妊娠［J］. 中国医学影像技术, 2018, 34（03）: 386-390.

［57］李萌,杨春燕,任悦. 妊娠中期阔韧带妊娠 1 例［J］. 中国计划生育和妇产科, 2021, 13（09）: 95-96.

［58］刘思曼,林秀. IVT-ET 后重度卵巢过度刺激综合征合并宫内外复合妊娠手术发生急性左心衰 1 例报道［J］. 生殖医学杂志, 2020, 29（9）: 1235-1236.

［59］吴丹,张瑶,张慧杰,等. 复合妊娠的诊疗进展［J］. 国际生殖健康 / 计划生育杂志, 2021, 40（01）: 84-88.

［60］Memtsa M, Jamil A, Sebire N, et al. Diagnosis and management of intramural ectopic pregnancy［J］. Ultrasound Obstet Gynecol, 2013, 42（3）: 359-362.

［61］朱建菲,王彩云,李小利. 经阴道三维超声诊断子宫肌壁间妊娠的价值［J］. 中国性科学, 2020,

29（05）：53-56.

［62］王毓莉，周清，胡燕，等．不典型子宫肌壁间妊娠伴绒毛膜促性腺激素异常高值1例［J］．温州医科大学学报，2020，50（12）：1021-1024.

［63］Zhang Q，Xing X，Liu S，et al. Intramural ectopic pregnancy following pelvic adhesion：case report and literature review［J］. Archives of Gynecology and Obstetrics，2019，300（6）：1507-1520.

［64］Wang Y，Yu F，Zeng L. Ectopic Pregnancy in Uncommon Implantation Sites：Intramural Pregnancy and Rudimentary Horn Pregnancy［J］. Case Reports in Obstetrics and Gynecology，2015，2015：1-5.

［65］Liu. Y，Wu Y. Intramyometrial pregnancy after cryopreserved embryo transfer：a case report［J］. BMC Pregnancy and Childbirth，2020，20：90.

［66］Liu. N，Han X，Guo X，et al. Ultrasound diagnosis of intramural pregnancy［J］. Journal of Obstetrics and Gynaecology Research，2017，43（6）：1071-1075.

［67］Jackson T，Watkins E. Early pregnancy loss. JAAPA，2021，34（3）：22-27.

［68］Mackens S，Mostinckx L，Drakopoulos P，et al. Early pregnancy loss in patients with polycystic ovary syndrome after IVM versus standard ovarian stimulation for IVF/ICSI. Hum Reprod，2020，35（12）：2763-2773.

第六章
临床常见操作和诊疗

第一节　超声在宫腔镜手术中的监测

对于无宫腔镜手术禁忌证的患者,临床医生可通过宫腔镜观察子宫腔,行子宫黏膜下肌瘤切除和子宫内膜病变切除等手术治疗。宫腔镜手术虽可直接观察宫腔内的情况,但在疑难病例中通常难以精准高效地发现病变组织所在,判断病变与子宫肌壁及宫腔的解剖结构关系,从而使手术损伤风险增高。术中使用经腹部超声监测可以实时观察宫腔器械的位置,引导宫腔镜的方向,提高手术成功率,减少子宫穿孔等手术损伤。

一、高危人工流产术及妊娠组织残留清宫术的超声监测

对于剖宫产术后一年内的早期妊娠、产后半年内哺乳期早期妊娠、妊娠合并子宫畸形或宫角妊娠、切口妊娠等拟进行人工流产术的患者,以及产后或引产后胎盘残留、人工流产或药物流产后组织残留等患者,可进行经腹部超声引导下宫腔镜手术(图6-1-1)。单独使用宫腔镜手术虽可观察到孕囊或残留组织在宫腔内的位置,但难以判断孕囊在子宫肌壁的着床深度或妊娠残留组织与子宫肌壁的关系,容易发生子宫肌壁损伤或子宫穿孔等情况。经腹部超声监测下宫腔镜手术可以避免这些并发症。

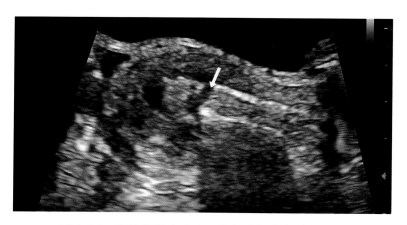

图 6-1-1　宫腔镜清宫术中二维灰阶超声监测声像图
超声监视宫腔镜操作器械(箭)的位置、进入宫腔的深度及其与子宫肌层的关系

二、宫腔粘连手术的超声监测

宫腔粘连是由于创伤、炎症等原因导致内膜基底层受损,宫腔部分或全部粘连,内膜纤维化,从而引起宫腔部分闭塞或全部闭塞,导致患者月经异常、不孕或反复流产等。目前对宫腔粘连的治疗以宫腔镜手术分离粘连的宫腔组织为主,但多次手术操作可能进一步加重子宫创伤,导致子宫内膜修复困难,因此术后复发率较高。而对于重度宫腔粘连患者,由于内膜粘连或纤维肌性粘连,容易在

手术过程中发生子宫穿孔、子宫肌层损伤或出血过多等并发症。术中使用经腹部超声监测有助于识别和描绘子宫内膜腔,引导手术器械准确到达粘连部位,减少对正常子宫内膜的损伤,提高手术成功率,并实时监测手术器械的位置,极大地避免子宫穿孔及子宫肌壁损伤的发生(图 6-1-2)。

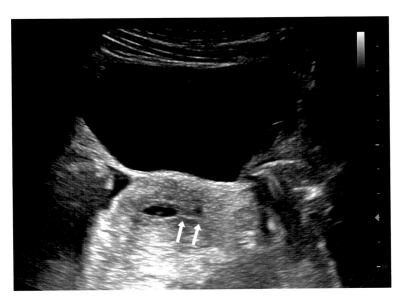

图 6-1-2　宫腔粘连术中二维灰阶超声监测声像图
箭示宫腔粘连

三、疑难节育器取出术的超声监测

对于节育器变形、断裂、嵌顿或存在子宫畸形以及绝经 2 年以上的女性,在节育器取出过程中容易发生节育器取出困难、子宫肌壁损伤甚至穿孔及出血过多等并发症,必要时需进行宫腔镜手术,在可视的情况下实施取出术。使用经腹部超声引导宫腔镜手术操作能清晰显示节育器嵌入子宫肌壁的位置及深度,引导宫腔镜的进入方向,避免盲目操作引起组织损伤,有效加速手术进程,避免节育器残留。

(樊 瑶　徐晓燕　曾 祯　赵庆红)

第二节　超声子宫输卵管造影

不孕症指的是女性未避孕、有正常的性生活至少 12 个月而未受孕。根据病因可分为女性因素不孕症、男性因素不孕症及不明原因不孕症。女性不孕症的原因包括排卵障碍和盆腔因素两方面。输卵管因素为盆腔因素中的一种,占女性不孕的 25%~35%,是女性不孕症最主要的病因之一。引起不孕的输卵管病变包括输卵管梗阻、输卵管周围炎、输卵管功能异常和先天性输卵管畸形。不孕症的各种病因可能同时存在,诊断需对配偶双方进行病史采集、体格检查及相关辅助检查。女性不孕患者辅助检查包括常规盆腔超声检查、卵巢功能评估及输卵管通畅性检查等。输卵管通畅性检查包括腹腔镜下输卵管通染液术、输卵管通液术、X线子宫输卵管造影（hysterosalpingography，HSG）、子宫输卵管超声造影（hysterosalpingo-contrast sonography，HyCoSy）。但输卵管检查为侵入性操作，不能作为不孕症的首选检查，在输卵管检查前需排除由排卵、内膜、男方精液等问题导致的不孕。

腹腔镜下输卵管通染液术为诊断输卵管通畅性最准确的方法，其禁忌证少，图像直观，同时可进行治疗，但其为有创操作且对设备、技术要求高，不作为常规临床检查方法。输卵管通液术对输卵管通畅性的判断主要依据液体推注时的阻力及反流情况，其作为盲性操作无法显示输卵管形态及明确病变部位。HSG 是通过向宫腔和输卵管内注入对比剂在 X 线透视下观察宫腔及输卵管通畅性的检查方法。2018 年《输卵管性不孕诊治的中国专家共识》认为 HSG 是诊断输卵管通畅性的首选方法，2019 年我国《不孕症诊断指南》推荐使用 HSG 作为输卵管通畅度的一线筛查。HyCoSy 是近年新兴的检查手段，《输卵管性不孕诊治的中国专家共识》认为其评估输卵管通畅性有一定价值。HyCoSy 是通过置入宫腔的造影管向宫腔内注射造影剂使宫腔、输卵管显影，从而发现宫腔及输卵管病变，同时评估输卵管通畅性的一种检查。新型超声造影剂（SonoVue）和特异性谐波造影技术的应用使图像质量和造影效果得到了较大改善，可获得清晰、立体的输卵管全程走行图像，越来越多地获得了临床的关注。

一、适应证及禁忌证

（一）适应证

1. 了解输卵管是否通畅及其形态、阻塞部位。
2. 了解宫腔形态，确定有无子宫畸形及宫腔病变。
3. 输卵管复通术、输卵管妊娠术后评估。
4. 对碘过敏的患者。

（二）禁忌证

1. 内外生殖器官急性或亚急性炎症。
2. 月经期或子宫出血性疾病。
3. 盆腔活动性结核。
4. 产后、流产、刮宫术后 6 周内。
5. 宫颈或宫腔疑有恶性病变者。
6. 对超声微泡造影剂过敏者。

二、检查前准备

1. 检查时间　一般月经干净后 3~7d 为宜（月经周期较长者可适当顺延）。
2. 造影前 3d 无同房。
3. 询问患者是否有全身性或心血管疾病等。
4. 检查前阴道分泌物检查无异常，清洁度 I~II 度。
5. 告知及签署知情同意书。

6. 检查前半小时肌内注射解痉药物（阿托品等）。

7. 准备检查用品　妇科常规宫腔操作消毒包、12G 双腔导管、造影剂。

三、操作步骤

（一）经阴道二维超声扫查

经阴道二维超声扫查可观察子宫、卵巢、输卵管等盆腔器官,观察是否存在子宫肌瘤、子宫腺肌症、子宫内膜息肉、宫腔粘连、子宫内膜异位囊肿、输卵管积液、盆腔粘连等常见引起不孕症的疾病,同时可了解子宫、卵巢在盆腔的空间位置及移动度。怀疑宫腔病变或子宫畸形时可进行三维超声进一步明确疾病类型或程度。

（二）会阴部及阴道内消毒,宫腔内置管

根据患者宫腔大小调节水囊大小,水囊大小以堵闭宫颈内口为宜,一般占据宫腔 1/3~1/2（图 6-2-1~ 图 6-2-3）。水囊太小,可能出现水囊脱落或造影剂反流入阴道;水囊过大,宫腔压力增加,患者腹部疼痛不适加重,也可能导致输卵管发生痉挛,且水囊及管头可能堵塞输卵管开口影响造影剂进入输卵管,增加假阳性率。

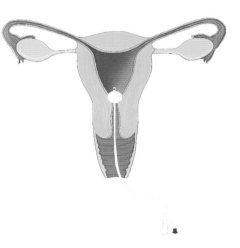

（三）向宫腔内推注解痉混合液

庆大霉素 8 万 U、地塞米松 2.5mg、阿托品 0.25mg、利多卡因 50mg、生理盐水 10ml 配成混合液。推注混合液时可观察宫腔情况,进一步了解有无宫腔粘连及占位（图 6-2-4、图 6-2-5）,同时根据推注液体压力、反流液体量初步判断输卵管通畅性。必要时进行宫腔水造影,可以清晰显示宫腔粘连的程度及占位的具体位置（图 6-2-6、图 6-2-7）。

图 6-2-1　宫腔内双腔导管示意图

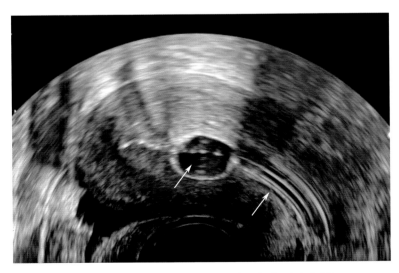

图 6-2-2　宫腔内双腔导管（箭）二维灰阶声像图

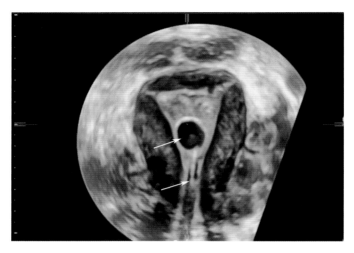

图 6-2-3 宫腔内双腔导管(箭)三维超声声像图

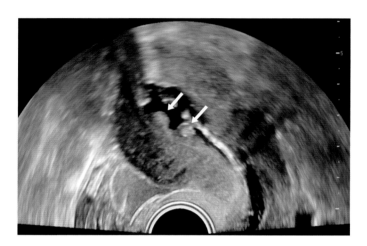

图 6-2-4 宫腔水造影后二维超声显示子宫内膜息肉
箭示子宫内膜息肉

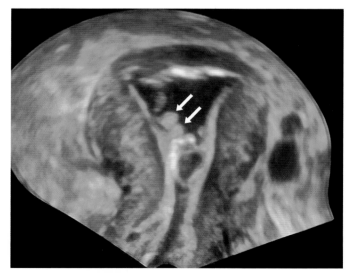

图 6-2-5 宫腔水造影后三维超声显示子宫内膜息肉
箭示子宫内膜息肉

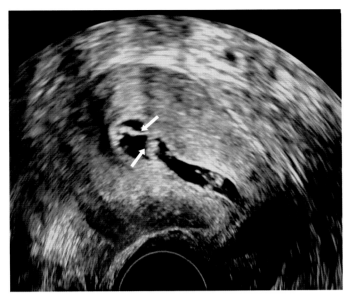

图 6-2-6　宫腔水造影后二维超声显示宫腔粘连带（箭）

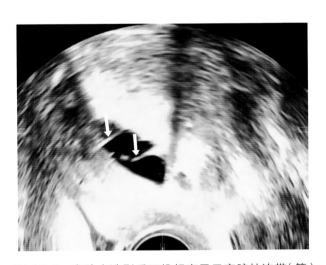

图 6-2-7　宫腔水造影后三维超声显示宫腔粘连带（箭）

（四）三维超声预扫描

以子宫横切面为预扫描起始切面,三维超声预扫描时尽量确保子宫双侧宫角及双侧卵巢均在扫描范围内,确保四维超声扫查时双侧输卵管都能采集到。如双侧卵巢位置离得较远,双侧输卵管确实不能一次同时显示,可分两次进行造影检查。

（五）TVS 4D-HyCoSy 图像采集

确定好最佳扫描初始切面后,保持探头不动,并嘱患者在检查过程中保持姿势不变,进入造影模式后启动 4D 子宫输卵管超声造影模式,选择四幅图,调节取样框至最大,降低背景增益后开始采集图像,同时嘱助手低压、连续、匀速推注造影剂,必要时适当加压推注,图像采集结束后及时保存 4D 容积数据于机器中,然后启动双幅同屏对比造影模式,观察双侧卵巢周围造影剂包绕及盆腔造影剂

293

弥散情况,同时采集图像(图 6-2-8)。

(六)TVS 2D-HyCoSy 图像采集

进入二维输卵管造影模式,子宫横切面显示两侧宫角,启动造影模式,嘱助手匀速缓慢推注造影剂,补充观察输卵管走行、伞端造影剂溢出、卵巢周围造影剂包绕及盆腔内造影剂弥散情况(图 6-2-9)。

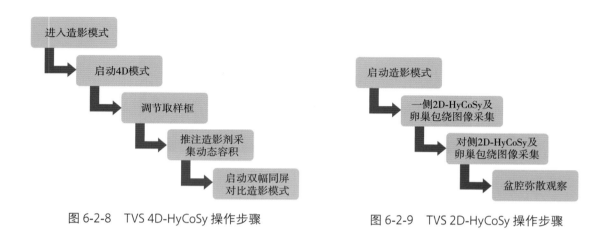

图 6-2-8 TVS 4D-HyCoSy 操作步骤　　　　　图 6-2-9 TVS 2D-HyCoSy 操作步骤

(七)记录

记录推注造影剂剂量、推注阻力、造影剂有无反流及反流量、操作过程中患者疼痛情况。

四、图像分析

(一)观察内容

1. **宫腔显影像** 观察宫腔大小及形态,分为宫腔充盈形态正常和异常(畸形子宫、局部充盈缺损等)。

2. **输卵管显影像** 观察输卵管走行及形态,分为输卵管走行、形态正常(输卵管走行自然、柔顺、管径粗细均匀)和输卵管走行、形态异常(输卵管走行扭曲、盘旋、反折、僵硬、局部膨大或纤细)。

3. **盆腔显影像** 观察造影剂是否从伞端溢出及溢出量多少;造影剂在卵巢周围包绕情况,分为双侧卵巢周围造影剂环状包绕、半环状包绕或无包绕;子宫周围造影剂环绕是否连续;盆腔造影剂弥散是否均匀。

4. **逆流** 观察子宫周围静脉丛及子宫肌层内是否有造影剂逆流。

(二)输卵管通畅性判断

1. **通畅** 输卵管全程或大部分显影,输卵管走行自然、柔顺,伞端可见造影剂溢出,卵巢周围造影剂呈环状强回声包绕,盆腔造影剂弥散均匀,推注造影剂时阻力小或无,无造影剂反流(图 6-2-10、图 6-2-11)。

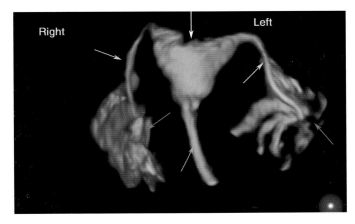

图 6-2-10　双侧输卵管通畅三维声像图

双侧输卵管走行柔顺,伞端均可见造影剂溢出,白箭示宫腔,蓝箭示双腔管,
黄箭示输卵管,红箭示输卵管伞端及其溢出的造影剂

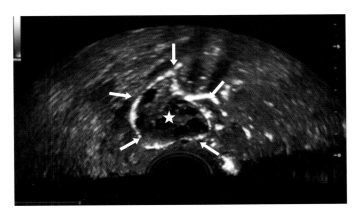

图 6-2-11　输卵管通畅侧卵巢周围造影剂包绕情况声像图

卵巢周围呈强回声环状包绕,星号示卵巢,箭示卵巢周边的造影剂

2. 通而不畅　输卵管全程或大部分显影,输卵管局部纤细或膨大,或输卵管走行明显扭曲、盘旋、成角,伞端仅见少量造影剂溢出,卵巢周围造影剂呈半环状或不连续强回声包绕,盆腔造影剂弥散不均匀,推注造影剂阻力较大,可见少量造影剂反流(图 6-2-12~ 图 6-2-14)。

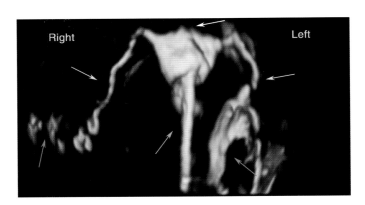

图 6-2-12　右侧输卵管通而不畅三维声像图

右侧输卵管远端走行迂曲,伞端仅见少量造影剂溢出。白箭示宫腔,蓝箭示
双腔管,黄箭示输卵管,红箭示输卵管伞端溢出的造影剂

295

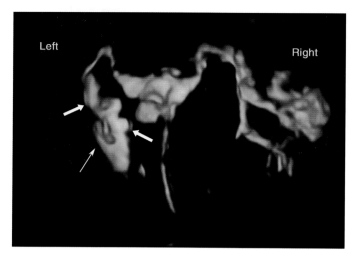

图 6-2-13　左侧输卵管通而不畅三维声像图

左侧输卵管中 - 远端迂曲并稍增粗（粗箭），伞端见少量造影剂溢出（细箭）

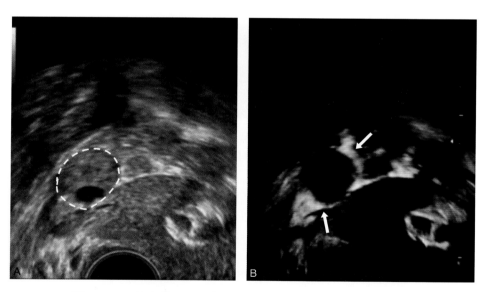

图 6-2-14　输卵管通而不畅侧卵巢周围造影剂包绕情况声像图

卵巢周围呈 1/2 强回声环状包绕，A. 虚线为卵巢；B. 箭示卵巢周边的造影剂

3. 不通　输卵管不显影或仅部分显影，显影输卵管局部纤细或膨大，或输卵管走行明显扭曲、盘旋、成角，远端呈盲袋状或截断，伞端无造影剂溢出，卵巢周围无造影剂包绕，盆腔无造影剂弥散，推注造影剂阻力大，可见较多造影剂反流（图 6-2-15~ 图 6-2-18）。

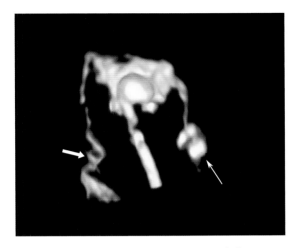

图 6-2-15 双侧输卵管不通三维声像图

左侧输卵管远端扭曲（细箭），伞端未见造影剂溢出；右侧输卵管中段迂曲（粗箭），远端未显影

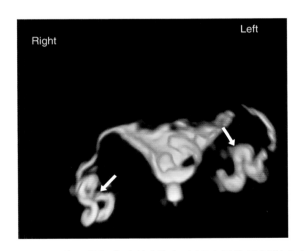

图 6-2-16 双侧输卵管扭曲盘旋（箭），伞端未见造影剂溢出声像图

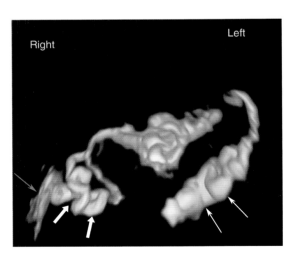

图 6-2-17 左侧输卵管不通，右侧输卵管通而不畅声像图

左侧输卵管末端膨大（细箭），无造影剂溢出，右侧输卵管扭曲（粗箭），伞端见少量造影剂（红箭）溢出

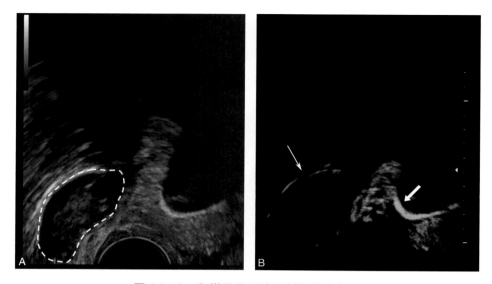

图 6-2-18 卵巢周围无造影剂包绕声像图

A. 二维灰阶声像图,虚线为卵巢;B. 粗箭示宫腔内造影剂显影,细箭示卵巢周围无造影剂包绕

五、漏/误诊原因分析及应对措施

(一)原因分析

1. **置管不当** 水囊太小,导致造影剂反流入阴道,没有足够造影剂进入输卵管使其充分显影;水囊过大或导管插入过深时,堵塞一侧或双侧输卵管开口影响造影剂进入输卵管。

2. **宫腔占位、宫腔粘连等** 堵塞输卵管开口影响造影剂进入输卵管导致输卵管不显影。

3. **逆流** 子宫肌层及宫旁静脉逆流使图像重叠,严重干扰输卵管显像分析,无法全程清晰显示输卵管,造成假阳性或假阴性(图 6-2-19)。

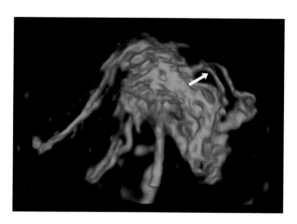

图 6-2-19 肌层大量逆流并静脉逆流(箭),易被误认为输卵管

4. **输卵管痉挛** 输卵管完全或部分痉挛,造成阻塞的假象。

5. **盆腔粘连**(图 6-2-20) 盆腔粘连使输卵管及卵巢的解剖位置改变,伞端溢出的造影剂不在卵巢周围而导致误判,或输卵管走行失常,输卵管图像呈节段状造成不通或不畅的假象。

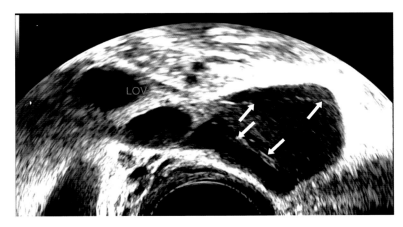

图 6-2-20 盆腔粘连带(箭)声像图

6. 子宫位置 当子宫为平位时,经阴道检查不能完整显示输卵管走行,出现假阳性可能。

(二)应对措施

1. 根据患者宫腔情况轻柔置入造影管,调整水囊大小,在保证堵住宫颈内口、不脱管的情况下,尽可能地缩小水囊;调整管头位置,使其尽量置于宫腔中间,不偏向一侧宫角。

2. 如患者疼痛较严重或疑有输卵管痉挛时,嘱患者休息 30min 左右或肌内注射阿托品 0.5mg 再进行检查。

3. 根据患者月经周期及内膜厚度选择造影时间,避免于内膜太薄或太厚时进行造影检查,并需缓慢低压推注造影剂。子宫内膜较薄时,由于子宫内膜尚未完全修复,易致造影剂逆流进入子宫肌层或宫旁静脉;子宫内膜较厚时,输卵管开口被内膜覆盖,输卵管开口变小,影响造影剂通过,造成假阳性,同时内膜太厚时出血和感染的风险也会增加。

4. 如有子宫肌层或宫旁静脉逆流、盆腔粘连时需逐帧回放仔细观察造影图像,从宫角处连续追踪输卵管走行。

5. 如子宫为平位或输卵管位置较高不能排除假阳性可能,可改为经腹部途径进行超声造影。

六、并发症及应对措施

(一)腹痛

检查过程中及检查之后均有出现腹痛可能,多数为轻微可耐受疼痛,无须特殊处理。腹痛与宫腔置管相关,可调整水囊大小减轻患者疼痛。

(二)阴道出血

阴道出血为输卵管超声造影常见并发症,与宫腔置管时损伤子宫内膜相关,一般检查结束后 1 周内少量出血无须特殊处理,如出血量较多需进一步排查原因,对症处理。

(三)造影剂过敏

超声造影剂出现过敏反应较少,主要表现为荨麻疹、面部潮红等,如出现过敏反应,应立即停止检查,根据患者情况进行相应的处理。

（四）人流综合征

造影过程中的刺激导致患者迷走神经兴奋,出现恶心、呕吐、头晕、大汗淋漓、血压下降、心率减慢等症状,严重时可能出现休克。为预防人流综合征的发生,检查前半小时予阿托品肌内注射,并注意检查过程中操作轻柔,尽可能减轻对宫颈、宫腔的刺激。如出现人流综合征,可嘱患者平卧休息,必要时静脉注射阿托品 0.5mg,并密切观察病情变化。

（五）生殖道及盆腔感染

检查后出现白带异常、发热、腰腹部疼痛等症状,检查时应注意无菌操作,术后常规使用抗生素预防感染。

七、子宫输卵管超声造影的局限性

1. 超声造影剂分子量小,较易出现造影剂子宫肌层逆流,影响图像质量及结果分析。

2. 超声造影检查时视野局限,常常不能在单一平面内完整获得输卵管全程图像,往往需要靠造影剂弥散等间接征象判断输卵管通畅性,一侧造影剂弥散到对侧可能影响诊断结果。

3. 超声造影推注造影剂时推注速度受人为影响大,且对阻力的判断因人而异,需要检查医师和推注者相互配合并依赖检查医师的丰富经验。

（帅　瑜　石　华　黄　佳　赵庆红）

第三节　早期多胎妊娠减胎术

多胎妊娠减胎术（multifetal pregnancy reduction, MFPR）即在多胎妊娠早期或中期妊娠过程中减灭一个或多个胎儿,改善多胎妊娠结局。

一、适应证

我国原卫生部于 2003 年修订实施的《人类辅助生殖技术规范》规定:多胎妊娠减胎术必须到具有选择性减胎术条件的机构进行;对于多胎妊娠必须实施减胎术,严禁三胎和三胎以上妊娠分娩。

1. 自然妊娠及辅助生殖技术（assisted reproductive technology, ART）助孕妊娠三胎及以上的患者必须减胎,避免三胎及以上的妊娠分娩;而对于双胎妊娠者应充分告知风险,建议减至单胎。

2. 产前诊断多胎妊娠中有遗传病、染色体病或结构异常胎儿者。

3. 早期妊娠诊断为多胎妊娠需要减胎,但如夫妇一方有染色体异常、先天畸形儿分娩史、孕妇高龄,可保留至妊娠中期,根据产前诊断结果再选择性减胎。

4. 高龄孕妇、子宫颈机能不全、瘢痕子宫、子宫畸形或孕妇合并高血压、糖尿病等其他疾病的多胎妊娠应减为单胎。

其中,适应证中第 1、2、4 条均适用于孕早期减胎术,而第 3 条则建议待产前诊断结果明确后行孕中期减胎术。

二、禁忌证

1. 孕妇存在各器官系统特别是泌尿生殖系统的急性感染。
2. 对于先兆流产者,应谨慎选择减胎时机。

三、减胎时机的选择

手术时机的选择要根据临床具体情况和患者具体要求综合决定。有研究显示,减胎时间越早,对孕妇的刺激越小、操作越容易、残留的坏死组织越少,因而越安全且妊娠结局越优。但随着减胎技术的成熟,孕早、中期减胎总的流产率是相似的,然而对于 4 胎或以上的多胎妊娠,早期减胎后的流产率低。由于多胎妊娠中存在自然减胎的可能,一般认为可将多胎妊娠减为双胎;但对于高龄孕妇、瘢痕子宫、子宫畸形、宫颈机能不全、三胎妊娠中含有单绒毛膜双胎或孕妇合并其他疾病等,应该减为单胎。对于具有高危因素(反复胚胎停止发育、遗传病家族史或分娩遗传病胎儿风险)的多胎妊娠患者,可期待至孕中期初步排除胎儿畸形等异常后择期行经腹途径的选择性多胎妊娠减胎术。

四、减胎方式的选择

孕早期减胎术多于妊娠 7~10 周在 B 超引导下经阴道途径行减胎术,而孕中期则多采用经腹部途径。在生殖医学需要处理的多为孕早期多胎妊娠,本文主要介绍孕早期减胎术。

五、目标胎儿的选择

孕早期多胎妊娠减胎术首先需确定多胎妊娠的绒毛膜数和羊膜囊数,综合多胎的绒毛膜性、妊娠囊的位置、胚胎发育的一致性等因素选择:①选择有利于操作的妊娠囊,如最靠近宫颈的妊娠囊;②选择含有最小胚体的妊娠囊;③对于孕早期多胎妊娠含有单卵双胎的多胎妊娠者,因单绒毛膜双胎出现一胎异常的风险要明显高于双绒毛膜双胎,因此,原则上建议对于双绒毛膜三羊膜囊三胎妊娠,首选对单绒毛膜双胎行减胎术,保留单绒毛膜单胎,以减少产科及围产期并发症。

六、设备及器械

实时超声显像仪、阴道探头及配套的穿刺架、穿刺针、注射器、负压吸引装置、试管、生理盐水、10% 氯化钾溶液等。

七、操作步骤

减胎操作方法参照中华医学会生殖医学分会 2016 年《多胎妊娠减胎术操作规范》进行简单介绍：

1. 术前排空膀胱，取截石位，会阴、阴道消毒，阴道超声扫描盆腔，确定子宫及各妊娠囊位置及其相互关系，选择拟减灭的胚胎（图 6-3-1）。

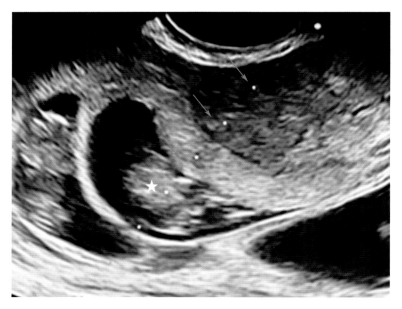

图 6-3-1 确定目标胎儿（星号），穿刺引导线（蓝箭）对准胎心搏动位置

2. 阴道探头安装穿刺架，选择 16~18G 穿刺针，在阴道超声引导下，由阴道穹隆部缓慢进针，进针过程沿穿刺引导线对准胎心搏动位置（图 6-3-2），进一步将针尖刺入胚体的胎心搏动点，转动针尖可见胚体联动证实已刺入胚体。

3. 减灭胚胎

（1）胚胎抽吸法：对于孕 7~8 周者，确定穿刺针尖位于胚胎内后，负压抽吸，若穿刺针管内无任何吸出物且进一步证实针尖位于胚胎内，迅速增加负压，抽吸可见胚胎组织突然消失，穿刺针管内有吸出物，并见有白色组织样物混于其中，提示胚胎组织已被吸出，尽量不吸出羊水。

（2）机械性胚胎破坏法：对于孕 8~9 周者，稍大的胚胎难以在负压下被吸出，可采用反复穿刺胚胎心脏、并抽吸胎心的方法，直到胎心搏动停止。

（3）对于 9~12 周者，由于胚胎较大，可在针尖进入胎心搏动区时（图 6-3-3），回抽无液体或少许血液，然后注射 0.6~2ml 10% 氯化钾溶液，超声显示胎心搏动消失，5~10min 后再次观察确认无复跳，提示减胎成功。

4. 术后观察 再次超声检查宫内妊娠囊情况，注意所减妊娠囊是否从宫壁剥离，有无囊下及其他穿刺位置的活动性出血，并详细记录手术过程、术后观察情况。

5. 术后复查 术后 24h 复查，再次确认被减胎儿死亡，并了解保留胎儿情况。定期复查超声了解保留胎儿生长发育及被减胎儿的吸收缩小情况，定期检查凝血功能及血常规，注意腹痛、阴道流血及阴道分泌物等情况。

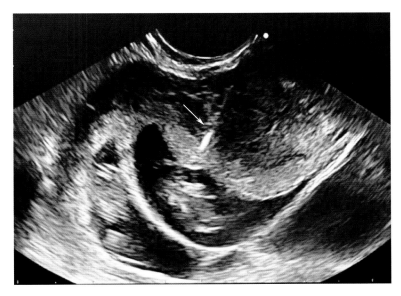

图 6-3-2　穿刺针（白箭）在超声监测下沿着穿刺引导线拟进入目标胎儿的妊娠囊（红箭）

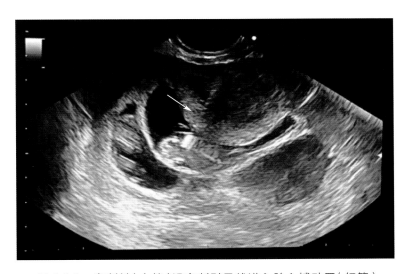

图 6-3-3　穿刺针（白箭）沿穿刺引导线进入胎心搏动区（红箭）

八、临床意义

多胎妊娠减胎术通过减少胎儿的数目，降低双胎妊娠和多胎妊娠围产期风险，减少自发性早产的可能性和其他新生儿并发症，使妊娠期糖尿病、子痫前期、胎膜早破、胎儿生长受限等高危妊娠并发症的发生率降低，减胎后剖宫产率较未减胎者也显著下降。

（周航　石华　帅瑜　赵胜）

参 考 文 献

［1］中国医师协会超声医师分会.中国超声造影临床应用指南［M］.北京：人民卫生出版社，2017.

［2］王莎莎.子宫输卵管超声造影［M］.北京：军事医学科学出版社，2014.

［3］Zhou L，Zhang X，Chen X，et al. Value of three-dimensional hysterosalpingo-contrast sonography with SonoVue in the assessment of tubal patency［J］. Ultrasound in Obstetrics & Gynecology，2012，40（1）：93-98.

［4］不孕症"一站式"超声检查体系多中心研究专家团队.不孕症"一站式"子宫输卵管超声造影技术专家共识［J/OL］.中华医学超声杂志（电子版），2020，17（2）：108-114.

［5］Wang W，Zhou Q，Zhou X，et al. Influence Factors on Contrast Agent Venous Intravasation During Transvaginal 4-Dimensional Hysterosalpingo-Contrast Sonography［J］. J Ultrasound Med，2018，37（10）：2379-2385.

［6］Dreyer K，van Rijswijk J，Mijatovic V，et al. Oil-Based or Water-Based Contrast for Hysterosalpingography in Infertile Women［J］. N Engl J Med，2017，376（21）：2043-2052.

［7］霍岷，孙玲玲，黄丽云，等.子宫输卵管造影时间选择和子宫内膜厚度的关系探讨［J］.基层医学论坛，2011，15（28）：922-923.

［8］胡琳莉，黄国宁，孙海翔，等.多胎妊娠减胎术操作规范（2016）［J］.生殖医学杂志，2017，03（31，147）：6-11.